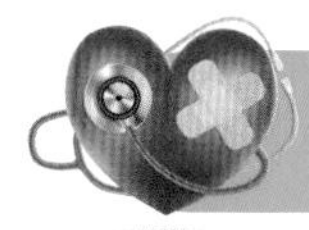

遠離三高不是夢！營養師教你這樣吃、這樣動就對了！

三高救星！
減糖、消脂、降壓の全對策

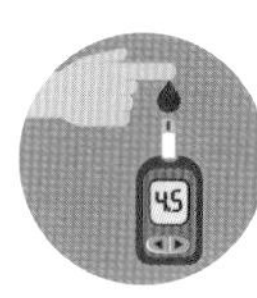

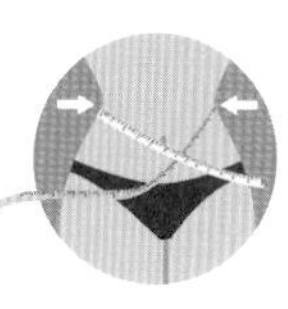
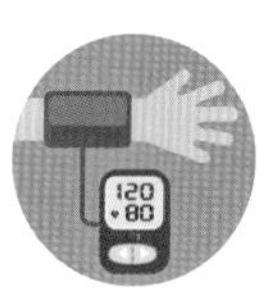

啾啾營養師 李錦秋／著

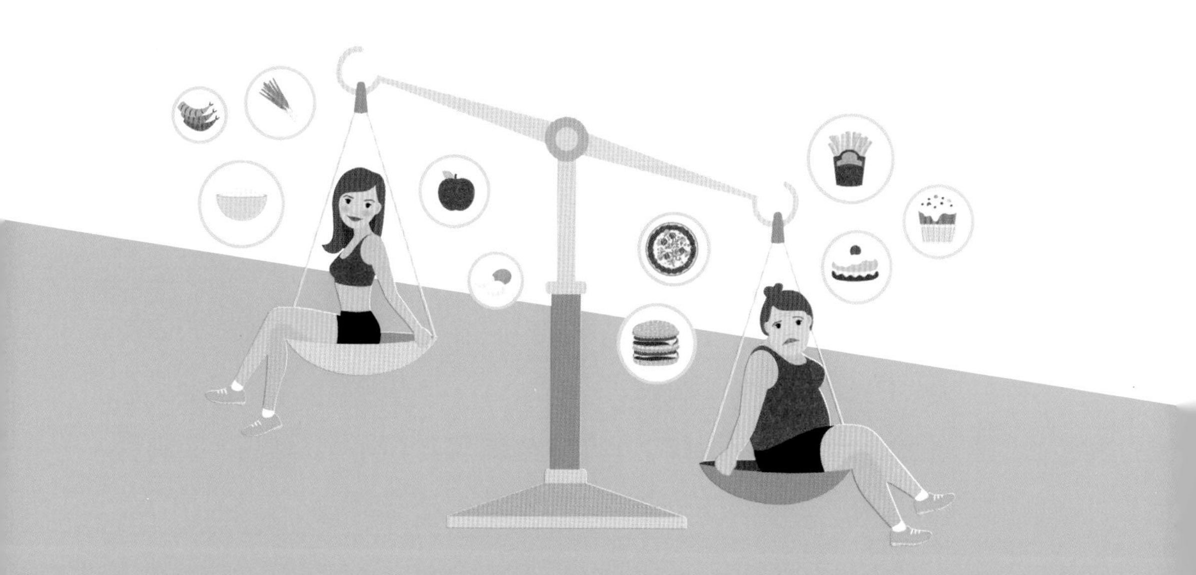

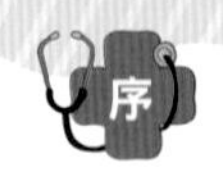

如影隨形的「生活習慣病」

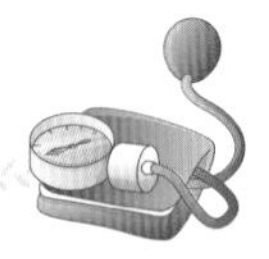

所謂的「三高」：高血壓、高血糖、高血脂，正是心血管疾病的幕後原兇，根據衛生福利部公布的國人十大死亡原因，與三高（也稱為代謝症候群）有關的心臟病、腦血管疾病、糖尿病、高血壓、腎臟病等，其死亡率高達 39.8％；根據台灣門診統計，40 歲以上的成人，有半數正飽受「三高」所苦，「三高」儼然已經成為現代人如影隨形的健康隱憂。

而「三高」等慢性疾病是怎麼造成的呢？其發病原因很多，包括環境、遺傳、飲食、運動、心理、疾病……等各方面因素，其中與民眾的飲食習慣有最大的關聯，通常是日積月累地吃出來的。

現代人的生活忙碌、步調緊湊，外食族持續增加，常常講求快速而隨隨便便解決掉一餐，將高糖、高油、高鹽、高熱量的食物照單全收，膽固醇和脂肪在體內悄悄醞釀，造成體重超標、嚴重影響心血管健康，大大增加罹患三高慢性病的潛在風險。除此之外，不健康的生活型態，例如吸菸、飲酒、熬夜、缺乏運動等，往往也是引發三高的導火線，因此，高血壓、高血脂、糖尿病被稱為「文明病」，也俗稱「生活習慣病」。

更叫人嘆氣的是，明明心知肚明自己有許多不良生活習慣，很多人仗著「年輕就是本錢」，毫無危機意識，懶得去糾正，直到病魔悄悄來襲，才後悔莫及。

近年來三高病患的年齡已趨向年輕化，甚至有幼童出現心血管指標異常的現象，它們已經不再是老年人的專利。

為了維護個人及家庭成員的健康，我們應該如何從生活中做起，遠離三高病的致病因子呢？

杜絕三高的殘害，最首要的仍是遵循「三低一高」：低脂、低鹽、低糖及高纖的飲食原則，減少心血管負擔；此外，平時就該養成「自我健康管理」的概念，戒菸、戒酒、睡眠充足、適當運動、作息合宜……等等，皆是維持健康的不二法門；只要願意從日常生活中作出小改變，降低血壓、血糖、血脂並非難事，對抗三高最好的方式，預防始終是勝過於治療的。

有鑑於三高之間息息相關，只要有高血壓、高血脂或高血糖中任一高，就得同時留意罹患其他二高的可能性，筆者彙整了三種病症的相關知識，從三高的定義、成因、種類、症狀出發，找出避免三高纏身的健康飲食方案、運動與養生對策；此外，本書也將針對已經罹患三高病症或正遭受三高疾病危害的患者及其家人提供全方位的照護指南，邀請專業醫師、營養師與健檢中心提供第一手保健、護理資訊，讓讀者建立正確的健康與保健觀念，以事前積極預防、事後妥善處理的正面態度，對抗三高威脅，健康活到老。

目錄 Contents

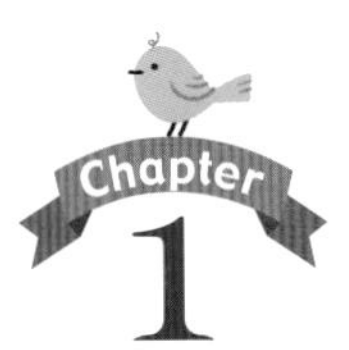

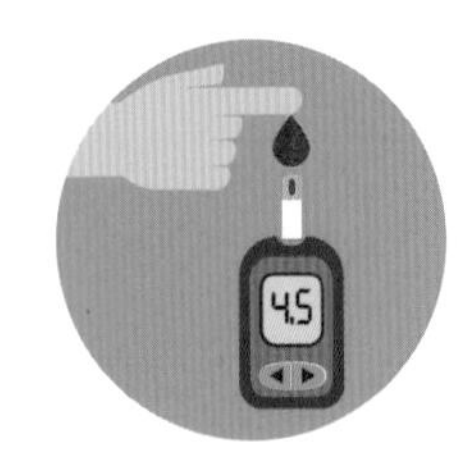

Chapter 1 理解篇～認識三高

高血糖 現代人的文明疾病

高血壓 未發現的隱形殺手

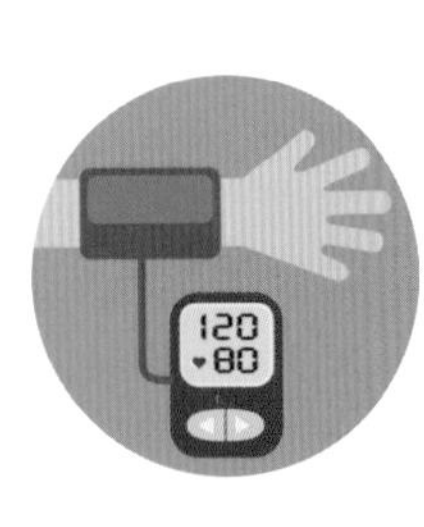

高血脂 勿輕忽的危險因子

Chapter 2 實踐篇～救三高飲食、甩三高運動

減減糖 好食材

目錄 Contents

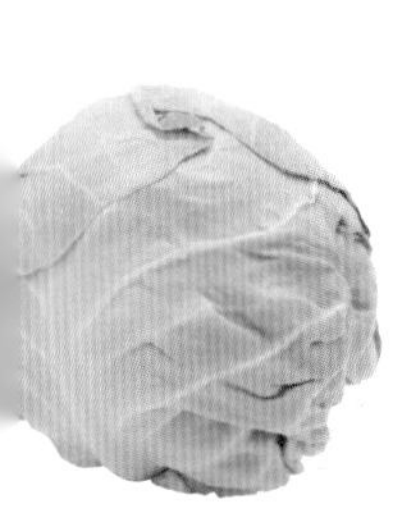

減減糖中藥草

這樣料理減減糖

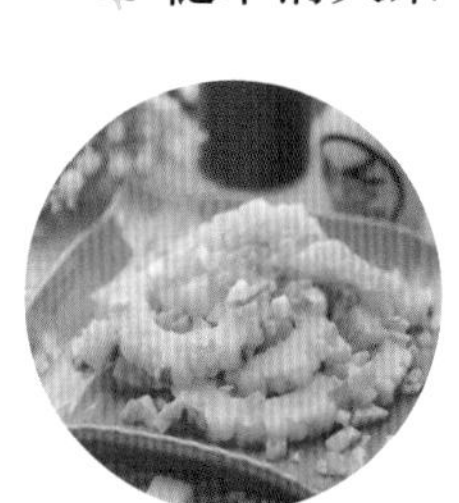

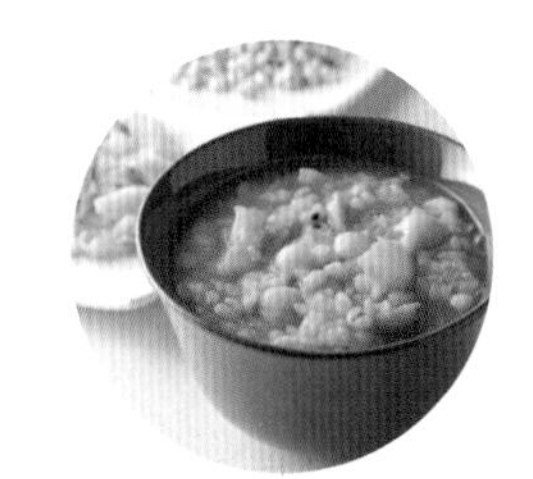

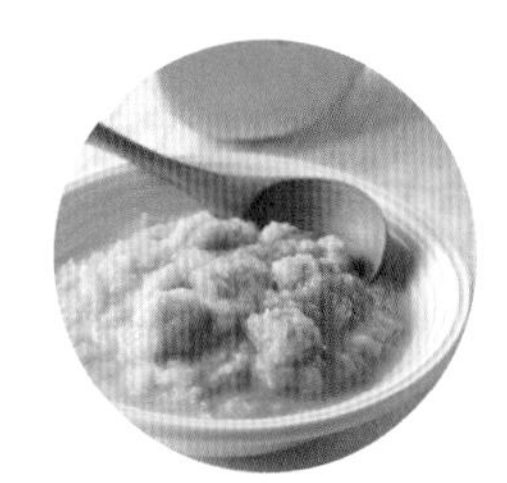

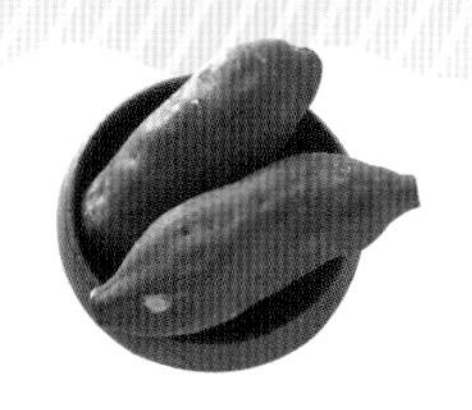

降降壓好食材

降降壓中藥草

這樣料理降降壓

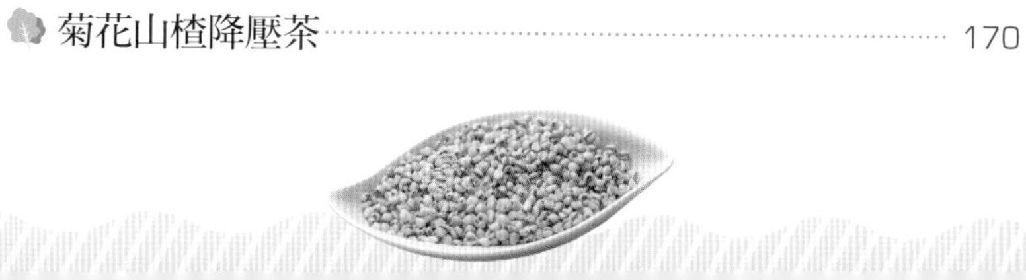

Contents

消消脂 好食材

消消脂中藥草

這樣料理消消脂

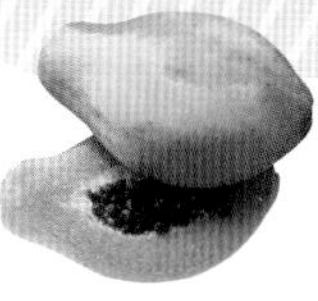

護心臟有氧運動

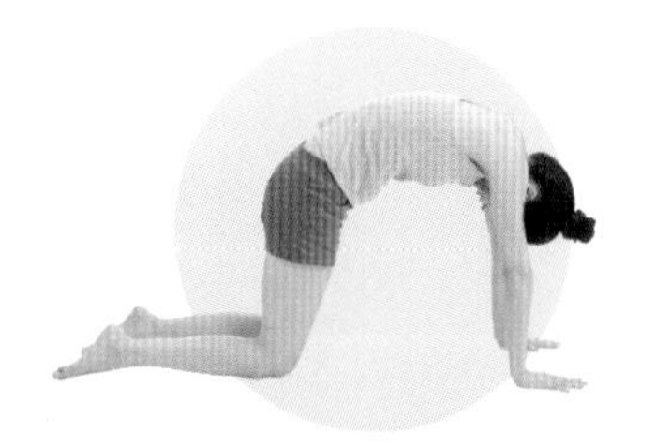

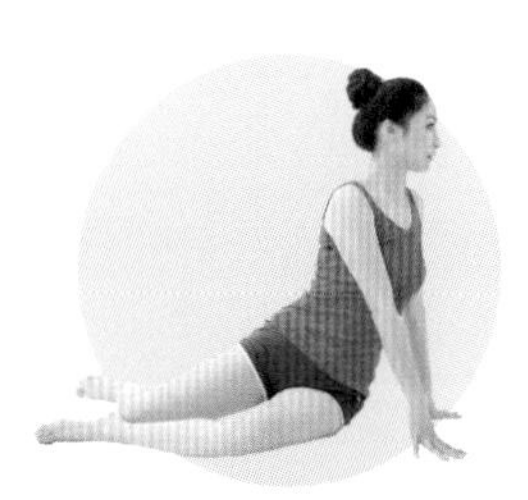

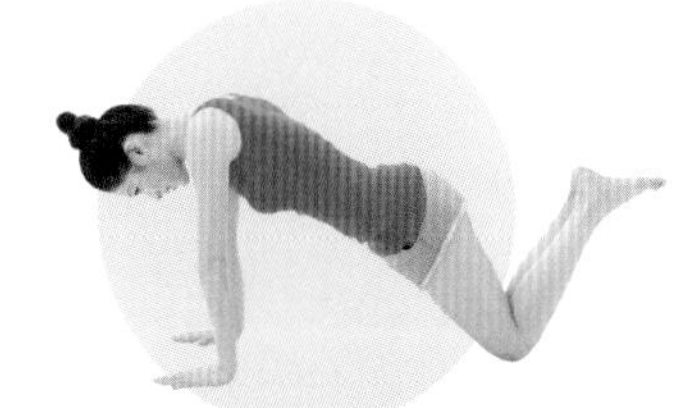

目錄 Contents

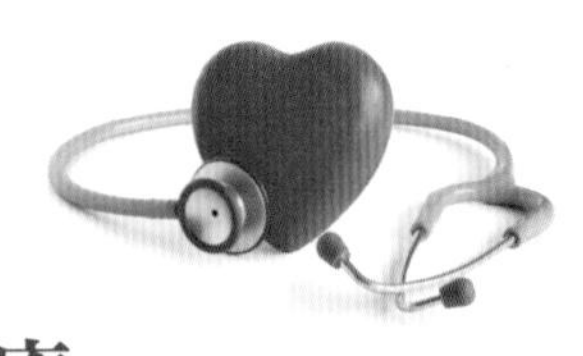

Chapter 3 預防篇～早發現早治療

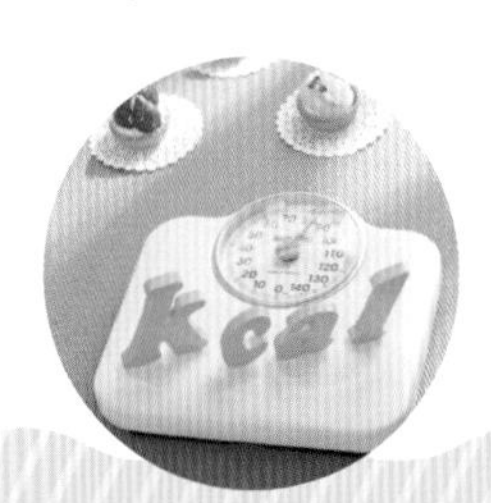

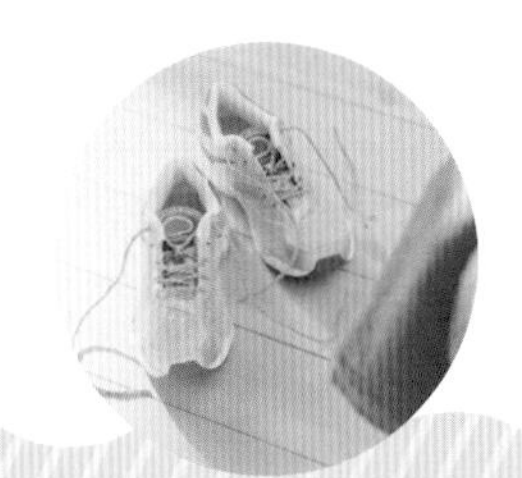

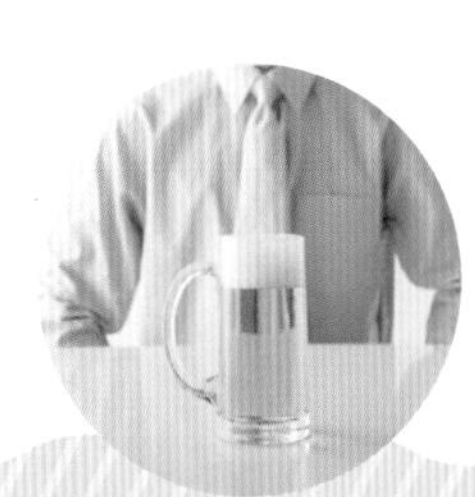

Hyperglycemia
Hyperlipidemia
Hypertension

Chapter 1

理解篇

認識三高

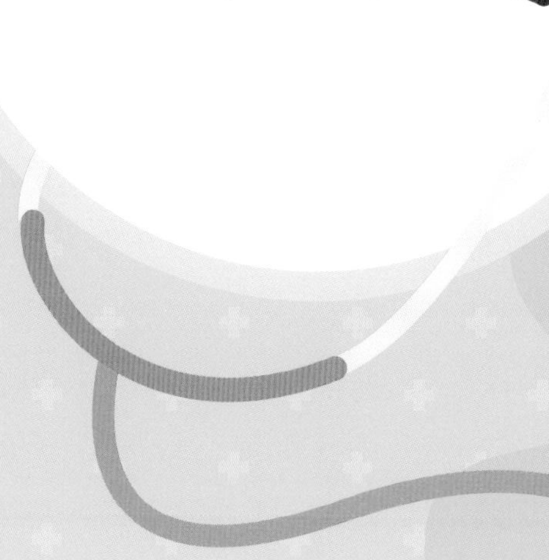

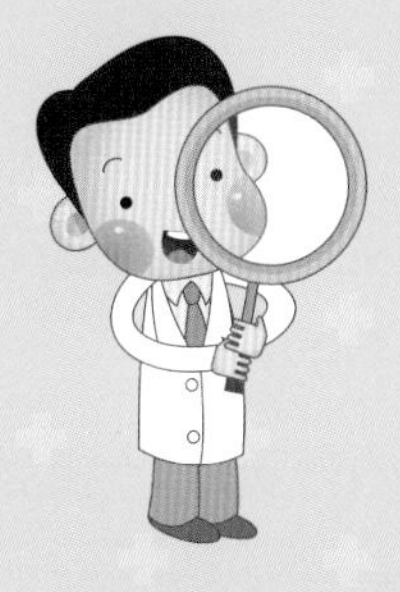

我們常常聽到營養師、醫師提及「三高」，你知道究竟是哪三高嗎？三高指的是高血糖（hyperglycemia）、高血脂（hyperlipidemia）、高血壓（hypertension），與各種慢性疾病息息相關。遠離三高，從認識三高開始，本章內容囊括致病因子、發病緣由、徵兆警訊、高風險族群、併發疾病、保養祕訣……等等，讓你防患於未然的三高保健知識，你不可不知！

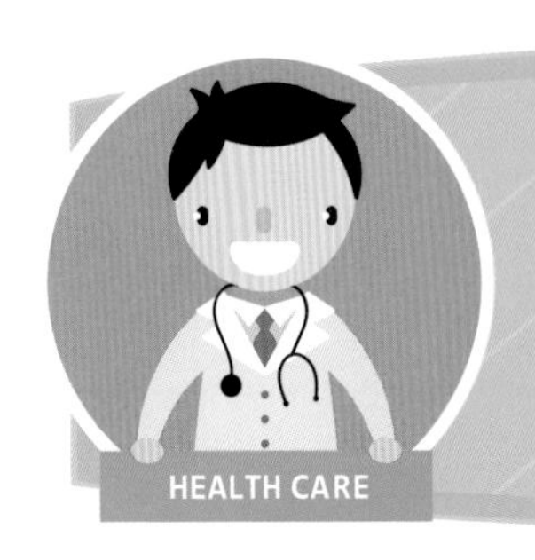

高血糖現代人的文明疾病

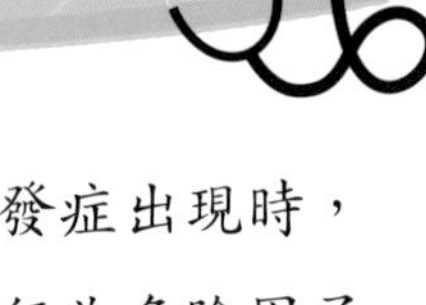

早期的糖尿病並沒有明顯的症狀，直到許多慢性併發症出現時，才被醫生診斷出來。根據衛生福利部國民健康署「健康行為危險因子監測」的調查結果顯示：一年約有 25,000 人罹患糖尿病，而洗腎個案中約有 45% 是因為沒有做好糖尿病的飲食控制。

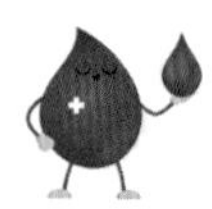

什麼是高血糖？

我們都知道人體消化血糖時需要「胰島素」的幫忙，實際上，胰島素必須和「耐糖因子」（GTF）以及「胰島素受體」協同作用，才能發揮調節血糖的功能，三者缺一不可。

所謂的耐糖因子（GTF），又稱為「胰島素增強劑」；當人體的血糖值升高，便會刺激胰島細胞分泌胰島素，胰島素要將葡萄糖送到細胞內轉換成能量時，須與胰島素受體、GTF 共同作用；胰島素與細胞膜上的胰島素受體結合，將降糖信號傳遞給細胞，而 GTF 在細胞膜內側接受降糖信號，啟動一系列磷酸化反應，打開葡萄糖通道，讓葡萄糖順利進入細胞，轉化為能量，或轉化為糖元儲存，如此一來胰島素就可以完成一次的降血糖作用，達到補充細胞能量、降低血糖的雙重目標。

由此可見，在降糖的過程當中，胰島素是降糖訊息的傳遞者，胰島素受體是接受站，而耐糖因子（GTF）則扮演著打開葡萄糖利用的通道大門的關鍵角色；GTF 負責增強胰島素生物活性、增強受體的敏感性、使細胞膜通透性加強，不僅如此，GTF 還有另外一項功績，那就是它能增加細胞膜上胰島素受體數量，提高胰島素受體對於胰島素的親和力，大大增強胰島素的降糖作用。

如果體內缺乏耐糖因子（GTF），會導致胰島素抵抗，血糖不能進入細胞，這時候縱使胰島素分泌得再多，也不能夠達成調節血糖的目的。在胰島素抵抗人群和第二型糖尿病患者中，GTF 缺乏是一種普遍現象。

人體內只要「胰島素」、「GTF 耐糖因子」、「胰島素受體」這幾項三元複合體健全，胰島素就能發揮正常的降糖作用，盡忠職守地擔任人體唯一降血糖激素。如果這三者缺少任何一個或不健全，就會出現「高血糖症」，也就是「糖尿病」。缺乏胰島素，會成為第一型糖尿病，缺乏耐糖因子（GTF），則會成為第二型糖尿病。

防治糖尿病的藥物有很多種，如果「胰島素抵抗」這一項病因得不到糾正，只將治療重點放在「單純降糖」，即便是表面上血糖值正常了，但血糖升高的根本因素、可能造成的病理損害卻沒有解決，糖尿病的危害就仍然存在，併發症還是會發生。

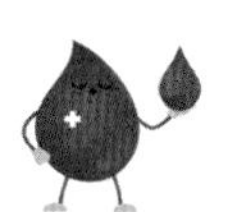

糖尿病是這樣形成的

根據研究，糖尿病的發生與遺傳體質有相當程度的關連性，而肥胖、情緒、壓力、懷孕、藥物、營養失調等，都可能導致糖尿病的發生。

糖尿病的遺傳性相當地高，所以假若家族中近親患有糖尿病，就必須特別注意。此外，年屆 40 歲以上的中、老年人，由於代謝功能下降，每 100 人當中約有 10 人可能罹患糖尿病；而根據研究統計，在糖尿病

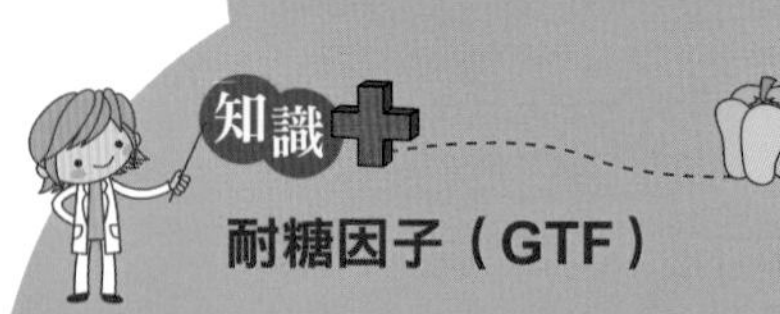

耐糖因子（GTF）

耐糖因子（GTF），存在於肝臟等組織內，是由微量元素三價的鉻和二分子菸鹼素以及三分子的胺基酸所構成的物質。想補充耐糖因子（GTF），可多攝取花椰菜、檸檬、奇異果、西洋梨、香吉士、小黃瓜、黑大蒜。

的初發病例中，大約有60%屬於肥胖者，由此可知，體型肥胖者將容易罹患糖尿病。

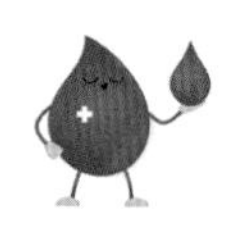

糖尿病的種類＆症狀

多數的糖尿病患者皆於中年之後發病，不過仍有少數病例是發生在孩童或青少年身上。

在過去，糖尿病可分為胰島素依賴型和非胰島素依賴型兩種，胰島素依賴型也稱做「幼年型糖尿病」，病人通常不胖，少有糖尿病家族史，發病急遽，症狀包括多喝、多尿、多吃、體重減輕等，若沒有立即接受胰島素治療，可能會產生酮酸中毒現象；非胰島素依賴型又稱為「成年型糖尿病」，病人通常肥胖、有糖尿病家族史，發病症狀輕微或沒有發病症狀，可以透過飲食或口服降糖劑來控制血糖，這類病人因體內還有胰島素較少發生酮酸中毒現象。

第一型糖尿病＆第二型糖尿病

在1997年，美國糖尿病學會將被免疫系統破壞的貝他細胞（胰島素所含成分）導致胰島素的缺乏所形成的糖尿病，歸類為「第一型」；而胰島素接受體減少，造成作用不足及胰島素分泌延遲，則歸類為「第二型」。此種分類法強調糖尿病的進展可以從血糖正常、血糖偏高至糖尿病循序漸進，有助於未來糖尿病的早期預防。

「第一型」與「第二型」糖尿病可由臨床特徵、胰島素分泌量、人類白血球組織抗原及自體抗體……等等項目來做出區別。

「第一型」糖尿病中以自體免疫型占大多數，自體免疫型病人有可能因為病毒感染或不慎攝取到有毒物質，破壞身體免疫力，導致體內免疫系統產生對抗貝他細胞的自體免疫，而無法分泌胰島素。由於「第一型」糖尿病的病患因自己體內無法分泌胰島素，所以這類型病患的血糖常起伏不定，若是血糖控制不當，可能在發病五年後出現血管併發症。「第一型」糖尿病患者在糖尿病族群中約占 1 ～ 3%，患者發病年齡多在 20 歲以前，其治療方式主要是每天注射胰島素，補充身體的不足，其實只要按時施打胰島素，患者仍然可以順利成長。

「第二型」糖尿病患者則是因為肥胖及缺乏運動，導致體內胰島素作用降低，胰島素分泌量減少，而使血糖上升。「第二型」糖尿病患者可以靠飲食、運動、減重與服用降糖劑來提升體內胰島素作用及刺激體內胰島素分泌，不過隨著疾病的進展與胰島素分泌機能的退化，「第二型」糖尿病的患者到了治療晚期，仍然需要注射胰島素來控制血糖，所以現在已經沒有人在用非胰島素依賴型糖尿病的名稱了。

「第一型」糖尿病主要是貝他細胞被自體免疫破壞，而「第二型」糖尿病主要是胰島素接受體減少，胰島素阻抗所致。瞭解兩者的區別及致病原因，將有助於藥物治療、未來免疫與基因療法和糖尿病的預防。

知識+

妊娠型糖尿病

當孕婦身體的胰島素不足以適應胎兒成長和荷爾蒙變化，血糖便會上升，罹患妊娠型糖尿病，必須控管血糖避免孕期出現併發症，待寶寶出生後，血糖一般會回復正常。然而，妊娠糖尿病會增加寶寶日後患第二型糖尿病的風險。

初期症狀不明顯

通常，糖尿病的發病初期並沒有明顯、容易察覺的症狀，多數人不會發現，只是覺得有些不舒服而已，往往是經由醫師檢查後，才得知自己罹患疾病。而在血糖逐漸升高後，糖尿病患者才有小便次數增加、口渴、飢餓、疲勞、體重減輕或傷口無法癒合等症狀出現。

吃多、喝多、尿多

糖尿病最為典型的症狀就是三多：吃得多、喝得多、尿得多；若出現口乾舌燥而且伴隨小便增多的現象，表示身體裡的血糖水平可能已經上升了。人體會利用小便將身體內不需要的多餘物質排出體外，因此，一旦血糖值過高，尿量便會跟著增多，就是為了將體內多餘水分與糖分一起藉由尿液排出體外，而人體在排除糖分的同時，也會失去水分，此時便會感到口渴，不由自主地想要喝水，增加機體的飲水量。

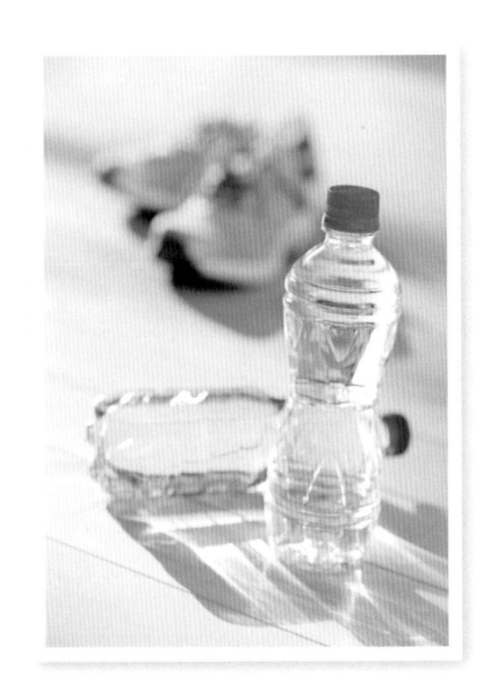

若有皮膚傷口不易癒合或出現泌尿道感染、經常感到疲倦無力、大量進食仍無法被身體吸收利用、視力模糊不清等現象，都可能是糖

尿病的徵兆。不過，仍有少數的糖尿病患者雖然血糖出現水平上升，卻不會產生上述任何症狀。

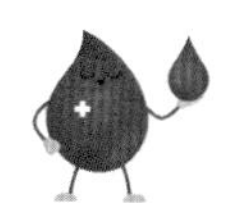

糖尿病與肥胖

糖尿病患者是心血管疾病的高危險群，即使不曾發生過心肌梗塞，糖尿病患者的存活率跟發生過一次心肌梗塞的非糖尿病患者相當；如果是糖尿病加上肥胖，心血管疾病的發生率將會更高。當身體質量 BMI 指數超過 35 kg/m^2 時，相對危險性是 40 倍，而肥胖者會發生糖尿病的危險高達 10 倍；因此，大多數新陳代謝科醫師建議肥胖的糖尿病患者將體重減至理想體重，讓身體質量指數保持低於 24 kg/m^2，才能改善血糖、降低心血管疾病的發生率。肥胖是以體脂肪堆積為特色的一種慢性疾病，身體肥胖程度的評估以身體質量指數（Body Mass Index, BMI）為準。身體質量指數的計算公式為：**體重（公斤）／身高 ^{2}（公尺 ^{2}）**

身體質量指數（BMI）

分級	數值
體重過輕	＜ 18.5
健康體重	18.5 ～ 23.9
體重過重	24.0 ～ 26.9
第一度肥胖	27.0 ～ 29.9
第二度肥胖	30 ～ 34.9
第三度肥胖	≧ 35

根據衛生福利部統計的資料顯示，臺灣每10位成人中就有5位是體重過重或肥胖者，與世界先進國家的比例不相上下。肥胖是源自於一段時間的慢性熱量失衡所致，長時間的高熱量飲食、低體能活動及少運動的生活型態，都是造成肥胖的重要因素。

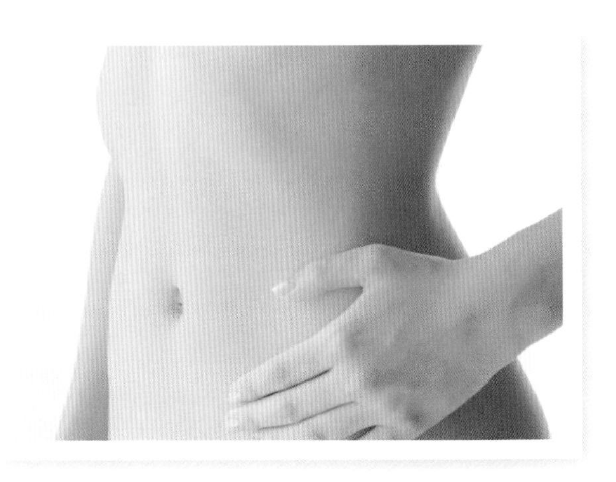

過度肥胖會導致「第二型」糖尿病、血脂異常、胰島素阻拒性、高血壓、冠心症、癌症等疾病的罹患率、致殘率及死亡率的增加，換句話說，肥胖是威脅人體健康的頭號殺手。

糖尿病慢性合併症

由於醫療技術的進步與環境衛生的改善，國人平均壽命逐年延長，相對地，老年人口也正逐年增加中；因此，近20年來的臺灣十大死因當中，慢性疾病已經逐漸取代過去的急性傳染病。值得注意的是，在國人十大死亡原因之中，糖尿病自民國76年以來一直佔居第五名。

糖尿病是一種新陳代謝異常的疾病，也是慢性終身疾病，其可怕之處在於發病初期沒有明顯不適症，使患者忽視血糖控制，長期血糖控制不良，有可能導致血管病變，引起種種併發症，例如：眼睛視力障礙、腎臟病變、神經病變等。這些病變與動脈硬化的成因密切相關，尤其是糖尿病患和合併其他危險因子，像是高血壓與高血脂，危險性更大。

眼睛失明

糖尿病造成的眼睛常見問題有視網膜病變、白內障、青光眼等。糖尿病視網膜病變在患者中發病率大約在40%左右，是最常見的致盲原因之一，不少糖尿病患者因為沒有得到及時診斷、治療而失明。

腎臟衰竭

腎臟病變的方面，最為常見的臨床症狀有水腫、蛋白尿、血壓上升，如果控制得不好，腎臟功能衰竭以後，將會進一步造成尿毒症，使得蛋白質消化以後的產物、尿素等等身體廢棄物無法排出，未來只能終身靠著洗腎或腎臟移植來維持病患的生命。

神經病變

所謂的神經病變，又可分為「末梢神經病變」和「自主神經病變」兩種。「末梢神經病變」通常發生在四肢，尤其是下肢部位，在初期幾乎沒有症狀，之後會伴隨著疼痛感、刺麻感或感覺遲鈍，導致受傷的機會大增；「自主神經病變」常伴隨噁心、嘔吐、腹瀉、便祕、失禁、出汗量增加、姿態性低血壓及性功能障礙……等毛病。

心血管疾病

糖尿病是心血管疾病的危險因素，糖尿病患者罹患心血管疾病的機會比正常人高出2～4倍，而大腦、心臟及足部等部位的動脈硬化症狀則可能導致腦中風，嚴重的心肌梗塞及足部病變，最後甚至需要截肢。高血糖的環境會使血液中的白蛋白在血管壁的滲透性增加，慢慢導致血

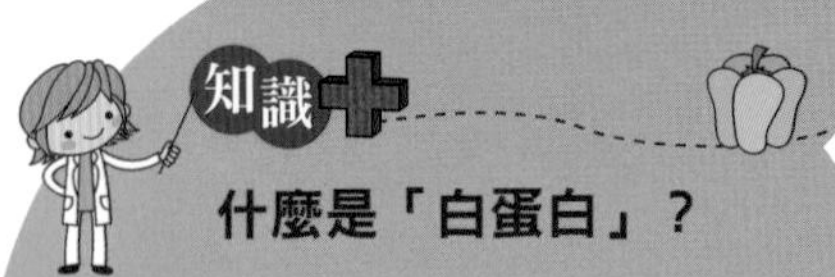

什麼是「白蛋白」？

白蛋白是血液中蛋白含量最多的蛋白質（還有球蛋白、纖維蛋白）。其主要功能是維持血液膠體滲透壓，在血管中可以鎖住水分，幫助血液在血管中保持一定的流量，若是體內白蛋白的含量過低，血液中的水分就會流失。

管基底膜增厚，也因為血液濃稠度增加以及血小板功能異常，造成血管阻塞，難以傳送養分以及促進新陳代謝，進而影響到全身的器官。

糖尿病併發症的預防方法為控制血糖、血壓、血脂肪，每年至少檢查眼睛一次，嚴加預防尿道感染，定期偵測「尿液微量白蛋白」，因為正常的尿液應該是驗不出白蛋白的，因此若檢驗出現陽性，就是腎臟病的先兆。導致末期腎臟病的諸多因素中，糖尿病就是其中一個主要原因。每半年至一年抽血檢查腎臟功能，還要注意正確的足部保護及運動，預防足部受傷。

糖尿病合併症——眼睛病變

無論是「第一型」或「第二型」糖尿病，都有可能發生眼睛病變，糖尿病所引起的眼睛病變包括：糖尿病視網膜病變、白內障及青光眼，嚴重時甚至會失明，而早期的視網膜病變不一定會有臨床症狀，因此，糖尿病患者至少每年做一次眼部檢查，才能確保眼睛的健康。

視網膜病變

糖尿病控制不當或發病時間越長，越容易發生糖尿病視網膜病變。糖尿病導致視網膜發生病變的原因可能是網膜血管自我調控功能被破壞、網膜血管內血流改變血管與網膜間屏障崩潰。

糖尿病的視網膜病變又可以分為兩期：

非增生性視網膜病變（NPDR）

約有半數糖尿病患在一生中會發生某種程度的糖尿病視網膜病變，網膜內微血管群會阻塞封閉，造成網膜缺血。由於供應視網膜的血管通透性增加或阻塞的嚴重性，又分為輕度、中度、重度和極重度。

增生性視網膜病變（PDR）

小血管阻塞後會誘發新生血管增生，而新生血管會拉扯視網膜，造成視網膜剝離、玻璃體出血或青光眼。另一方面，網膜血管裡的內皮細胞會出現變性，造成不正常滲漏或出血。值得注意的是，糖尿病視網膜病變初期完全沒有症狀，當症狀出現時，視網膜病變已經到達某種程度。

青光眼

除了視網膜病變，糖尿病患者發生白內障和青光眼的機會也比一般人高；增生期病患的另一個棘手問題是青光眼。

眼睛在長期缺血的情況下，虹膜會出現新生血管造成房角閉鎖，眼睛的微血管一旦阻塞就不會恢復，時間一久會引起異常血管和纖維組織增生，增生的血管及纖維組織將阻塞房水排出的路徑，使眼壓升高而形成青光眼。青光眼除了會使視神經萎縮，甚至引起劇痛。

白內障

糖尿病患者的白內障可分為「真性糖尿病性白內障」和「糖尿病性老年性白內障」兩大類，主要症狀為視力衰退，眼前彷眼前彷彿有一層霧，揉眼後也無法消除，感覺陽光、燈光特別刺眼；治療方式以手術為主，但很容易發生眼底出血、術後感染或癒合不佳等現象。

定期接受視力檢查

唯有良好的血糖控制，才可以延緩及減輕視網膜病變的發生，糖尿病患者須做視網膜檢查，若無病變，每半年追蹤一次即可。

若不幸已經出現視網膜病變，則須做血管螢光攝影檢查來判斷自己屬於那一期病變，是否需要做雷射或冷凍治療來防止視力喪失。

統計顯示，雷射治療可以減少60%失明的機會，雷射無法到達的區域或玻璃體混濁的時候，則可以用冷凍療法來代替。然而，不論是雷射或冷凍治療都會產生副作用，例如：色覺下降，夜間視覺及周邊視覺減弱，嚴重時甚至會出現玻璃體出血和視網膜剝離，所以，在治療之前最好事先徵詢醫師的建議與說明。

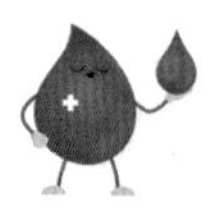

糖尿病合併症——腎臟病變

糖尿病患者約有 20 ～ 40% 會發生糖尿病腎臟病變，糖尿病腎臟病變同時也是最常見的洗腎（透析治療）原因之一。

腎臟病變五時期

糖尿病腎臟病變的病程可以分為五期；第一期的患者腎臟功能仍屬正常，唯有長時間血糖過高而造成的利尿效果，在第一期若能將血糖控制得當，將不會有後續病變。

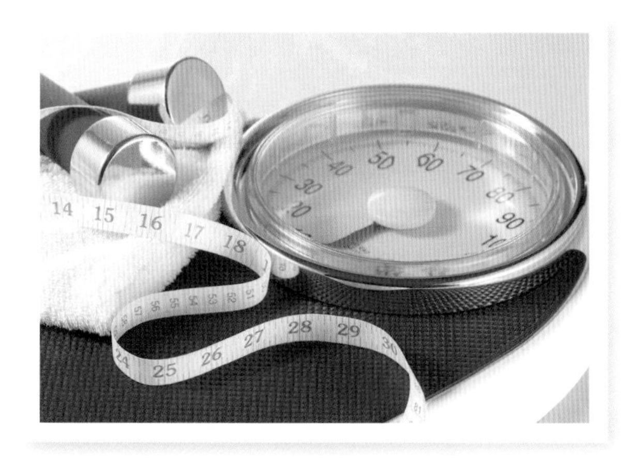

一位健康的成年人，其每日尿液中的白蛋白排出量，數值應該要小於 30mg，才屬於正常的範圍，而當數值介於 30 ～ 300mg 的時候，我們稱之為「微量白蛋白尿」；當白蛋白排出量已經大於 300mg 的時候，我們則稱之為「巨量白蛋白尿」。

白蛋白尿的標準分級

分類	數值範圍
正常白蛋白尿	＜ 30mg
微量白蛋白尿	30 ~300mg
巨量白蛋白尿	＞ 300mg

糖尿病發病之後大約 2 ～ 3 年間，將會到達糖尿病的第二期，尿中開始出現微蛋白，不過暫時不影響腎臟的基本功能。但是，當微蛋白尿出現之後，腎臟功能其實已經悄悄地開始逐漸下降。

第三期則是在糖尿病發之後的 7 ～ 15 年內，尿液的白蛋白排出量增加，此時還有機會靠著控制血糖、血壓和飲食恢復正常。

腎臟病變的第四期也稱為蛋白尿期，在糖尿病發過後的 10 ～ 30 年之間發生，這時尿液中的白蛋白量已經超出正常人的 10 倍，已經不太可能回復到正常的白蛋白排出量，只能延緩惡化速度。

大約 20、30 年後，這些患者進入腎臟病變第五期，將會演變至必須靠洗腎來維持生命的末期腎臟衰竭，所以糖尿病患者千萬不能大意，一定要定期接受腎臟病變的檢查，同時注意飲食、生活，堅持控制血糖值和血壓值，才能降低腎臟病變的機率。

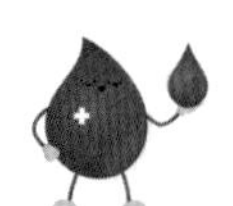

糖尿病合併症——腦中風

糖尿病被認為是一種代謝症候群，經常伴隨高血壓、肥胖及三酸甘油脂過高等問題，根據顯微鏡觀察也證實，高血糖會對血管造成發炎反應、內皮細胞功能受損、血小板容易凝集、胰島素阻抗等影響，這些因素將導致動脈血管硬化、血管狹窄、血流阻力增加、血流量減少、循環不良，最後損害器官。

糖尿病患特別容易發生中風

糖尿病患者發生中風的機率，遠遠高於正常人好幾倍，血糖濃度持續高漲將會導致心血管、腦血管和周邊動脈血管加速硬化，患有糖尿病的時間越長，動脈硬化與器官損傷程度就越嚴重。

因此，經常口渴、喝很多水、排尿量大增、食量大的人必須注意自己的血糖值；中年過後肥胖、腰圍過大者、有家族糖尿病病史者或經常感覺手腳麻痺的人需要提高警覺，定期做檢查，早期發現糖尿病，才能即時治療，進而預防中風及其他心血管疾病的發生。

缺血性腦中風

腦中風可以分為「出血性腦中風」以及「缺血性腦中風」，糖尿病會增加「缺血性腦中風」發生的機率，例如小洞梗塞及大血管栓塞（請參閱 P65 相關說明），而對於「出血性中風」的發生影響則較小。

「出血性腦中風」俗稱腦溢血，為腦血管破裂而導致，除了血管供應的腦組織壞死，有時血塊還會壓迫到正常的腦組織或引起腦壓升高，例如：腦出血、硬腦膜下出血、蜘蛛網膜下腔出血、腦室出血等，而最容易導致「出血性腦中風」的病症就是高血壓和腦血管瘤破裂。

「缺血性腦中風」可分為腦梗塞、腦栓塞與短暫性腦缺血。如果是由腦內的血管硬化所造成，就稱為「腦梗塞」；如果是其他器官的血塊流到腦部而造成阻塞，則稱為「腦栓塞」。造成腦梗塞或短暫性腦缺血的原因，大部分是由於腦血管阻塞導致血管過於狹窄，使血管分布的局部腦組織缺血或缺氧；當細胞缺血、缺氧到某一個程度時，便會造成不可逆的細胞凋亡和永久性的神經缺陷。例如：動脈硬化症、心律不整（心房纖維顫動）和心臟瓣膜疾病等等。

短暫性腦缺血通常會造成短暫的視力喪失、肢體半癱或麻痺、失憶、失語等症狀，稱為「一過性發作」，這些症狀每次發作的時間從數秒鐘至 12 小時之久不等，通常在 24 小時內就會自行消失。

「一過性缺血性發作」（簡稱 TIA）雖然沒有留下後遺症，卻往往是腦血栓的前兆，千萬不能對它掉以輕心。

中風的多種表現症狀

腦中風症狀的輕重及復原情況通常和病變、阻塞的腦血管大小有關。血管的阻塞又細分為小血管阻塞、分支血管阻塞和主幹大血管狹窄、阻塞三種，這三種血管阻塞都很有可能產生急性半邊肢體癱瘓等症狀，而分支血管或主幹大血管阻塞時，會同時伴隨其它症狀。

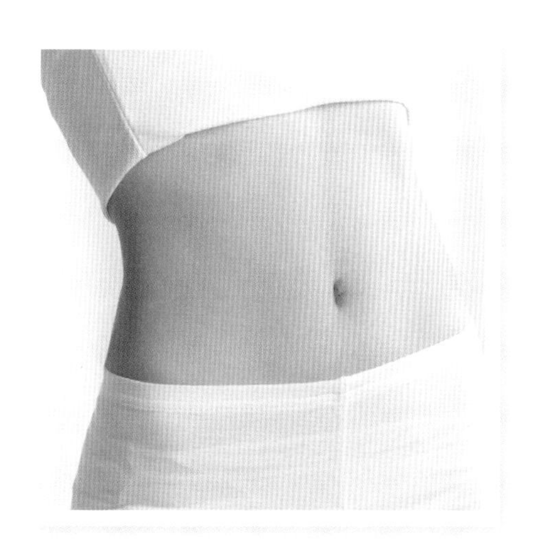

隨著不同的腦部血管阻斷位置，中風有多種表現症狀，通常都是突發性的，比較常見的異狀像是肢體無力或麻痺、臉部歪斜、視野缺損、言語障礙、另一側肢體失用症、神智不清、小便失禁等。

而小血管阻塞所引起的無症狀腦梗塞（小洞性腦梗塞）則不會產生這些症狀，無症狀腦梗塞之所以又稱為小洞性腦梗塞，是因為它是由人體的小血管或微血管阻塞導致的腦梗塞。

此種類型的患者，其健康將會呈漸進式地惡化，像是反應越來越緩慢、行動越來越僵硬、口齒逐漸不清。

醫學上，中風的檢測項目包括電腦斷層掃描、多功能頸部和顱內超音波、核磁共振影像、單光子核醫攝影等，適時使用精密的設備和儀器，有助鑑別中風程度，瞭解病情的發展方向。

控制血糖值，治療中風

由糖尿病造成的中風，其治療上必須兼顧高血糖的控制和大腦損傷的修補，嚴加控制血糖，將可以有效降低微小血管的併發症。

建議先以飲食控制、改變生活型態來做為主要的治療方式，但是若升高的血糖無法控制時，務必得再用口服降血糖藥物或是注射胰島素來急速降低血糖；此外，水分的攝取要足夠，但千萬不能過量，以免加重腦梗塞後周圍神經組織產生的水腫現象。

未曾發生心血管疾病的糖尿病患者，可以使用阿斯匹靈（Aspirin）做為初次預防的措施，不過最好還是請醫師根據患者年齡、性別及血壓等狀況仔細評估，再考慮是否使用阿斯匹靈（Aspirin）。已發生「缺血性腦中風」的病患可在醫師的指導下使用低劑量的阿斯匹靈（Aspirin）

來預防。至於曾經發生「出血性腦中風」或中風型態不明的糖尿病患者，使用此藥物須謹慎評估，因為這一類的藥物有可能會增加「出血性腦中風」的發生率。

不限年齡的腦中風

腦中風並非只發生在老年人身上，各種年齡層都有可能發生。根據統計，年輕型中風族群的年齡甚至是小於 45 歲，而發生的原因一般來說可能為頸動脈剝離、血液凝固異常……等等因素。

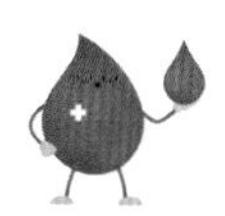

糖尿病合併症——心血管疾病

年齡越大，罹患「狹心症」的機率也越大。根據統計，美國每年超過 50 萬人死於心血管疾病，其中，1/4 的人為無預警的發作後，在短時間內死亡；近 30 年來，因為針對心臟疾病的治療方法已經有長足的進步，死亡率下降達 30%之多，但中年以上的人口中，心血管疾病仍高居死亡原因的第一位。

狹心症＝冠狀動脈心臟病

「缺血性心臟病」是指心臟肌肉因為冠狀動脈狹窄、血管硬化及彎曲，造成血液循環不足所導致的疾病，也稱為「狹心症」。近年來，由於國人飲食習慣西方化及工業化的結果，「狹心症」病人有越來越多的趨勢，其發病機率更高居國人心臟血管疾病的第三位，僅次於高血壓以及腦中風。

「狹心症」又稱為「冠狀動脈心臟病」，通常是在抽菸、運動、緊張、飽食前或寒冷天氣裡，心臟需要更多血液供應時發作，病人都會有突發性的胸悶痛和壓迫感，這種疼痛有時會延續到下巴或左手臂內側，休息或服用硝酸甘油藥片後，上述症狀很快就會消失。

過半數病患有狹心症

經實驗證明，糖尿病患者中約有 55％的人罹患「冠狀動脈心臟病」，而全世界及臺灣大規模的流行病學研究均顯示，因為糖尿病會增加冠狀動脈氧化壓力以及胰島素阻抗，所以得到「冠狀動脈心臟病」的機會相對大增，男性糖尿病患者罹患「冠狀動脈心臟病」的比率高於常人 2 倍，女性糖尿病患者則是高於常人 4 倍。

由於糖尿病與肥胖高度相關，因此，控制體重及增加體能活動是預防糖尿病及代謝不良症候群最重要的保健之道。

糖尿病合併症——末梢血管病變

研究指出，約有 5%～ 15%的糖尿病患者，在一生中會遭受到截肢的命運，而約有 1/3 至 1/2 的非外傷性下肢截肢病人罹患糖尿病。

導致糖尿病病人下肢截肢的原因，其中有一半是因為末梢血管病變所引起；末梢血管病變是指供應下肢血液循環的血管產生病理變化，導致血管狹窄，甚至是完全阻塞的病變。

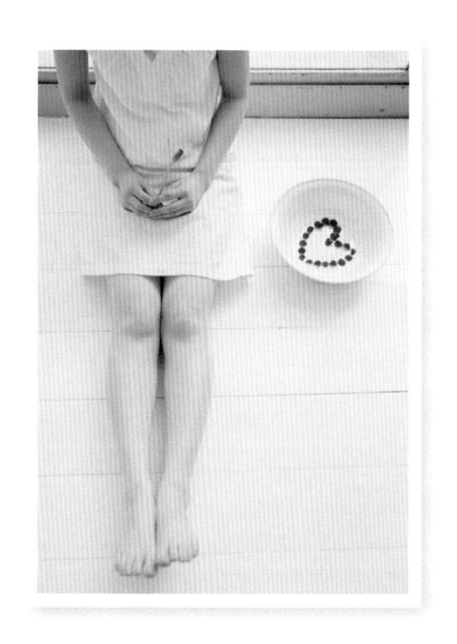

周邊動脈硬化以老人較為常見，尤其好發於高血壓、糖尿病及肥胖症病患，根據統計，在美國 70 歲以上的老年人，約有 1%患有因動脈硬化症所導致的間歇性跛行。通常在動脈硬化初期是沒有症狀的，當動脈狹窄程度超過

70%以上，就會出現循環不良的症狀，多數病人會併發血栓或繼發性栓塞；糖尿病所造成的動脈阻塞多發生在周邊小動脈，尤其是下肢，導致患者必須截肢。

足部血液供應不夠

末梢血管病變患者在行走時，足部可能會有疼痛感，稍作休息就會慢慢消失；隨著末梢血管病變越來越嚴重，行走時足部疼痛的次數會越來越頻繁，甚至在平地行走也會發生；情況加倍嚴重的時候，連未走動時也會產生疼痛。此外，足部的肌肉會逐漸萎縮，病人也會自己感覺到足部冰冷的程度日益加劇。

末梢血管病變依其嚴重程度可分為輕度、中度及重度三期。輕度病人常有末端動脈狹窄所造成的手足發冷、麻感；中度時，因為合併有末端動脈片狀栓塞，會出現指甲與皮膚缺氧性變化；重度患者的肢端動脈會形成廣泛栓塞，進而導致手指或腳趾潰爛。

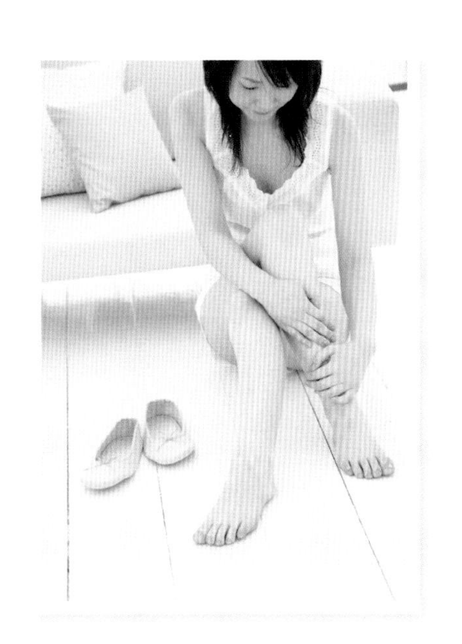

做好足部護理，預防截肢

糖尿病患者是罹患末梢血管病變的高危險族群，根據研究顯示，臺灣的糖尿病病人中，約有 10%罹患末梢血管病變，且好發於 65 歲以上的老年人，不過並沒有明顯的性別差異。

造成末梢血管病變的原因與病人血壓升高、血糖及血脂代謝控制不良等因素有關，如果病人有吸菸習慣，會加重末梢血管病變的惡化，因為末梢血管病變是全身動脈病變的部分表現，有末梢血管病變的病人極容易發生腦中風及心肌梗塞等疾病。

在研究中也發現，末梢血管病變與高尿酸血症及尿液微量白蛋白之排泄速率有關，這表示末梢血管病變與糖尿病的腎臟病變有密切關係。臺灣大型流行病學研究資料分析結果發現，糖尿病患者的下肢截肢率與病人身高成正比，是臨床上值得注意的高危險因素。若是糖尿病患者做好足部護理，將能夠減少 44 ～ 85％的下肢截肢率。

末梢血管病變的預防

預防末梢血管病變，必須在糖尿病發生初期或更早之前就開始。不要吸菸，並且控制血壓與血脂及血糖、飲食均衡、規律運動、降低生活中不必要的壓力等，這些都有助於防治末梢血管病變。

當末梢血管病變時，必須謹慎預防其對足部可能造成的傷害，包括潰瘍、感染及隨之而來的下肢截肢。總之，糖尿病是心血管疾病的元凶之一，若合併以上所述疾病，重則有生命危險，輕則影響生活起居，不只病人自身不舒服，也會帶給家人及社會很大的負擔。

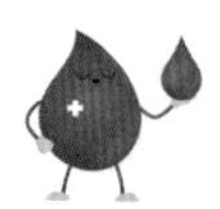

糖尿病合併症——高血糖高滲透壓非酮性昏迷

在醫院新陳代謝科的病房，經常可以看見平常身體硬朗、健康、工作勤奮的人，忽然覺得疲勞或喝下大量甜品之後，有越來越渴的感覺；有一天，他突然昏倒，送醫檢查以後，才發現血糖值過高，這類症狀即稱為「高血糖高滲透壓非酮體性昏迷」。

當我們的體內缺乏胰島素時，便會造成人體內血糖過高的症狀產生。若胰島素分泌的量少，造成體內的脂肪被消耗，將會形成酮體，進一步導致「高血糖脂酮酸血症」。而假如人體血糖值很高，不過並沒有酮體產生，我們就稱為「高血糖高滲透壓非酮體性昏迷」。

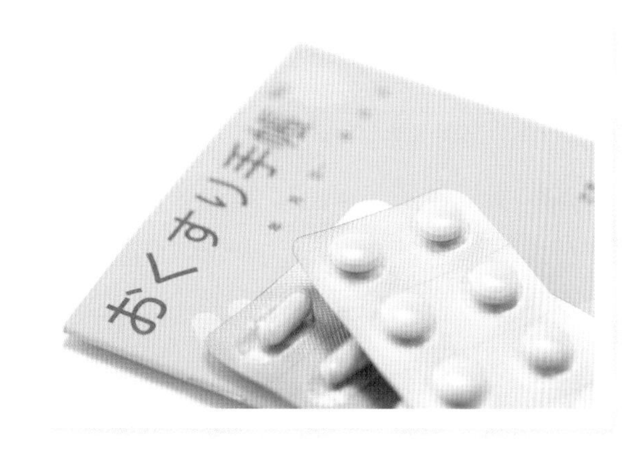

急性的糖尿病併發症

「高血糖高滲透壓非酮體性昏迷」是一種糖尿病急性併發症，病人不一定有糖尿病病史，起因在於血糖太高，造成身體水分大量流失。

此外，包含中風、心肌梗塞、急性胰臟炎、酗酒、身體受傷及老年人服用類固醇、利尿劑等藥物，上述種種情況，都是造成「高血糖高滲透壓非酮體性昏迷」的危險因子。

「高血糖高滲透壓非酮體性昏迷」患者的血糖可能會超過600mg/dl，而且血液滲透壓也非常高，通常血液滲透壓超過320mOsm/ kg（公斤溶液中所含溶質的毫莫耳數），病人一般會流失6～12公升的水分，也會產生脫水現象，因此，治療的第一要務為補充水分和維持生命徵象。補充水分的方式需依病人的血壓而制定，而補充量和補充速度則得依據病患的個人體重、心肺和腎臟功能狀況來決定。

高血糖酮酸血症

若「第一型」糖尿病病患未按時施打胰島素，三餐沒有定量、定時，也可能引發酮酸中毒，造成「高血糖酮酸血症」，其病患初期症狀包括越來越喘、肚子不舒服，其主要的原因是因為胰島素不足導致身體產生酮酸，而酮酸過多使得血液變酸，引起病人呼吸加速。

「高血糖酮酸血症」患者的血糖會高於 300mg/dl，血液和尿液可以檢測出酮酸，人體的血液氣體分析酸鹼度偏酸，這時要先讓患者保暖、休息，並且多多攝取水分，再緊急將他送醫。

「高血糖高滲透壓非酮體性昏迷」的病人發病時，鈉、鉀、鈣、磷等電解質都會流失，因此，治療「高血糖高滲透壓非酮體性昏迷」時，須同時監測和補充電解質。而「高血糖高滲透壓非酮體性昏迷」的預防方法是，平時控制好血糖，並適當補充水分，也要遵守飲食計畫，並且按時回醫院複診，假如有異常口渴的狀況發生應該和醫師討論。

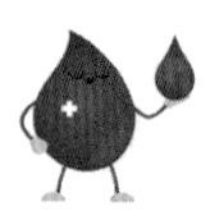

用藥物治療糖尿病

胰島素是降低人體血糖的唯一激素；進餐後血糖隨之升高，胰島就會釋放出胰島素來調節，它可以通過將血糖作為能量源來利用，或是轉化為糖原或脂肪加以儲存等方式，最終達到降血糖的目的。

糖尿病患的身體失去了血糖調節功能，需藉由口服降血糖藥來降低血糖。胰島素的臨床使用已超過 80 年，仍是降低血糖最可靠、最有效的藥物，近年也推出幾種效果較好、副作用較少的胰島素類似物。不同類別的口服降血糖藥，其降血糖作用各有不同，在開始任何療法之前，重要的是先與醫師討論藥物的風險和效益。

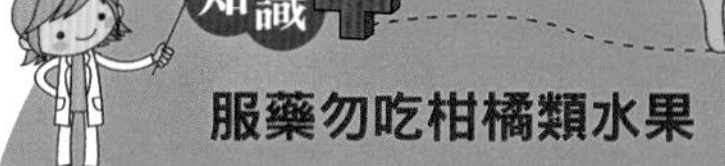

服藥勿吃柑橘類水果

柳丁、柚子及橘子都含有植物營養素，食用後會幫助稀釋血液，自然降低血壓及膽固醇，如果此時又跟著服用藥物，會將原本已降低的血壓降更低，心臟便有可能會無力運作，產生心臟衰竭的危險。

磺醯尿素類（Sufonylurea）

這類藥物必須在胰臟能夠製造少量胰島素時才能發揮作用，它能夠幫助胰臟製造更多的胰島素、增加身體的胰島素利用率。

雙胍類（Biguanide）

Biguanide 類藥物，目前只有一種叫 metformin；這類藥物可藉由抑制肝臟製造過多的葡萄糖來降低血糖，亦能降低體內的胰島素濃度，甚至有改善血脂、膽固醇含量之助益。

阿爾發 - 葡萄糖苷酶抑製劑（Alpha-glucosidase inhibitor）

這類藥物能夠抑制酵素，阻斷人體所攝取的澱粉消化，使得血糖較慢升高，且升高幅度較小。它的副作用是腹鳴、加快腸蠕動、增加排氣，因此使用者要小心在公共場所發生尷尬的事。

胰島素增敏劑（insulin sensitizer）

胰島素增敏劑，顧名思義它可以提升體內細胞的胰島素敏感性，胰島素即可將葡萄糖從血液中帶入細胞內做為能量來源。這一類藥物除了有降血糖效果外，研究中還發現它有抗發炎和抗血管粥腫塊形成的效果，這兩者都和血管栓塞有著密切的關聯。

苯丙胺酸衍生物（Meglitinide）

這類口服降血糖藥能夠幫助胰臟在飯後製造更多的胰島素，因而降低血糖。可能的副作用包括低血糖症和體重增加。

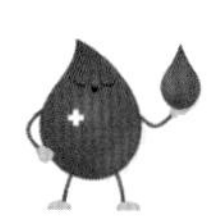

糖尿病預防勝於治療

對於糖尿病患者而言，「飲食控制」永遠都是治療中最為重要的一環，不論病情輕重與治療的方式為何，都應該搭配飲食控制。輕微的糖尿病患者不需要透過藥物，只要施以適當的飲食調整，再配合運動，就可以有效控制病情，直到無法控制病情時才投以藥物治療。

若能夠將空腹血糖控制在 80 ～ 120mg/dl，飯後兩小時血糖控制在 100 ～ 140mg/dl，是比較理想的數值。正常人在進食後約 10 分鐘，血糖便會開始升高，進食後 1 小時血糖值達到最高峰，經過 2 ～ 3 個小時，就會自動恢復到餐前水準；若是糖尿病的患者，餐後血糖值則會比正常人高。血糖值過高會增加糖尿病患者罹患其他併發症的機率，例如：心血管疾病、頸動脈內膜厚度增加、視網膜病變、老年人認知功能變差、心肌血容量降低……等等上述症狀。

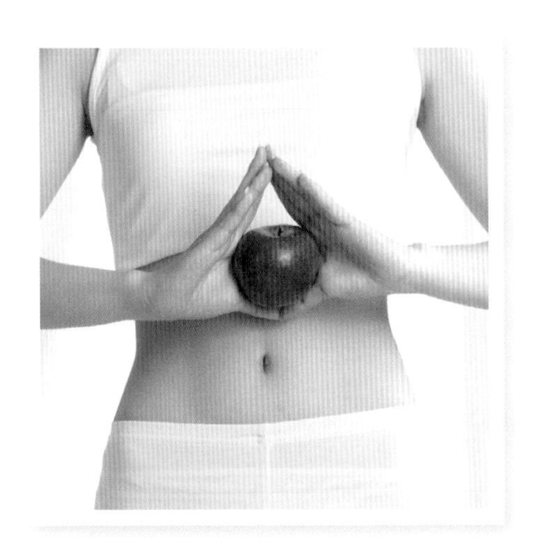

糖尿病患的飲食控制

糖尿病是無法根治的，但是可以藉由飲食、運動和藥物配合控制而減緩相關症狀。

知識+

升糖指數（GI 值）

升糖指數（GI 值）是食用純葡萄糖（pure glucose）100 公克後，以 2 小時內血糖增加值為基準（GI 值 =100），其他食物則以食用後 2 小時內血糖增加值與食用純葡萄糖的增加值相比較。升糖指數高的食物，易升高血糖。

飲食方面，可以考慮食用能夠降低升糖指數（GI 值）的食物，採用全穀類為主食，例如：糙米、燕麥等，搭配蔬菜和水果，例如：蘋果、橘子、草莓……等。

糖尿病患者在飲食選擇上，並非選擇單一或特定幾種低 GI 值的食物，應當要從不同種類均衡攝取，總熱量的分配比例要適量，醣類應占 50 ～ 55%、蛋白質為 10 ～ 18%、脂肪為 30 ～ 35%。糖尿病腎病變患者一天的總熱量限制為：30 ～ 35 大卡 / 公斤體重，而蛋白質部分按腎功能的不同，給予不同建議；一般初期「微白蛋白尿」的患者，建議每天每公斤體重給予 0.8 ～ 1g 蛋白質，若有明顯白蛋白尿，則給予 0.8g/ 公斤體重的蛋白質，且有 1/2 的蛋白質來源是來自於高生理價蛋白質，若到了尿毒期卻尚未洗腎，則給予 0.6g/ 公斤體重的蛋白質，其中須有 1/2 ～ 2/3 是高生理價的。

在得知病情後，糖尿病患者可以依照自己的營養需求、生活型態和飲食喜好與營養師規劃出適合的飲食計畫。挑選食物時，盡量避免攝取高熱量食物，例如：油炸類、油煎類、油炒類和油酥類食物，油脂過多的肥肉也要限制食用，例如：蛋黃、甲殼類海產、動物內臟的高膽固醇食物；當然還有富含精緻糖類的食品，因為吸收快容易使血糖明顯攀高，最好避免食用。而市售的罐裝飲料、盒裝飲料、汽水、加工過的蜜餞、糖果、煉乳、蜂蜜、各式精緻甜點、加糖罐頭、加工或醃製食物等都應該避免，而高鹽的食物，例如：醬菜、泡菜等醃漬食物、沙茶醬、芝麻醬、豆瓣醬、麻油、辣油等含有高鹽高油，最好不要食用。

盡量多選用富含纖維質的食物，例如：未加工的豆類、水果、蔬菜、全穀類等，烹調食物時採取簡單、清淡的手法，以燉、烤、燒、清蒸、水煮、涼拌等烹飪方式為宜。

此外，養成定時用餐的習慣也很重要，每天所攝取的食物要定量，遵守與營養師共同協商的一日飲食攝取量。如果擔心每天吃相同的食物會吃膩，可能心情不佳而出現抗拒治療的現象，「食物代換表」就能夠派得上用場了。

糖尿病患的食物代換

「食物代換表」將所有食物分成六大類，包括奶類、五穀根莖類、肉、魚、蛋類、豆類及其製品、蔬菜類、水果類、油脂類等，同一大類食物每份含有相似的主要營養素及熱量，彼此可互相替換。

行政院衛生福利部所提供的「食物代換表」，可以換算食物份量與數量，適合估算、判斷一天飲食量，民眾可以尋求營養師、醫師的專業建議，根據食物代換表每天替換同質量營養，如此一來，每天攝取的熱量、蛋白質、脂肪、醣類便可以自行控管。糖尿病患者若能建立個人專屬的食物代換表，既不會被嚴格限制飲食，又能滿足個人的口腹之欲，飲食內容豐富，同時兼具控制血糖的功效。

渴望擁有充滿變化的飲食，同時又能夠兼顧均衡攝取各類營養素嗎？其實很簡單，只要靈活運用下列的「簡易食物代換表」，讓食物的選擇更多樣化，豐富您的飲食內容：

簡易食物代換表

類別	標準	食物
奶類（全脂）	蛋白質 8g、脂肪 8g、醣類 12g、熱量 150 卡	全脂奶 240cc、全脂奶粉 30g
奶類（低脂）	蛋白質 8g、脂肪 4g、醣類 12g、熱量 120 卡	低脂奶 240cc、低脂奶粉 25g
奶類（脫脂）	蛋白質 8g、醣類 12g、熱量 80 卡	脫脂奶 240cc、脫脂奶粉 25g
蛋、豆、魚、肉類（低脂）	蛋白質 7g、脂肪 3g、熱量 55 卡	草蝦 30g、一般魚類 35g、牡蠣 65g、文蛤 60g、豬里肌 30g、豬心 45g、豬肝 30g、火腿 45g、雞胸肉 30g、雞腿 40g、牛腱 35g、牛肚 35g
蛋、豆、魚、肉類（中脂）	蛋白質 7g、脂肪 5g、熱量 75 卡	肉鯽魚 35g、虱目魚 35g、鮭魚 35g、鱈魚 50g、魚丸 60g、花枝丸 50g、豬小排 35g、豬腳 35g、雞翅 40g、雞排 40g、雞蛋 55g
蛋、豆、魚、肉類（高脂）	蛋白質 7g、脂肪 10g、熱量 120 卡	秋刀魚 35g、豬大腸 100g、香腸 40g、熱狗 50g、臘肉 40g、牛腩 45g

類別	標準	食物
五穀根莖類	蛋白質 2g、醣類 15g、熱量 70 卡	白飯 1/4 碗、白粥 1/2 碗、麵條 1/2 碗、麥片 20g（3 湯匙）、饅頭 1/3 顆、吐司 1/3～1/2 片、水餃皮 30g（3 張）、馬鈴薯 90g、番薯 55g、山藥 100g、蓮藕 100g、薏仁 20g、紅豆 20g、綠豆 20g、芋頭 55g、芋頭糕 60g、蘿蔔糕 50g、蘇打餅乾 20g（3 片）
蔬菜類	蛋白質 1g、醣類 5g、熱量 25 卡	葉菜類 100g、瓜類 100g、海帶 100g、木耳 100g、菇類 1 碗、筍類 1 碗、蘿蔔 1 碗
水果類	醣類 15g、熱量 60 卡	蘋果 1 顆、芭樂 1 顆、香蕉 1 根、柳丁 1 顆、西瓜 1 片、桃子 1 顆、李子 4 顆、青棗 2 顆、荔枝 9 顆、櫻桃 9 顆、葡萄 13 顆、草莓 16 顆、小番茄 23 顆、奇異果 1.5 顆、百香果 2 顆、柿子 3/4 顆、水梨 3/4 顆、木瓜 1/3 顆、楊桃 3/4 顆、哈密瓜 1/4 顆、芒果 1～2 片

類別	標準	食物
油脂	脂肪 5g、熱量 45 卡	培根 1 片、牛油 1 茶匙、豬油 1 茶匙、橄欖油 1 茶匙、植物油 1 茶匙、麻油 1 茶匙、瑪琪琳 1 茶匙、沙拉醬 2 茶匙、花生醬 1 茶匙、鮮奶油 1 茶匙、酪梨 30g（1/6 顆）、芝麻 2 茶匙、葵花子 1 茶匙、杏仁 5 粒、腰果 5 粒、核桃 2 粒、開心果 10 粒

要特別提醒的是，醣類的代換是較為複雜的課題，想要代換醣類食物，一定要先建立好正確觀念，否則還是建議避免吃含醣食物為上策。因為醣類在體內的代謝快，容易讓體內血糖快速上升，過量攝取除了會造成體重增加外，對血糖的控制也將產生不良影響。糖尿病患者若能學會醣類的代換，技巧性攝取醣類食物，藉由均衡飲食——「少油、少糖、少鹽、高纖」，才能夠平均獲得身體所需的各種營養素。

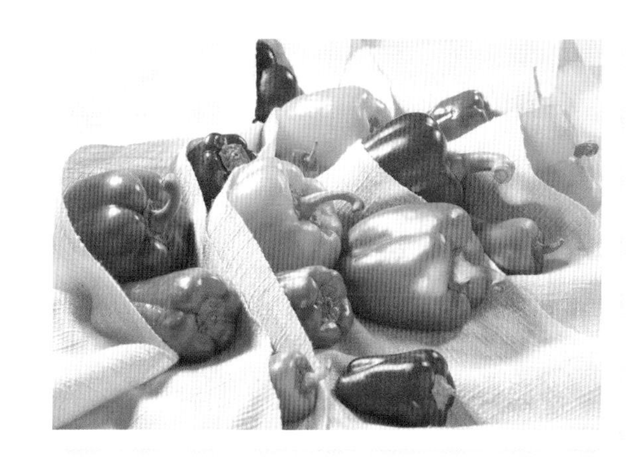

糖尿病患的外食考量

現代人大部分都在外用餐，不過外食通常都比較油膩，相當不利於飲食的控制。這邊提供給糖尿病患幾項外食的考量要點：

1. 牢記自己可以食用的食物份量，並且熟悉食物代換表。
2. 注意藥物作用時間和吃飯時間的配合。
3. 每次進食，食物一定要在嘴裡咀嚼超過 20 下，拉長消化時間。
4. 嚴格施行「定時」、「定量」的好習慣。
5. 就算喜歡吃到飽的餐廳，也要自我約束，不要經常前往。

麵店

避免食用勾芡濃湯與羹湯，或者麻煩老闆將高湯改成清湯，白麵比油麵和意麵都來得健康，炒麵的口味比較重，用油量也比較高，盡量少點選。如果點乾麵或陽春麵，可以搭配一樣小菜，例如：海帶或青菜，甚至是小魚乾，以達到均衡營養的效果。

快餐店

市售的便當通常都含有過量的蛋豆魚肉類，蔬菜和水果量都很不足，加上主菜都是高油脂的爌肉、炸物，導致便當的油脂量倍增。購買時請選擇沒有淋上醬汁為主，若是輕度勞動者或無工作者，飯量應該減少 1/3 ～ 1/2，而肉類以半個手掌一份為標準，油炸物一定要去皮，脂肪也要先剔除後再食用，同

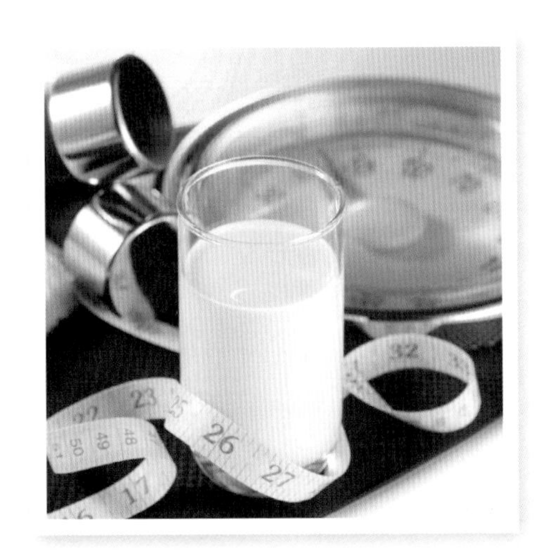

時要再額外補充水果類、蔬菜類以及奶製品。

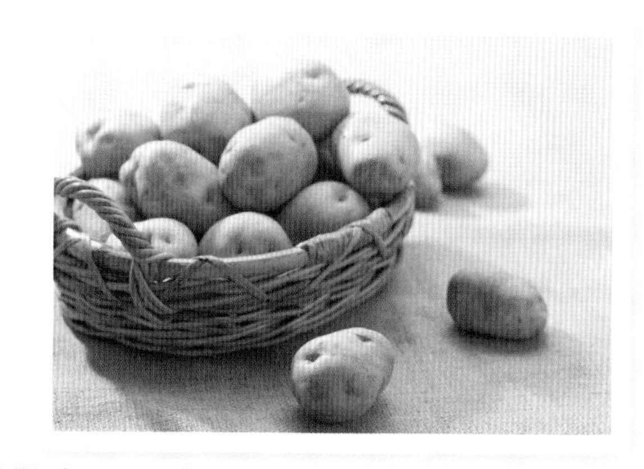

速食店

不論是哪一間速食店，都不適合糖尿病患者食用，因為速食的脂肪、蛋白質過高，又缺乏蔬菜類，食品幾乎都是經過油炸，蔬菜水果量嚴重不足，如果一定要食用，建議吃烤的漢堡，飲料則要選擇無糖或代糖飲料。比薩的營養成分雖然比較均衡，不過要留心油脂和蛋白質過量，建議糖尿病患者可以選擇薄餅的比薩，不但可以食用美味的比薩，熱量還能夠減少大約 1/10。

麵包店

盡量挑選全麥或是五穀雜糧所製作而成的吐司和麵包，並且多多選擇包有生菜水果或奶蛋類的品項，比較適合糖尿病患者。一定要避免食用淋有果醬和奶油的高油、高糖食物。

便利商店

目前許多外食族都是在便利商店購買熟食和飲料，其實，只要多加注意挑選食品的原則，也能很健康地在便利商店用餐。

飲料的部分幾乎都含有糖分，所以不適合糖尿病患者飲用，盡量選擇水、無糖茶、無糖豆漿等。乳製品則是建議選擇脫脂、低脂牛奶、優格，千萬不要飲用果汁牛奶、調味牛奶，因為通常其含糖成分比較高。

購買熟食便當，一定要注意標示在外盒的營養成分，包含主食、青菜、肉類的份量；飯糰、三明治的熱量比較低，可以當作早餐或點心來食用；若選用肉包或菜包，要記得一個包子的碳水化合物幾乎等於一碗八分滿的飯；而關東煮也是目前許多人充當午餐的食物，如果想要吃關東煮，盡量選擇白蘿蔔、玉米、白菜捲、香菇、豆腐，不要選擇豬血糕或者鈉含量高的黑輪、竹輪、魚板……等食物。

糖尿病患的健康減重

合理的減重目標是6個月內減輕原來體重的10%，比較健康的減重方式應該以減輕體重的5%～15%為目標，這樣的減重比例對健康較為有益，肥胖患者如果適度減少原有體重的5%～10%，可以改善葡萄糖耐量、降低空腹血糖、減輕高胰島素血症、改善血脂肪與降低血壓、避免心血管疾病及癌症的發生。

減重者選擇食物時，應該均衡攝取6大類食物，並增加穀類、麥類、纖維素、蔬菜、蒟蒻、洋菜、仙草、愛玉、白木耳及水果的攝取量；此外，攝取新鮮水果比喝果汁還要健康，以低脂乳品及肉類取代全脂或高脂食品，盡量別額外攝取零食與點心，若真的在非正餐時間感到飢餓，可選擇體積大、纖維含量高、熱量低的食物。值得注意的是每公克脂肪在體內代謝後可產生9大卡的熱量，而每公克醣類、蛋白

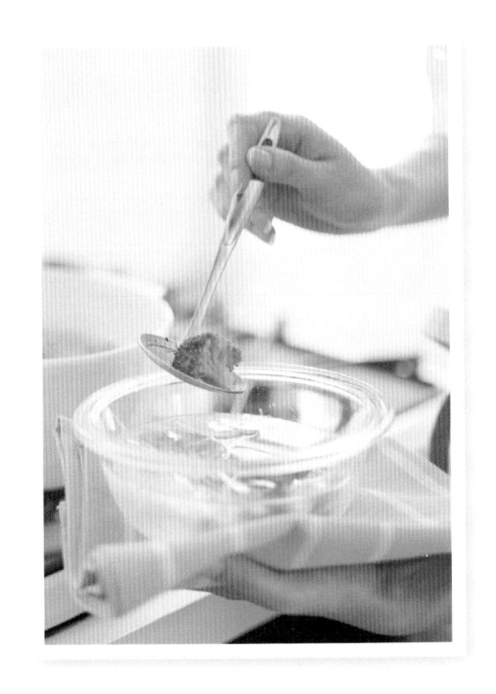

質只產生4大卡熱量，所以應該少吃高脂肪、高熱量及熱量濃縮型食物。

熱量限制必須因應每個人的遺傳因素、飲食習慣、體能活動、併發症之有無、過去經驗與先前對節食的接受度等因素，最好徵詢專業營養師的意見，飲食份量應著重於三餐平均分配、定時定量，每餐維持八分飽程度。除了多攝取蔬菜，也應該避免攝取過於精緻的食物。

糖尿病患的健康運動

高血糖患者最好能養成運動習慣，每日至少做30分鐘的運動，或是每週至少做150分鐘的中度有氧運動，適度運動可以有效提高人體對胰島素的敏感度，控制血糖及血脂肪，降低罹患心血管疾病的風險。體能活動的好處不僅在於增加熱量的消耗與減重，還可以降低體脂肪、腹部脂肪、增加瘦肉組織、減低節食所造成的基礎代謝率下降、控制血壓、促進葡萄糖耐受性、減低血中胰島素的上升及改善血脂值等。建議每週做五天運動，每次30分鐘以上，可從低衝擊性的散步開始，逐漸增加運動強度；健走、慢跑、游泳、騎腳踏車、有氧舞蹈、打乒乓球、跑步機等，都是不錯的運動項目，可視自己的體能狀況選擇適合的運動內容。若一次運動時間無法達到30分鐘，可以分段執行，最終時間合計仍需超過30分鐘以上，才能產生運動效果。

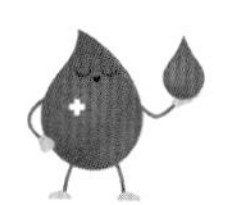

不慌糖168新生活運動

糖尿病衛教學會日前自美國引進的「不慌糖168新生活運動（Diabetes Control For Life, DCFL）」，是根據醫生和糖尿病患者研究所設計，幫助糖尿病患改變行為與生活習慣，預防糖尿病的發生。

此計畫提供一套免費結合營養飲食、運動和生活改善的全方位完整控制血糖方案，整個計畫為期 24 週，以「一週改變一個生活習慣」為原則，教導病患按時服藥，以及如何透過食物來控制血糖，避免病況惡化下去。病患可以重複運用計畫內建議，經過 24 個星期的課程後，逐步達成改變飲食、日常活動和生活模式的健康目標。

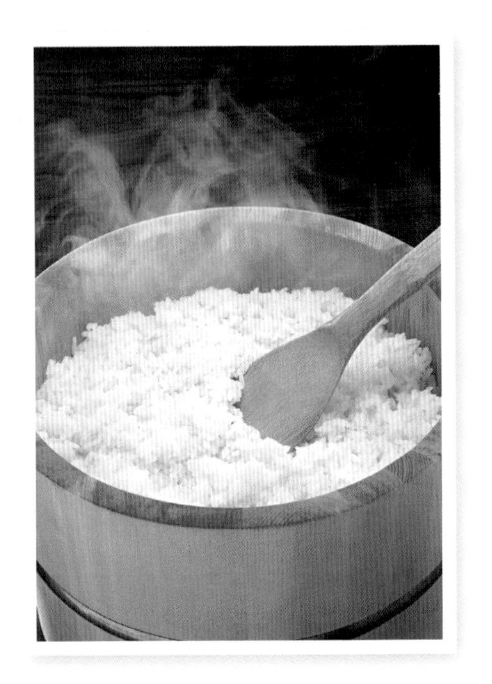

加入 DCFL 網站（https://www.dcfl.com.tw/index.htm）會員後，可透過網站上的 24 週健康日誌，每天記錄自己的血糖、血壓、BMI 等各項數值，藉由曲線圖及人像的呈現，讓你更清楚自己的健康狀態。

改變舊有的生活型態

DCFL 網站也會不時貼心叮嚀糖尿病患者有關飲食與運動的注意事項，更有多篇由醫師與營養師所撰寫的文章，提供糖尿病患者參考。在飲食方面，也有專業營養師特別設計的食譜，讓患者可以控制熱量，進一步達到改善體重與維持血糖值穩定的效果。

在運動方面，「自我管理」欄提供糖尿病患者在運動前後，以及運動時應當注意的事項，例如：在運動前半小時，應先測量血糖值，運動開始前再測量一次血糖，確定血糖穩定後，再進行運動；若血糖值過低，可以先吃些小點心，等到血糖穩定後，再開始運動。健身中，若是時間會超過一個多小時的運動，每半小時應檢查一次血糖值；若是過低，應再補充含碳水化合物的點心或新鮮水果。當運動結束後，

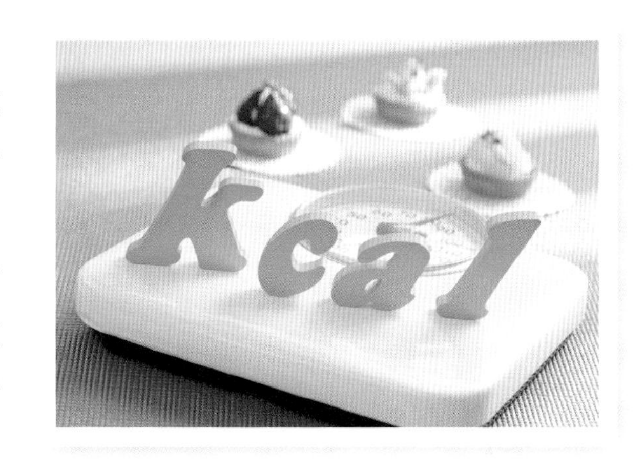

最好再次測量血糖值，才能確保身體的良好狀況。

千萬不要期望減重能夠馬上看到成效，若把目標設定得太遠大，容易產生失落感，反而會降低減重的效果。建議肥胖的糖尿病病人以維持現有體重為首要目標，至少讓體重不再上升，而已經成功減重的糖尿病病患，更應該保持現有的體重，適當地改變生活型態，就能控制體重、維持良好的血糖值。

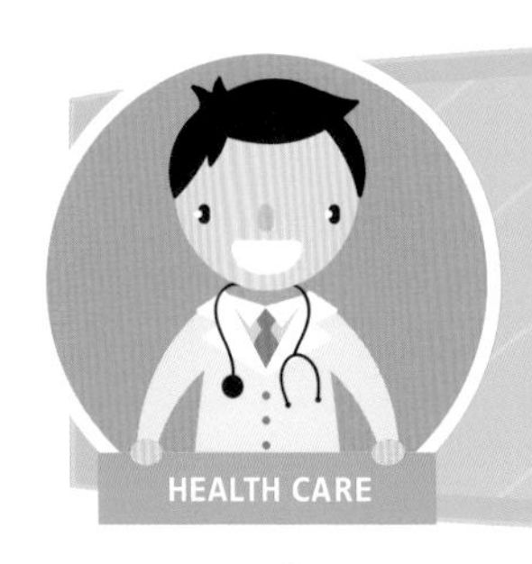

高血壓未發現的隱形殺手

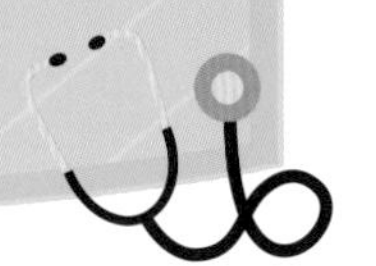

高血壓之所以被稱為「隱形殺手」，是因為其察覺不易，若是血壓突然飆升，令患者猝不及防，在極短時間內就可能奪走人命！撇除遺傳因素，還有飲食結構、種族基因、居住地區、生活習慣、工作壓力、精神狀態等，都是可能引發高血壓的原因。根據行政院衛生福利部資料顯示，高血壓患者中風的機率是正常人的6倍，假如未使用藥物控制，高血壓患者中風的機率將是正常人的21倍！

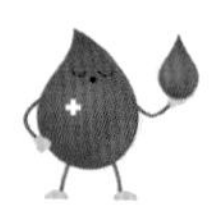

什麼是高血壓？

如果說心臟是血液的源頭水庫，那麼血管就是輸送血液的導管，為了讓血液能夠到達人體每一個末梢，供應氧氣與養分給身體上每一個小細胞，心臟每日必須勤奮地搏動約10萬次以上，而通過心臟的搏動，我們的血液正在不斷地對血管內壁施予壓力。

血壓＝血液的壓力

心臟將血液給推送出去，讓血液在人體內循環一圈，再流回心臟，這樣的行進時間僅僅花費10～20秒，必須在如此短暫的時間內完成體內循環，我們可以知道它的速度是多麼地快，更能夠深刻體認到心臟搏動的力道是多麼地強勁！

而血液經由心臟那一股強大的收縮力量推送出去以後，以極快的速度流入各路血管，當血管受到血液的衝擊，此時此刻，血管壁受到血液壓迫動脈所造成的力量，便稱為「血壓」。

血壓值是會改變的

血壓值是因人而異，也是因地而異的，一般來說，血液量多的人，收縮壓和舒張壓都會相應變高，即使是同一個人，隨著季節變化，血壓值也會跟著不同；冬天寒冷，血管容易收縮變細，血壓就會變得比夏天高；甚至在白天或夜晚、靜止或行走、放鬆或焦急時，血壓也都會發生變化。

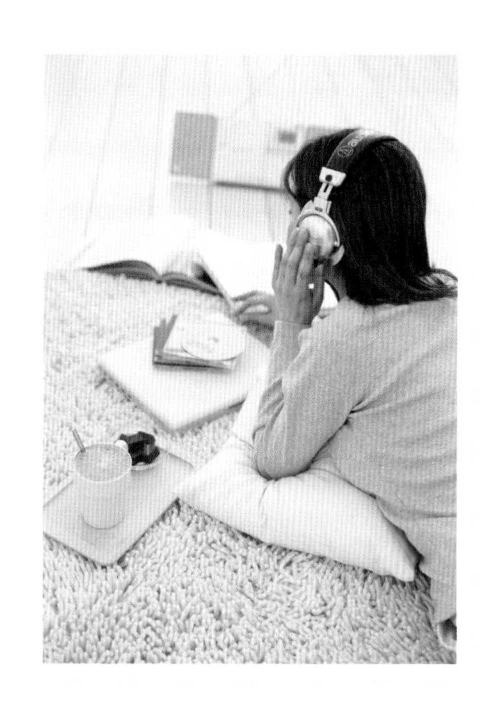

血管的直徑越粗，其承受的血壓越小；而血管的直徑越細，血壓相對也就越大。血管的粗細在交感神經和副交感神經、激素的作用下，經常會自動調節。此外，測量血壓時的姿勢和場所如果有不同，血壓值也不盡然會相同。

收縮壓&舒張壓

人體的血壓可分為舒張壓和收縮壓。當心臟舒張時，心臟將所有的血液送至大動脈後的左心室，一邊膨脹，一邊從左心房獲得新鮮的血液；

知識+

惡性高血壓

高血壓多數呈緩慢的臨床過程，在適當的降壓藥物維持與適宜的飲食控制下，能像正常人一樣安穩地生活。但是部分病人從發病開始，血壓就會急劇上升，引起一系列神經血管加壓效應，若不及時治療，多數病人在6個月內死亡。

此時，出口的大動脈瓣封閉，血液無法進入大動脈，血管承受的血壓達到最小值，就造成血壓逐漸下降；而左心室再次收縮前，也就是心臟擴張至最大，血壓降至最低的階段，所以被稱為舒張壓（最小血壓、低壓），又叫作「心舒壓」。而當心臟左心室用力收縮，把血液送入大動脈，施加給血管的血壓達到最高值，此時的血壓則叫做收縮壓（最大血壓、高壓），又被稱為「心縮壓」。

瞭解血壓升高的機制

使血壓變化的因素，有心搏出量（從心臟流出的血液量）、外周血管阻力（末梢動脈血液流動的困難度）、循環血液量、血液黏稠度、主動脈彈性等，其中心搏出量和外周血管阻力這兩個因素具有很大的影響力，只要此兩者正常，根據其調整功能，血壓就能夠保持正常；若出現使它們增加的主要條件，平衡被破壞，血壓就會持續升高。

正常血壓值 <130、85mm／Hg

血壓值的單位是mmHg，這是將水銀柱式血壓計纏繞住上臂，以袖口的空氣壓作為血壓測量所得，數值是通過讀取水銀柱的長度得來。收縮壓是指抽出袖口的空氣，最開始能聽到動脈流動血液的振動音時水銀柱的高度；舒張壓是指聽不見振動音時水銀柱的高度。

根據世界衛生組織的定義，正常血壓值為收縮壓不超過 130mmHg，舒張壓不超過 85mmHg，這個範圍的數值為正常的血壓。

當收縮壓介於 140 ～ 159mm/Hg，而且舒張壓在 90 ～ 99mm/Hg 為輕度高血壓；當收縮壓介於 160 ～ 179mm/Hg，而且舒張壓是 100 ～ 109mm/Hg 就是中度高血壓患者；當收縮壓介於 180 ～ 209mm/Hg，而且舒張壓為 110 ～ 119mm/Hg，就是重度高血壓患者，以此類推，再往上的數據就已經是極嚴重的高血壓患者了，請千萬不要拖到那個時候才就醫，否則通常為時已晚。

人體血壓標準表

分類	收縮壓（mm/Hg）	舒張壓（mm/Hg）
正常血壓	<130	<85
正常偏高之血壓	130 ～ 139	85 ～ 89
輕度高血壓	140 ～ 159	90 ～ 99
中度高血壓	160 ～ 179	100 ～ 109
重度高血壓	180 ～ 209	110 ～ 119
極重度高血壓	≥ 210	≥ 120

資料來源：行政院衛生福利部

血壓若達 140mm/Hg、90 mm/Hg 以上，應該開始注意飲食、戒菸、戒酒，最好經常運動並且接受進一步檢查；當血壓高達 160mm/Hg、100mm/Hg 以上，更應該接受進一步藥物治療。

若持續地發生高血壓的症狀卻疏於後續檢查或治療，將會引發心臟病、腦中風、腎衰竭等疾病。

一時血壓超標不必慌

收縮壓和舒張壓都已超過正常值的情況下，就是高血壓，如果只有其中一項超過正常值，並不能判斷是高血壓。

此外，運動完、洗澡完、剛爬樓梯之後，暫時血壓升高的狀態，也不能叫做高血壓；必須是無論白天還是晚上、夏天還是冬天、運動中還是靜止不動時，任何時候測量，血壓值總是比正常人高，也就是血壓值確實呈現慢性變高者，才算是高血壓患者。

為了使測量數據更為精準，測量血壓前的 30 分鐘，切忌抽菸或飲用含咖啡因的飲料，且測量之前需安靜地休息 5 分鐘。

測量血壓時，受測者應該坐在有靠背的椅子上，手臂支撐在與心臟同高的位置，測量血壓的儀器最好使用水銀血壓計、校正過的無液血壓計或電子血壓計。測量第一次後，請先休息 2 分鐘再測量第二次，最終求取兩次血壓結果的平均值。假如前兩次的數值差異計算之後大於 5mm/Hg，就必須再多測量幾次，以求血壓數據的正確性。

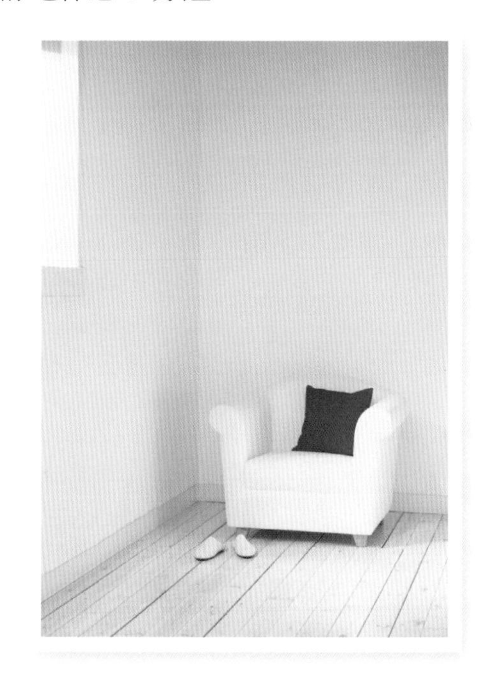

一般來說，在測量血壓時，量

舒張壓和收縮壓一樣重要

年齡超過 50 歲的高血壓病人，要降低心血管疾病的危險性，控制收縮壓比舒張壓更重要。理想血壓應控制在 140/90mmHg 以下，對於已經有糖尿病或腎臟病的患者要求更嚴格，應控制在小於 130/80mmHg。

右手比較適宜，因為正常人右手血壓比左手高約 5 ～ 10mm/Hg。在醫學上，如果要追蹤血壓，就應該量血壓較高的手臂。建議高血壓病患可以隨身攜帶簡易的血壓測量計，有助於認識高血壓，以及改善治療的配合度，來確認自己一整天當中的血壓都被控制得宜。

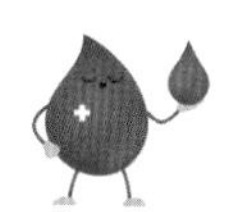

高血壓是這樣形成的

高血壓的發生率、流行程度與經濟發展和社會環境成正比，越是文明、高度開發的國家，高血壓患者也越多；反之，在未開發國家或開發中地區，罹患高血壓的病人相對較少。高血壓的發病有八大誘因，主要是遺傳、肥胖、抽菸、年齡、飲食、運動、飲酒、精神壓力。

遺傳

從高血壓家族的研究中已經證實，高血壓具有家族遺傳性，且遺傳機率頗高，廣義上包括父母和兄弟中多患有高血壓的情況，狹義上則是指發現了形成懷孕時早發性高血壓的單基因。

當父母雙方都患有高血壓的情況之下，他們的孩子有約莫高達 50% 的高血壓發病率；假如是父母雙方僅有一方患有高血壓的情況下，他們的孩子仍然有大約 30% 的高血壓發病率。

肥胖

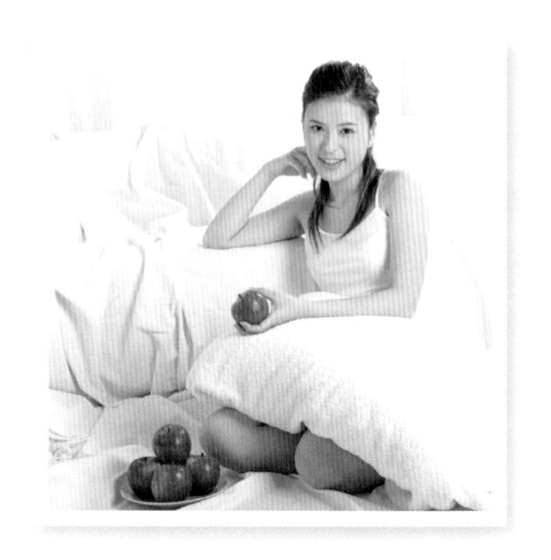

由於肥胖，身體體積會變大，為了供給身體，循環血液量就會增加，此外，肥胖者一般食量也較大，飲食過量或攝入鹽分過多，都是高血壓病發的直接要因；體重每增加1kg，血壓就上升 1.5mm/Hg。

然而這並不代表瘦子就不會得到高血壓，有些人體型偏瘦，但血脂肪特高，自以為瘦的胖子，比一般胖子容易陷入危機；特別是腸系膜中脂肪累積，內臟肥胖的情況下，大型脂肪細胞的代謝提高，脂肪酸大量產生，在肝臟內再次合成脂肪，當血液中的類脂質增多，其結果就是促進動脈硬化，這也是使血壓升高的一個原因。

抽菸

研究證明，每抽一根菸，收縮壓就上升 10 ～ 20mm/Hg。

香菸裡所含有的尼古丁，會讓人體的血管收縮；香菸中所含有的一氧化碳，則會減少血液中的氧氣量，使得血液量增加。由於以上這兩種因素，抽菸就會使血壓上升，並且維持高血壓狀態 15 ～ 20 分鐘之久，菸癮較大的人，其血壓總是處在很高的狀態。

不僅如此，抽菸會使好膽固醇減少、壞膽固醇增加，加速動脈的硬化，引起各種生活習慣病。調查表明，老菸槍與不抽菸的人相比，患心絞痛和心肌梗塞的危險性提高 2 ～ 3 倍，死亡率也提高 5 ～ 10 倍。

抽菸者中充滿「隱性高血壓」的患者，由於在健康檢查會場和醫院裡不抽菸，其檢查結果是正常的；而日常生活中卻抽菸，血壓就會升高。尤其是睡醒後抽一根菸、情緒激動時抽一根菸、空腹時抽一根菸，都會使得血壓急速上升，以上幾種情況必須要極力避免。

年齡

血壓會隨著年齡的增加、動脈的硬化、自主神經調節功能的變差，慢慢地出現上升的趨勢，根據以往的調查結果指出，60 歲以上有六成、70 歲以上有七成的老年人都患有高血壓。

由於高齡者的身體有動脈持續硬化的現象，其降壓的目標則是收縮壓 140mm/Hg 以下，舒張壓 90mm/Hg 以下，比年輕一代更寬鬆，也因此高齡者的高血壓呈現出一些在年輕年齡層中沒有的特徵，最大特徵是收縮壓和舒張壓的差數（脈壓）變大。脈壓擴大的同時，隨著收縮壓的上升，增加了引發心絞痛和心肌梗塞等心臟疾病的風險。

除此之外，更年期高血壓的症狀進程緩慢，常常被忽略，不被加以重視，又更年期的血壓升高多數是情緒焦躁、失眠等更年期症候群所導致的繼發性高血壓，但也可能是原發性高血壓恰好發作。

因此，進入更年期、老年期之後，應該定期進行血壓檢查檢來監血壓的波動情況，一旦出現明顯波動，萬萬不可自行服用高血壓藥物，務必要前往醫院確診後，加以區別，對症治療。

飲食

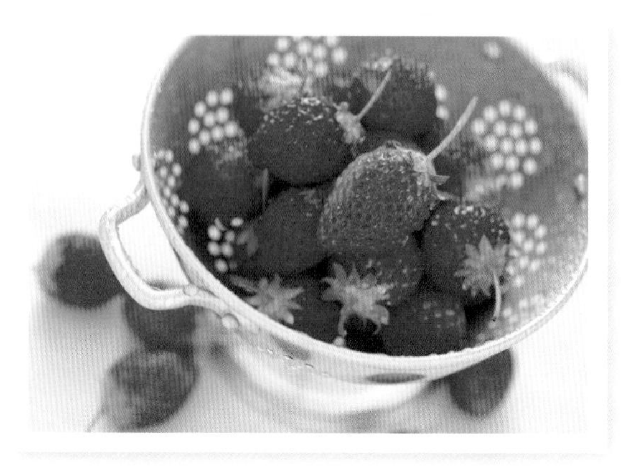

高血壓與飲食習慣有著密不可分的關係，不良的飲食結構，會引起血壓升高。例如：喜歡高熱量食物（總的卡路裡攝取量多）、喜歡鹹的食物（食鹽攝取量多）、喜歡吃肉（飽和脂肪酸和膽固醇攝取量多）、不喜歡魚肉（不飽和脂肪酸攝取量少）、不喜歡蔬菜和水果（鉀、膳食纖維攝取量少）……等。

運動

沒有運動習慣的人，與有定期運動習慣的人相比，血壓更容易上升。研究發現，即使收縮壓維持在 110 ～ 119mm/Hg 者，若每週運動總時間未達 60 分鐘以上，死亡風險與收縮壓增加 36 ～ 45mm/Hg，來到 155mm/Hg，與高血壓病人相近；這代表不運動者即使平日測量的血壓值正常，真正身體狀況卻和高血壓患者一樣差。

飲酒

「適量小酌可以降低人體血壓」、「紅葡萄酒能預防動脈硬化」……我們常聽見這樣的觀點，微量酒精確實可發揮擴大血管的作用，但酒醒時血管一旦收縮，血壓仍會上升，過量飲酒更是有害無益。

實際上，大量飲酒的人與不飲酒的人相比，血管衰老 10 歲。此外，長期飲酒的酒鬼，飲酒後的第二天早上，經常出現清晨高血壓（清晨血壓大幅度升高），由酒精引起的血壓變化，若每天重複，還可能形成慢性高血壓，使血栓在腦血管處堆積，引發腦梗塞、腦中風。

知識+

酒精對高血壓的影響

少量酒精，有輕微降低血壓的作用，但假如是過量飲酒，則會顯著地增加罹患高血壓的風險。台灣國衛院建議：健康成人一天飲用的酒精量不要超過 10 公克，10 公克大約是一瓶啤酒或 120cc 的紅酒。

精神壓力

健康檢查中被診斷為血壓正常的人，仍有三成至四成罹患「職場高血壓」，所謂的職場高血壓，指的是在健康檢查和醫療機關測量時血壓無異狀，回到工作崗位就成了高血壓的類型，主要原因是在職場中受到壓力，此類型的潛在患者，其工作的時數越長，血壓就越高。

患有職場高血壓的潛在患者，倘若能從工作的壓力中解脫出來，得到放鬆，血壓就會自然而然地下降；不幸的是，當他們再次承受巨大壓力的時候，交感神經高度緊張，血壓就會再次上升。

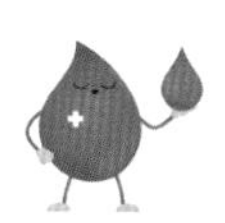

高血壓的種類＆症狀

高血壓可分為原發性高血壓及續發性高血壓，10％左右的患者屬於內分泌、血管疾病、腎臟病造成的續發性高血壓，只要將引發異常的疾病治癒或控制後，高血壓就有痊癒的可能性；而 90％以上的高血壓患者則是屬於原因不明的原發性高血壓，需要長期非藥物或藥物的控制。

原發性高血壓

絕大多數的高血壓患者都是屬於「原發性高血壓」，目前通稱的高血壓就是指「原發性高血壓」。

近兩百年來，醫界人士仍然無法確定原發性高血壓的病因為何，有人認為，攝取過多的鹽分，將容易導致高血壓的發生。事實上，不盡然全是如此，體質對食鹽敏感的人才會引起高血壓，但是這些對食鹽具有高敏感度的族群，卻無法檢測出來。

不過，根據研究得知，原發性高血壓的發生確實與家族史、年齡、攝取過多鹽分和油脂、肥胖、營養過剩、抽菸、缺乏運動、壓力……等有密切關係，只要將這些容易引起原發性高血壓的關鍵因素及早排除，就能有效降低高血壓的發生機率。

續發性高血壓

續發性高血壓是屬於統計數字上較少的高血壓，它是因為內臟和神經系統等病變而導致血壓上升的疾病，主要是由腎臟病所造成，但也可能因為主動脈狹窄、荷爾蒙分泌過多等相關病症而引發高血壓。而根除續發性高血壓的先決條件，是治好成為原因的疾病。

此外，交感神經興奮劑、含動情激素的避孕藥、類固醇等藥物也可能導致續發性高血壓。經過整理，可分為以下四種：

- 腎實質性高血壓：因為罹患了慢性腎小球腎炎、腎硬化、多囊腎……等疾病，所引起的腎臟功能低下。
- 腎血管性高血壓：腎動脈的流動變壞（狹窄）。
- 內分泌性高血壓：原發性醛固酮症、庫欣氏綜合征、嗜鉻細胞腫瘤等，主要是副腎的腺瘤（良性腫瘤）引起的激素分泌異常等。
- 藥物引起的高血壓：非類固醇性抗發炎劑、糖質類固醇、甘草等藥。

高血壓沒有明顯預兆

人體需要維持一定的血壓來幫助血液運送，緊張、生氣、運動中，血壓也會升高來因應增加的養分及代謝需求；血壓時刻都在變動，白天清醒時與夜間睡覺時的血壓完全不同，不管是健康或是高血壓患者，日夜血壓都存在高低差距。一般來說，晚上的平均血壓比白天低 10% 是正常的現象，反之，若血壓日夜幾乎相同則必須格外小心了。

除了少數情況會在短時間內造成血壓突然飆高，達到 200mm/Hg 以上而有微血管破裂的危險外，高血壓通常是沒有任何症狀的。

雖然部分的高血壓患者有時候會出現頭疼、肩膀痠、面紅耳赤、氣喘、心悸、出汗……等症狀，然而以上症狀都不是高血壓獨有的，所以單純憑這些症狀，也並不能直接判斷是不是高血壓。

高血壓本身並不可怕，可怕的是其惡化後引發的併發病，任由高血壓發展，就會加快動脈硬化，增加心臟負擔，還會對腎臟、腦部、眼睛等一系列臟器造成損傷。除了後面林林總總的不良影響，缺少自覺症狀這一點，亦使得高血壓成為恐怖的疾病。

察覺徵兆，已出現併發症

若持續維持在較高的血壓，久而久之，動脈血管為了適應高血壓環境，便會產生變化與增厚，形成動脈硬化與狹窄的情況。

高血壓患者在罹患初期時，通常不知道自己有高血壓，直到測量血壓或者因為某些症狀發生，而測量血壓時才發現。真正開始感覺到有症狀，多半是長期高血壓所造成的全身性動脈硬化併發病，例如：腦中風、心肌梗塞、腎臟衰竭……等。

持續性的高血壓狀況必須趕緊治療，如果放任不管，血壓長期偏高將會造成嚴重併發症，導致大腦、眼部、心臟、腎臟等器官的損害，輕者可能半身不遂、器官功能喪失，重者則會危害生命，不可不慎。

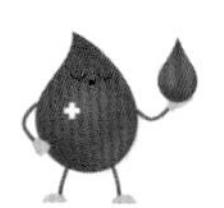

高血壓與其併發病

根據世界衛生組織的分類：高血壓的第一期完全沒有症狀；第二期，至少有一個以上的臟器障礙出現，例如：左心室肥大、網膜動脈出現局部性狹窄、蛋白尿……等；第三期，除了出現第二期臟器障礙之外，還可能出現心臟衰竭、腦出血、高血壓性腦症、眼底網膜出血、乳頭水腫，甚至會出現狹心症、心肌梗塞、腦血栓、大動脈瘤勃起、頸動脈閉塞、腎不全……等現象。

各部位併發病之暗號

高血壓的人如果出現氣喘、心悸、胸口痛等症狀，可以預測心臟的血管已經出現異常；另外，強烈頭痛和噁心，則可能是腦血管異常的信號；若出現水腫和尿頻等症狀，則也許是腎臟有異常。

由於高血壓而表現出這些不適症狀的時候，可以判斷為高血壓併發病已經在體內發展了。雖然是與生命息息相關的疾病誘因，但其本身沒有自覺症狀，等到發現的時候已出現併發病，高血壓之所以被稱為「隱形殺手」，就是因為如此。

即使一些重病的併發症正在發展，也存在毫無任何症狀的情況；而這種情況某一天將突然導致心肌梗塞發作、腦中風發作。

我們測量血壓的時候，只要收縮壓超過了 180mm/Hg，舒張壓高達 100mm/Hg 以上，就很有可能在未來引起高血壓併發病症，對於血壓特別容易波動的人群來說，日常生活中每天監測血壓，是非常重要的一件事件，可以有助於高血壓的及早發現、及早治療。

高血壓容易引起併發病

醫學統計指出，高血壓病人發生中風的機率是正常人的 7 倍；導致心臟衰竭的機率是正常人的 5 倍；導致冠狀動脈疾病的機率則是正常人的 3 倍；發生末稍血管病變的機率則是正常人的 2 倍。

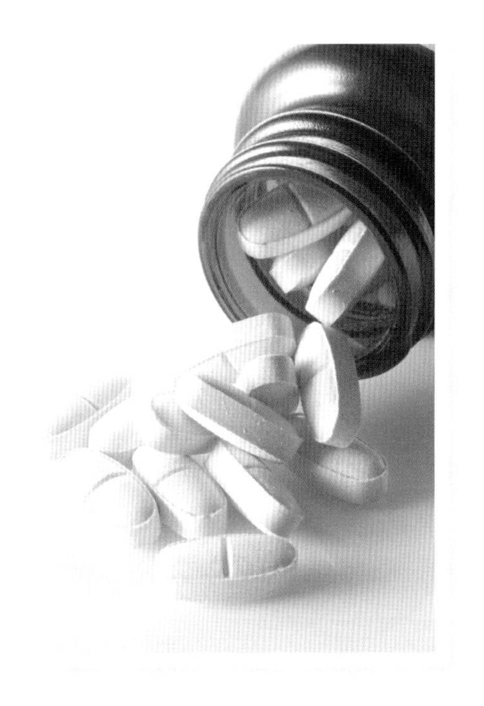

未經治療的高血壓患者，會因為動脈加速硬化而縮短壽命，中度高血壓若不加以治療，55％以上的病患在五年後會發生心血管疾病，年齡越大，併發症越多。未經治療的輕度高血壓患者，在 7 ～ 10 後，有 1％的死亡率，29％可能發生血管硬化的相關併發症（主要為冠狀動脈疾病）的機率，53％可能發生高血壓併發症，例如：左心室肥大、視網膜病變、腦血管障礙、腎衰竭或心衰竭。

而在相關併發病症的患者中，約有 12％血壓會持續上升，即使是輕度高血壓，不積極治療也會造成器官損傷，所以高血壓病患一定要隨時注意各種可能引發的疾病與發病徵兆，上了年紀的中、老年人一旦出現不適症狀，亦務必及早到醫院進行身體檢查。

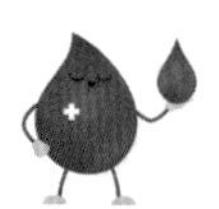

高血壓併發病——心臟衰竭

心臟衰竭是指心臟無法提供足夠的血液到全身各組織，也就是心臟的血液輸出量無法維持身體代謝，屬於常見的老年疾病，罹病率與死亡率都很高，根據醫學統計，心臟衰竭五年內的死亡率約為50%。

在面對逐漸高齡化的社會，心臟衰竭已經不再是老年人的病症，而是常見的疾病，不過對於心臟衰竭的藥物治療而言，不應該只是著重於短期症狀的改善而已，反而應該從正確使用藥物來延長生命、降低死亡率以及改善罹患疾病者的生活品質為長期努力目標。

心臟衰竭的病因

高血壓、冠狀動脈心臟病為常見病因，其它如心肌症、限制性心包膜炎等也是心臟衰竭常見原因；對於心臟衰竭的治療，當務之急就是要找出根本原因，以及為何加重的因素，例如：高血壓、冠狀動脈心臟病、心肌症、瓣膜性心臟病等原因，必須一一鑑別診斷，才能對症治療。

血壓升高會大大增加心臟負擔，當左心室收縮壓增加時，會引起心臟肌肉肥大，最後造成心室壁厚度增加，此時，動脈系統變得狹窄緊縮，血壓若持續上升，阻力加大，心臟就很難將血液打入動脈；如果左心室輸出血液的速度無法趕上血液由右心室流回肺部的速度，會使得心室衰弱，導致嚴重的心臟衰竭，因此，左心室衰竭就成為未接受高血壓治療患者最常見的併發症之一。

知識+

運動有效降血壓

70%的正常人在經過運動訓練後發現，運動訓練後血壓會降低，訓練前後差異為 4 ～ 21mm/Hg；而研究指出約 75%的高血壓患者運動前後的血壓比較，血壓會因為運動訓練而下降，變動幅度在 4 ～ 33mm/Hg 左右。

心臟衰竭的常見症狀

心臟衰竭的症狀包括疲勞、手腳冰冷、呼吸困難、第三心音、吸氣囉音、氣喘、頸靜脈怒張、下肢水腫、肝腫大等，嚴重時可能導致休克、肋膜積水、腹水、腎功能與肝功能受損。

如果高血壓患者同時罹患冠狀動脈粥瘤病變，通常在心肌梗塞發作時便會出現心臟衰竭。高血壓性心臟衰竭的病人如果只有左心室肥大問題時，並不會產生明顯的不適症狀，一旦病人覺得呼吸困難或需要費力呼吸，就是左心室衰竭的主要症狀。

這時，病人通常會在上坡或疾走時感到上氣不接下氣，但是多數人都以為是年齡大或身體缺乏鍛鍊而少有警覺；陣發性呼吸困難是病人從睡夢中醒來，或者做某些輕便活動時產生嚴重的窒息感，屬於一種突然發作的症狀；急性左心室衰竭也會出現如氣喘發作時的哮喘聲，或從肺部咳出鮮紅色血液，這種狀態若持續進行，就會出現鬱血性心肌梗塞導致心臟衰竭，接著會有下腿部水腫、肋膜積水、腹水以及因為肝臟鬱血所引起的上腹部不適。

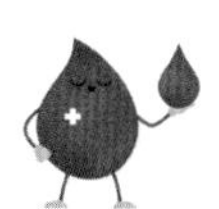

高血壓併發病——腎臟衰竭

當腎臟功能無法正常運作時，會導致廢物（毒素）和水分的堆積，此時即稱之為腎臟衰竭，又可分為急性腎臟衰竭和慢性腎臟衰竭。

急性腎臟衰竭可能發生在失血過多、嚴重腎臟感染或其他各種腎臟疾病時，此時，腎臟會突然失去正常功能，一般在治療後即可恢復正常。

慢性腎臟衰竭指腎臟組織損壞超過數月或數年之久，剛開始多未能察覺，直到腎臟受損超過 70%以上才被發覺。

慢性腎衰竭即使經由血液檢測或尿液檢測發現也已經無法治療，不過運用飲食及藥物控制可以減緩發展成為末期腎臟病的速度。

腎臟衰竭的病因

腎臟是一個充滿血管的器官，體內的代謝廢物每天都需要透過血液運送至腎臟，經過特殊過濾處理，把有用物質再吸收，無用或有害廢物，尤其是蛋白質代謝廢物隨著小便排出體外。

若是將高血壓患者的病史拉長，他們全身的血管將會慢慢硬化，腎臟那些密密麻麻的血管也不例外，如果沒有得到及時、正確的治療，會破壞腎臟血管，導致腎臟血液供應不足而引起腎臟功能的損壞，腎動脈如果硬化，血流就會發生障礙而導致局部缺血，甚至讓腎動脈的分支完全被阻塞，造成腎臟功能的減退。當其功能完全喪失時，代謝廢物無法排出體外，患者在數星期或數月未接受治療情況下，可能引發無法補救的腎衰竭、尿毒症，而引起慢性腎衰竭的原因有好幾種，若是能將這些因素控制得當，可以讓腎衰竭速度減緩。

對高血壓患者而言，控制血壓就可以降低併發症的發生率，尤其是高血壓腎臟病的發生更應多加預防。相反地，如果腎臟本身就不健康，像是罹患腎動脈狹窄、多發性囊腫或先天性發育不全等，容易引起高血壓；急性或慢性腎臟炎症若經久不治，腎臟容易發生纖維性病變，壓迫腎臟血管或導致腎小球嚴重障礙，久而久之也會導致高血壓，所以若不治療高血壓，很容易會使得腎臟功能惡化，造成不可收拾的後果。

當人體發生惡性高血壓時，腎臟會呈現異常變化，約有 3/4 的病患腎臟小動脈會出現纖維性壞死，一旦進入惡性階段，許多臨床症狀便開始出現，早晨睡醒後的頭痛是最常見的，頭痛症狀和當時的血壓有密切關係，除了頭痛，還可能同時帶有噁心、嘔吐、夜尿、體重減輕及無呼吸感覺，惡性高血壓病患的死亡原因以腎臟衰竭、心臟衰竭及腦出血最為常見。

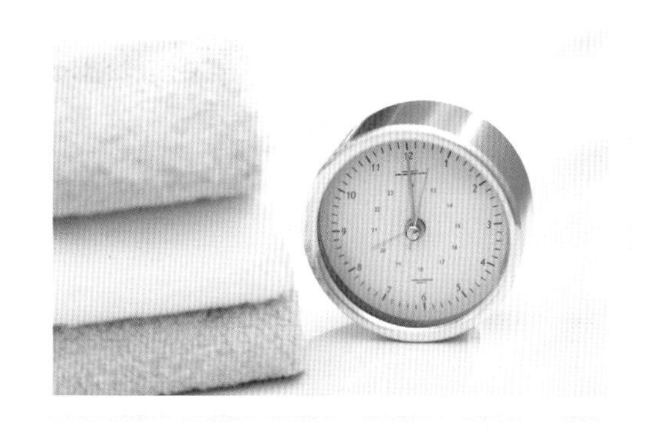

腎素使得血壓上升

腎臟所分泌的腎素，又稱為「腎升壓素」，是一種會使血壓升高的分泌物，影響腎素分泌的原因包括人在緊張或遭受壓力時，會刺激交感神經增加腎素的分泌；或是腎臟的血液流量減少時，也會使腎素分泌增加；而尿小管含鈉量減少、前列腺素分泌增加時，都會刺激腎素分泌。

與腎臟相關的高血壓，一部分是腎素升高所引起的，例如：腎動脈或主動脈狹窄、腎臟血管量減少、腎素分泌增加等因素，就會造成「高腎素高血壓」。不過，高血壓不見得都是由於高腎素所引起的，如果腎臟有排尿障礙、機能降低，或者吃太鹹、吃太多、水分積留太多、血量大增、腎素沒有增高……等情況，也會造成高血壓的產生，這一類高血壓，就稱為「低腎素高血壓」。

「高腎素高血壓」以控制腎素為主；而「低腎素高血壓」則需要嚴格控制鹽分及水分的攝取，才能達到較好的治療效果。

根據醫學研究，雖然有高腎素、低腎素的區別，但實際上，臨床上有許多病例是兩者並存，不只是單純屬於哪一類，所以在治療過程中，有時降腎素與降血壓的藥可能會同時使用。

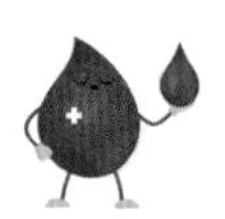

高血壓併發病——腦中風

腦中風在醫學上的正式名稱為「腦血管疾患」。

腦中風病人通常都是在很短時間內突然發生劇烈的局部性神經機能障礙，換句話說，腦中風就是突發性的腦內出血或腦內缺血，可能造成短暫或永久性局部腦損傷與局部性神經障礙症狀。

大腦內部任何的血管病變，例如：血管壁破裂、血栓、血管硬化或是堵塞等，都會因為病變而導致血管缺乏足夠的血液和氧氣、養分，使病變血管分布的腦組織缺氧、缺血，導致腦部功能失常或腦部細胞壞死，進而產生出各種病症。

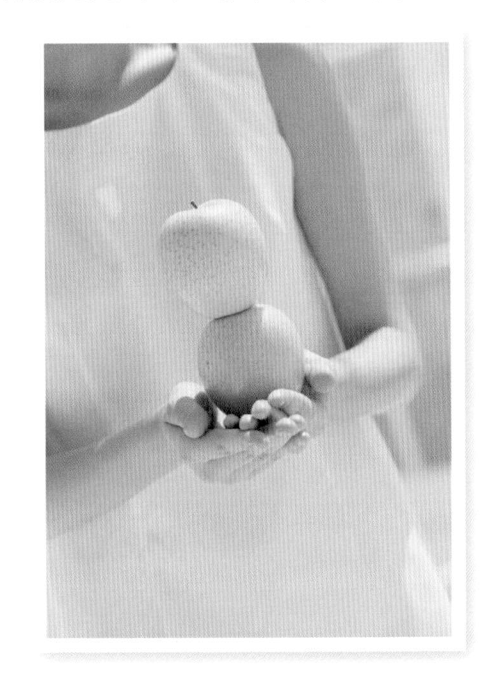

腦中風患者常見症狀包括經常性的頭痛或頭暈、臉部肌肉歪斜、身體半邊麻痺、手腳無力、視力障礙、口齒不清，吞嚥困難、肢體動作不協調、神智混亂、行動不便、步伐不穩、排泄小解失禁等，可以分為三大類型：腦梗塞、腦出血、蜘蛛膜下腔出血。

腦梗塞

腦梗塞的主要原因是腦血管因長期控制不良的高血壓、高血糖或是高血脂，導致血管壁受損，甚至硬化增厚，逐漸狹窄而阻塞血管，形成腦血栓。一旦供應腦部血液運輸的血管阻塞，就會造成腦細胞缺氧，而腦部缺氧約 5 ～ 10 分鐘就可能造成永久性的腦細胞壞死，導致中風的症狀出現，像是一側肢體無力、無法言語等，甚至會有意識障礙、昏迷、死亡的情況發生。腦梗塞又可以分為大動脈粥狀硬化梗塞、心因性腦梗塞、小洞腦梗塞。

大動脈粥狀硬化梗塞屬於嚴重的腦內或頸動脈硬化狹窄，長期的動脈粥狀硬化導致動脈管腔越來越狹窄，管壁上的粥狀硬化斑產生栓子（在醫學上，把人體血液循環出現的，並隨著血液流動的某些異物，稱為栓子）後阻塞腦動脈，因而引發中風。大動脈粥狀硬化梗塞的發生與高血壓、高血糖與高血脂等危險因子息息相關，容易併發心肌梗塞、狹心症等其他動脈疾病。

心因性腦梗塞主要是由於心臟內產生血栓，阻塞腦部血管而導致中風。心臟內血栓形成的原因除了先天與後天病變外，心臟無法順利送出血流導致血液沉積於心臟房室內，也可能會形成血栓。常見的心因性腦梗塞為心房顫動，即心律不整，其他如心肌梗塞、心瓣膜疾病等也可能造成心因性腦梗塞。

小洞腦梗塞常出現的症狀為半邊感覺障礙或半邊痲痺，腦部深處的細小動脈阻塞後可能導致小洞腦梗塞，血壓長期居高不下、血壓控制不良等因素容易使小動脈管壁肥厚，血流無法順利通過而引起梗塞。

腦梗塞最容易發生在夜間睡眠期，有人一直到早上睡醒後才發現自己半身不遂，但是通常不會有意識障礙。腦梗塞所引起的症狀，是根據受影響的部位而定，可以有多樣化的表現，例如：雙側面部、上肢或半身偏癱、感覺減退、視覺、聽覺障礙，還可能伴有失語症、半盲症、吞嚥困難、失尿等症狀，假如患者失去意識，發病後短期內可能會死亡。

目前還有一種腦梗塞名為無症狀性腦梗塞，又被稱作小洞性腦梗塞，也就是指病患的大腦內已經發生中風的病變，不過沒有症狀或症狀不明顯，而讓人察覺不出來，這些腦梗塞的部位多半位於大腦掌管視覺、語言、運動區域以外的部位，所以臨床上病人不會有明顯的視力倒退或肢體癱瘓的症狀產生，但是大腦卻已受到腦梗塞損傷，由於毫無預警和前兆，很有可能造成患者失智、失能。

腦出血

腦出血，俗稱腦部爆血管，是最危險的中風。爆血管後，血液會流到附近的腦組織，由於突然失去血液供應，腦細胞會因得不到氧氣而死亡，腦出血也會令大腦壓力增加、大腦組織腫脹。

腦出血的發病年齡大約介於 50 ～ 60 歲，死亡率高於腦梗塞，後遺症相當多。根據統計，70％的腦出血與高血壓相關，長期血壓控制不良、血液凝固異常等都可能會造成腦出血。

腦出血對病人身體影響難以估計，關鍵在於腦部哪個區域受損。

如果是腦出血的大腦位置是在言語，病患可能出現表達的障礙；若腦出血影響到腦袋控制呼吸的部分，病人有可能要利用呼吸器協助呼吸才能生存；如果受影響的區域負責控制面部肌肉，病人就會有面部肌肉

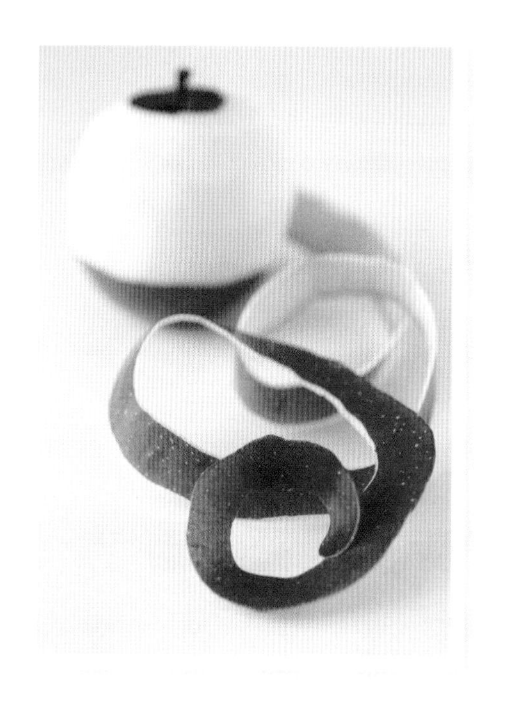

癱瘓的問題。一般而言，腦出血量越多，死亡率越高，即使血量不多，也可能因而破壞心跳中樞與呼吸而引發生命危險。

腦出血的症狀包括頭痛、嘔吐、意識障礙、神經學上缺陷及深度昏睡，血壓很高，若是呈現深度昏睡，腦脊髓液內帶有血液，病人通常在意識尚未恢復下死亡。從發病到死亡可能歷經數小時至數天，即使存活下來，會留下相當嚴重的腦中風後遺症。

某些罹患高血壓性腦出血，而且經過藥物治療或手術治療的病人，剛開始病情會逐漸改善，然後又會慢慢退化，或是在治療完成後沒有明顯地改善，如有這類情況發生，應該注意是否併發水腦症，尤其是正常腦壓下的水腦症。

腦部因治療後出現出血現象，可能併發腦脊液吸收不良而導致腦脊液的淤積，由於這類水腦症的病情變化相當緩慢，病症輕微而不明顯，容易被忽略或被認為是腦部退化、萎縮。

蜘蛛膜下腔出血

蜘蛛膜下腔出血占腦中風5%，常是大腦內部動脈瘤破裂所致。動脈瘤分布在腦內的動脈分叉處，若是先天動脈管壁結構缺陷，血壓和血流的沖刷使得動脈瘤血管壁變更薄弱，動脈瘤會越變越大，變得容易破裂出血。流出的血液將會引發腦膜刺激症狀，會有不尋常的劇烈頭痛、頸部痛和僵硬、噁心、嘔吐、甚至意識昏迷的情況產生。一旦蜘蛛膜下腔出血，死亡率大約為40～50%。

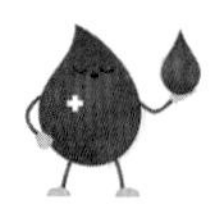

高血壓併發病——主動脈剝離

所謂的主動脈剝離是指在主動脈壁上存有血腫，大多發生於升主動脈近端或左鎖骨下動脈開口遠端處。

這是一種複雜而致死率很高的心血管疾病，它是起因於主動脈血管壁的中層受損後（如高血壓或結締組織缺陷），再加上血管壁內膜破裂，血流經由內膜的裂孔，進入血管壁中，將血管內膜和中層撕開，而血流可以在此撕裂開的空間中流動，形成所謂的「假腔」。

由於「假腔」的形成，導致主動脈的管腔一分為二，而「假腔」往往會壓迫所謂的「真腔」，可能會造成身體各處的血液供應不足，形成肢體或腦部的缺血現象，又由於「假腔」的外圍並不是完整的血管壁結構，因此較為脆弱，容易破裂造成大量出血或心包填塞死亡。

主動脈剝離之後，倘若完全不經過任何治療，大約有25%的病患會在一天之內死亡，50%的病患於一週內死亡，75%的病患則於一個月內死亡，90%以上的病患則會在一年以內死亡。因此，緊急與積極的治療，是避免死亡的唯一方式。

主動脈剝離的病因

主動脈剝離發生原因可能是由於慢性且長期的高血壓刺激，造成動脈管壁的囊狀壞死，一旦血壓異常升高且動脈瘤壁相對脆弱的時候，動脈瘤就可能破裂；另外一個原因，則可能是由於支配管壁的血管出血，而使得血液存在管壁之中。

主動脈剝離的常見症狀

主動脈剝離屬於相當嚴重的高血壓併發症，必須特別提高警覺，因此，高血壓患者若突然有胸痛或兩肩胛骨間產生如刀割一般的疼痛感時，極有可能是發生主動脈剝離症狀，死亡率極高，絕對不能輕忽。臨床上，病人只要意識仍然清楚，都會有劇烈的疼痛感，如撕裂刀刺一般，而且一開始就會感到疼痛，在前胸發生的劇烈疼痛與撕裂感主要為升主動脈剝離，兩肩胛骨間的劇烈疼痛主要為降主動脈剝離。

主動脈剝離的發生可能會造成周圍血管、神經發生異常現象，假如因為動脈壓迫，可能會造成右手脈搏減弱或消失，嚴重者甚至會造成腦中風、意識障礙；若是在降主動脈處，可能造成左側胸膜積水，如果由心包膜方向撕裂，可能會導致心包膜出血。

在治療上，除非只有降主動脈剝離而且沒有合併症，才能使用內科療法治療，否則病患幾乎都需要接受外科手術治療。

高血壓併發病——視網膜剝離

如果將眼球當作照相機，視網膜好比照相機的底片；視網膜位於視神經的最前端，接受影像後將之傳達到腦部。視網膜分為內、外兩層，如果兩層之間有積水產生，兩層視網膜就會分開，稱之為視網膜剝離。如果視網膜剝離，則視網膜細胞將會失去營養的供應，視力功能將減退，甚至造成失明的嚴重後果。

視網膜剝離的病因

高血壓與眼睛關係極為密切，很多人有視力減退或頭痛等症狀出現，詳細檢查後，發現原因出在高血壓。高血壓患者比一般人更容易產生眼部動脈栓塞、眼部靜脈阻塞或視網膜剝離等症狀。

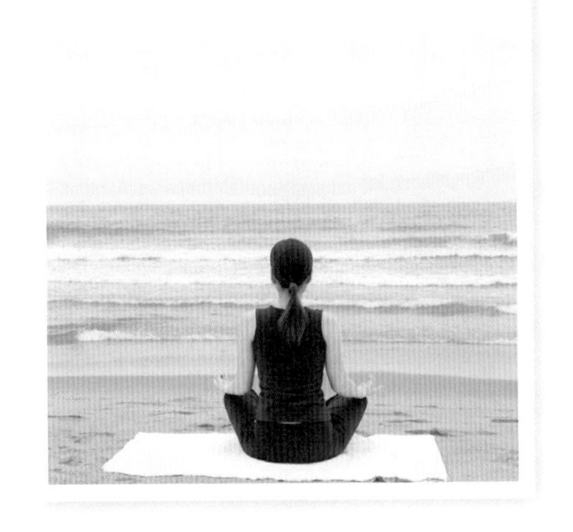

當舒張壓超過 120mm/Hg 的時候，小動脈便會滲出液體，產生水腫現象，水腫的情況會蔓延到周圍網膜，並且造成出血，此時，病人視力會變得模糊。

如果升高的血壓沒有在數小時內下降，視網膜的小動脈可能會出血，並對視力造成永久性的損害。

視網膜剝離的常見症狀

正常人眼睛的網膜小動脈帶有透明性，血管內可以看到血液，如果動脈內壓力繼續上升，血管壁就會變得肥厚，血管便開始對光線起反射作用，如果高血壓患者年齡介於 20 ～ 35 歲之間、血壓波動很大、又有蛋白尿現象產生，眼部容易發生變化，主要的變化像是：動脈靜脈交叉處變化、細動脈管壁局收縮、細動脈管壁全般性收縮。次要變化為：管壁透明度減低、管壁反射變化、徑路彎曲及管壁側出現鞘化現象。若是當視網膜血管循環受影響而發生缺血、缺氧的情形時，可能發生小血管瘤、出血、綿樣滲出液、乾燥滲出液、視神經乳頭水腫等症狀。

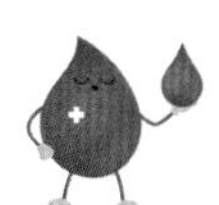

高血壓併發病——糖尿病

糖尿病屬於一種慢性代謝異常疾病，主要受到遺傳、環境、化學毒素及微生物影響，造成體內胰臟分泌胰島素不足或身體對胰島素產生抗拒，使得血液中的葡萄糖不易或是完全無法被細胞所利用，甚至無法控制血糖平衡，而造成血糖過高、尿中有糖的現象，同時也會引起蛋白質和脂肪代謝異常。

糖尿病與高血壓

心血管疾病是導致糖尿病患者死亡的首要原因。糖尿病與高血壓之間關係密切，在 1993 年，英國調查 3,648 名剛被診斷糖尿病患者中，有近四成同時患有高血壓；另外，根據 2005 年糖尿病衛教學會的調查顯示，糖尿病患者中約有 67％同時罹患高血壓。相反地，高血壓患者同樣容易併發糖尿病，機率約比一般人高出 2 ～ 3 倍。

糖尿病患者容易併發高血壓的原因可能與肥胖、高胰島素血液濃度及胰島素阻抗性，造成交感神經活性增加關係密切，糖尿病所造成的高血壓患者會有較高的收縮壓與舒張壓差異值，也容易罹患高血壓性心臟病。在治療高血壓的過程中，如果單純檢測血壓，不檢測血糖，將忽略糖尿病對健康的損害。

相反地，只測量血糖，不測量血壓，將會加劇高血壓的危險；因為高血壓會加速糖尿病患者的血管病變，增加中風、腎病變、眼睛病變、心臟血管疾病、周邊血管疾病及下肢截肢的機率，因此，糖尿病患者的血壓必須降至 130mm/Hg、80mm/Hg 以下才能保護腎臟功能，降低心血管疾病的發生率。

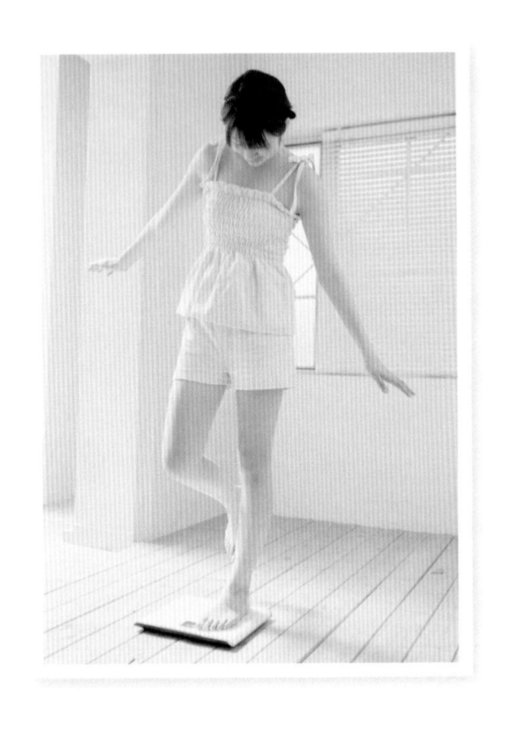

同時屬於高血壓、糖尿病的二高患者，唯有共同檢測、共同調整治療，才能夠將血壓值與血糖值皆控制在理想的範圍。

高血壓在經過良好的治療與妥善控制後，大腦的自覺症狀將會減輕，心臟腫大的程度會減小，尿蛋白、眼睛的病變也會獲得改善，換句話說，一旦當高血壓獲得控制後，高血壓的相關併發症也會跟著減少，病患的死亡率也就跟著降低。

用藥物治療高血壓

治療高血壓的時候，一般以舒張壓做為參考依據。當舒張壓高於 130mm/Hg，最好立即住院治療；舒張壓為 115 ～ 129mm/Hg 時，需要立刻治療；舒張壓為 100 ～ 114mm/Hg 時，需要就醫觀察。至於舒張壓在 90 ～ 99mm/Hg 時，若病患為 40 歲以下或收縮壓超過

白袍高血壓

有的患者一到醫院就會感到很緊張，血壓也跟著高起來，醫學上稱為「白袍高血壓」，為了避免這種情形，患者最好將居家測得血壓做成記錄，帶來讓醫師參考，以瞭解患者血壓是否控制在目標範圍內，並做為調整藥物的參考。

160mm/Hg，並且有目標臟器損傷、其他血管硬化危險因素、具備高血壓及早期血管硬化的家族病史，或是懷孕時血壓高達 140mm/Hg、85mm/Hg 以上，就必須盡速接受治療。

高血壓的藥物治療必須考慮藥效、安全、方便及不影響生活品質。高血壓多半不會自行消失，卻有可能隨著年紀、身體狀況起伏，因此，筆者不建議患者自行停藥，如果隨意停藥，可能產生突發性反彈的超高血壓外，也有可能出現併發症。此外，血壓用藥超過 6、7 種，每一種都有不同的作用，建議高血壓患者要定期追縱，由醫師慢慢調整適合需求的血壓藥種類與劑量。

一般而言，重症高血壓是指舒張壓在 120mm/Hg 以上，需要立刻治療；中度則為舒張壓介於 100 ～ 109mm/Hg 之間，需要進一步檢測是否為續發性高血壓。若短期內的非藥物治療、運動、戒菸等方法都無法改善高血壓症狀，就必須考慮用藥物治療。

在已知的高血壓患者中，只有一半左右的人知道自己罹患高血壓，這些知道自己患有高血壓的病人當中，有一半能夠繼續接受治療，治療的結果約有一半的患者能夠有效控制高血壓的症狀，也就是說，獲得有效治療的高血壓患者只有約 1/8。有時，因為病人不夠合作，沒有控制鹽分的攝取量，或是抗高血壓藥劑的選擇不當、劑量不足，再加上病人服用的其他藥物有抗頡作用（又稱為排斥作用），例如：擬交感神經劑、避孕藥、副腎激素等藥物，將會導致高血壓治療無法達到預期的成果。

治療高血壓的藥物，大致上可以分為 6 大類：利尿劑、貝他阻斷劑、阿發阻斷劑、鈣離子阻斷劑、血管張力素轉化抑制劑、血管張力素受體阻斷劑。

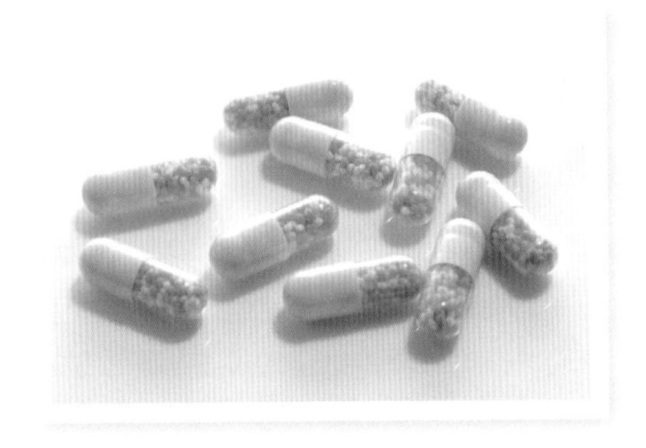

✚ 利尿劑

使用利尿劑必須定期監測血清中鉀離子的濃度，此類藥物的作用為排除身體多餘的水分及鹽分，以達到降低血壓的效果，無論是單獨使用或是合併血管張力素轉化抑制劑使用，對糖尿病合併高血壓患者同樣具備顯著的療效。

糖尿病患者經常出現腎臟功能不良的情況，因此，主要作用在腎小管的利尿劑最常被使用，保鉀型利尿劑比較少會被使用，除非患者有肝硬化、嚴重腹水等現象。

✚ 貝他阻斷劑

貝他阻斷劑的作用為抑制交感神經所造成的血管收縮，藉此降低血壓，一般使用於每分鐘心跳超過 84 下的病患身上，可延緩心跳次數、減少心臟負擔；若使用於每分鐘心跳小於 84 下的患者，效果不佳，而且容易造成血糖升高，不易控制同樣患有糖尿病的高血壓患者病情。

✚ 阿發阻斷劑

阿發阻斷劑可以經由阻斷交感神經作用而降低血壓，用處不大，但有助男性攝護腺肥大患者改善排尿困難。

✚ 鈣離子阻斷劑

這種藥物藉由阻斷鈣離子對血管的收縮作用，而達到降低血壓的目的，但是對於保護腎臟及心臟血管的作用並不一致，效果不如血管張力素轉化抑制劑或血管張力素受體阻斷劑來得好，不過降壓效果極佳。

一般情況下，若使用利尿劑合併血管張力素轉化抑制劑或血管張力素受體阻斷劑，卻仍然無法降低血壓時，可以使用鈣離子阻斷劑。

✚ 血管張力素轉化抑制劑

這類藥物主要是運用抑制血管張力素來造成血管收縮，並且達到降低血壓的目的，臨床實驗證明，使用血管張力素轉化抑制劑一類的降壓藥物，可以改善蛋白尿及延緩發生腎臟病變的機會，也可以明顯降低罹患急性心肌梗塞、腦中風的機率，並且讓心血管疾病的死亡率下降。

在糖尿病的治療上，臨床醫師通常以血管張力素轉化抑制劑做為第一線的使用藥物，不過使用此類藥物可能會引起血鉀升高、心律不整，所以必須定期偵測血清鉀離子的濃度。

✚ 血管張力素受體阻斷劑

這種藥物藉由抑制血管張力素達到收縮血管的作用，進而降低血壓，有點類似血管張力素轉化抑制劑，特點是不易引起鉀離子異常及咳嗽現象；且上市時間較晚，尚需時間觀察臨床證據。

不過有臨床證據顯示，這一款藥物可以明顯降低急性心肌梗塞及腦中風的發生率，同時降低心臟血管疾病的死亡率，臨床上，可以取代血管張力素轉化抑制劑，也能夠運用於無法忍受血管張力素轉化抑制劑副作用的患者身上，並且可以合併使用利尿劑。

降壓劑的副作用

降壓劑的選擇需要考慮血壓程度、病人狀況、降壓劑藥效及價格，大部分的降壓藥劑都有副作用，有些人在服用後明顯感到不適，有些人卻不自覺。服用血管收縮素轉化抑制劑的病人可能發生乾咳的副作用，鈣離子阻斷劑則經常出現腳水腫、面部紅潮等副作用，其他阻斷劑的副作用則是心跳變慢。

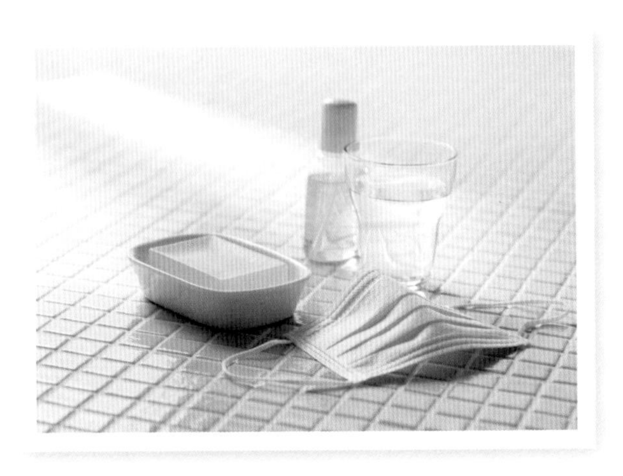

每個人體質大不相同，對藥品副作用的適應能力及投藥效果也不盡相同，若是服藥後血壓沒有下降或感到身體不適，應立即轉達醫師，並遵照醫師指示服藥，如此才能達到治療高血壓的目的，不僅能夠控制血壓，還可以減少合併症的發生，間接提高患者的生活品質。

降壓劑是一種持續控制血壓，也能使血壓維持低於標準的藥物，高血壓患者應該長期吃藥，千萬不要因為身體的感覺良好就擅自停藥；用藥後若發生任何副作用，都應該立即告知醫師。

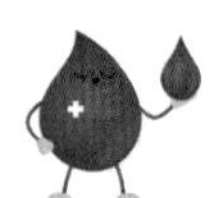

高血壓預防勝於治療

高血壓一旦確診之後，就如同糖尿病，同樣得靠控制、無法治癒，所以越早發現症狀，越能讓病情保持在穩定的狀態。

大部分的高血壓患者是在 40 歲以後才出現的，當然也有未滿 30 歲就患有高血壓的人。最初的症狀通常是持續性地發作 2 ～ 3 小時到 1 ～ 2 天的病徵，這時的症狀有「頭痛」、「目眩」、「耳鳴」、「頭昏眼花」等由腦血管障礙引起的腦神經症狀，但是過了不久，身體狀況就會慢慢好轉，血壓也開始回復正常；因此如果不是在症狀出現時測量血壓，就無法發現自己的疾病，這也是所謂高血壓的初始階段。暫時性的血壓增高將會由短間隔經常性發作，逐漸變成持續高血壓的狀態。

早期發現的第一步，通常會著眼於遺傳性因素，父母或祖父母其中有人罹患高血壓，或是因為腦中風或心臟病亡故的親屬，40 歲前應該定期健康檢查，並且注意生活習慣。

一般來說，男女的血壓都會隨著年齡的增長，造成動脈硬化、血管失去彈性，變得比較脆硬。年輕時因為血管富有彈性，所以血液經由心臟搏出，大動脈就會在瞬間膨脹來降低壓力，使血液流至末端。但是隨著年紀漸長，血管不再有彈性，同時無法使血液和緩，因此由心臟輸出的血流強度會以原來的狀態傳達到血管末端，所以收縮壓會隨著年齡上升，而不會往下降低。

和男性比起來，女性的血壓通常比較低，實際原因並不清楚，有許多說法可以解釋，像是荷爾蒙說、精神壓力說（女性在家裡所承受的壓力較小）、體格說（通常個子越小，血壓越低，例如：老鼠的收縮壓為 60mm/Hg，長頸鹿約為 300mm/Hg）。但是女性到了 50 歲前後，血壓就會漸漸上升，縮小男女間的差距，所以目前被大眾所認同的說法為女性荷爾蒙說。

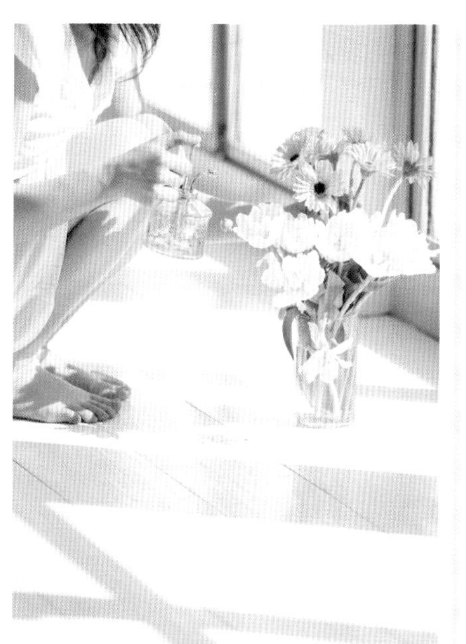

過了 40 歲後，因為血壓沒有升高就自認安心的女性，在接近更年期時仍然需要注意；尤其是父母親等近親有高血壓的人，更應該在更年期就注意自己的生活態度。無論是對於血壓正常或是高血壓患者而言，改變飲食內容都可以達到降低血壓的功效，正常情況下，只要 2 週的時間，就可達到降血壓效果，效用可持續 6 週以上。

收縮壓介於 130 ～ 139mm/Hg、舒張壓介於 85 ～ 89mm/Hg 的族群，雖然未達到高血壓的程度，卻是高血壓的潛在危險群，必須透過體重控制、改變飲食及生活習慣等方式，才能預防心血管疾病。

各位讀者趕快測測自己的血壓吧，若是舒張壓高於 120mm/Hg 以上的讀者，一定要趕緊就醫。

測量血壓

預防高血壓，應該養成「人人量血壓，時時知血壓」的習慣，建議至少每個月量一次血壓，要注意的是，好好地測量一次，勝過胡亂測量多次。尤其是家族中有高血壓病史者，一定要隨時注意血壓變化，應該至少每隔 2 個星期測量一次，在早上起床空腹且心情放鬆時測量；如果近親患有高血壓，必須定期接受健康檢查以及測量血壓，40 歲以上的中、老年人檢查頻率則應該更為頻繁。

血壓會隨著心情、動作、壓力時常在變動，那什麼時候測量的血壓值能做為基準，也就是所謂的基礎血壓。它的意思是身體活動最少，只耗損呼吸所需的能量；同時在有能量耗損的狀態下，也可以維持基礎代謝狀態的血壓；由此可知，最小的代謝量就是最小的血壓量，所以早上剛起床時，平躺狀態測得的血壓為基礎血壓。由於治療的基準是以基礎血壓為目標，因此，隨時測量血壓或日常血壓越接近基礎血壓越好。

控制飲食

優良的飲食結構，是預防高血壓的重要關鍵之一；高血壓患者、高血壓潛在患者應該注意以下幾大飲食原則：

1. 早晨喝一杯 300c.c 的白開水，因為水可以運轉身體的新陳代謝，減少飢餓感，增加胃結腸反射動作，促進排便。
2. 起床後不要馬上吃早餐，若是毫無節制地將食物塞進胃中，對高血壓患者來說不是一件好事，所以起床後到用餐時間，應該有一段讓胃部準備進食的時間。
3. 維持每一餐只吃八分飽的習慣，因為降壓劑的吸收效率在胃內殘渣較少時，比在胃中充滿食物的時候還要來得好。
4. 盡量減少攝取高膽固醇含量的食物，高膽固醇食物例如有：蛋黃、海鮮、動物內臟（腦、心、肝、腎）、魚卵等。
5. 減少肉類的攝取，如豬肉、牛肉等，改以大豆製品和魚類來代替。
6. 多攝取植物性食品，如：五穀雜糧、蔬菜等。
7. 脂肪的攝取量每日以不超過 50 公克為宜，最好以植物油取代動物油。適合炒菜用途的植物油包含：花生油、大豆油、橄欖油等。

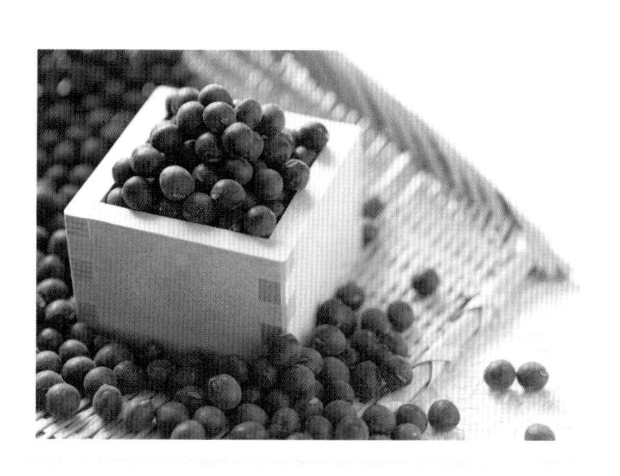

8. 少吃油炸、油煎或油酥食物；烹調時，禁用油炸的方式，一定要多利用清蒸、清燉、涼拌、水煮等不加油的方法。

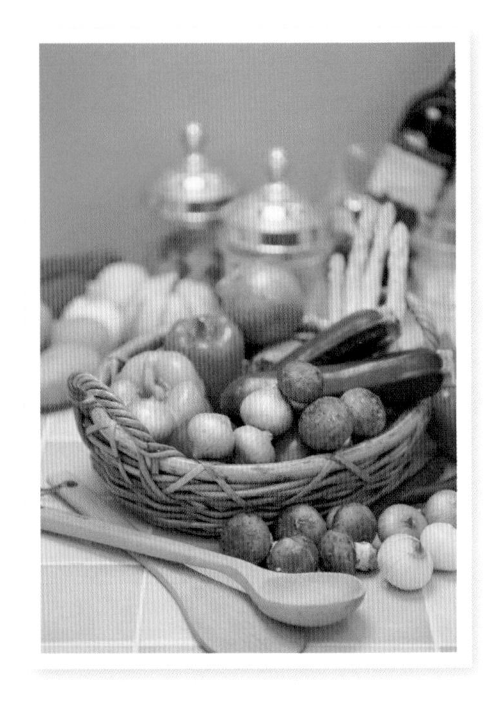

9. 減少食用醣類的食物，禁止食用純糖食品或飲料，可以選用含澱粉質、纖維質高的五穀類食品，例如：地瓜、馬鈴薯、未經過加工的豆類等等。

10. 禁食過鹹食物及鹽漬食品、臘味、罐頭等含鹽量高的食品。烹調時可多採用蔥、薑、蒜、香料、檸檬汁、低鈉鹽等調味品取代，增加食物風味。

11. 以含脂肪量少的脫脂奶、蛋白、魚肉、去皮雞肉、瘦豬肉及牛肉等優良蛋白質，作為每一日蛋白質攝取的主要來源。

12. 為了平衡食物中的鹽分（即鈉含量），平日應該多食用各類蔬菜、各類水果、各類海藻等含鉀食品，一方面增加水分的攝取量，另一方面還能吸收蔬果中的各類營養成分。

13. 三餐盡可能地不要吃得過飽，飯飽之後，應該安排一段輕鬆悠閒的散步時間，避免立即工作或進行運動。

14. 盡量避免菸、酒、茶、咖啡……等刺激性物質。

知識+

鹽分為什麼導致高血壓？

攝取鹽分後，鹽分會溶解在血液中，提升細胞外血液、體液的鹽分濃度，細胞為了讓鉀與血液平衡，會設法讓血液的鹽分濃度變淡。人體補充水分來稀釋血液濃度，增加血液量，大量血液擠壓血管壁，便引起血壓升高。

高血壓患者一定要先了解自己的體質，並且調查自己的父母親是不是屬於高血壓患者。以減鹽或是過度攝取食鹽的實驗來檢測自己是否為對食鹽敏感的體質，不過前面這兩種實驗方法一定要在醫生的協助下測試。

根據相關研究顯示，過多的鈉含量，將會導致血壓上升，但是過度減鹽的結果，卻同樣地會產生其它別的疾病。

持續嚴厲的減鹽飲食 2、3 年後，首先出現的症狀是全身倦怠感、食慾不振等症狀將會持續進行。食鹽的功能是在體內成為鈉離子，調整細胞中滲透壓的平衡。它能夠和水一起調整人體的均衡，如果過度實行減鹽飲食，細胞機能也會因此停滯而陷入可能致死的狀態。

以下列出高血壓患者應該避免服用的高鹽、高糖、高油脂以及加工類的食品，這些加工食物會增加人體的鉛含量，必須忌食：

高血壓禁忌食材

類別	食物
奶類	乳酪、乳酪製品
蛋豆魚肉類	1. 醃製、滷製、燻製食材：香腸、火腿、肉鬆、魚鬆、豆腐乳、滷味、貢丸、肉丸……等。 2. 罐頭：肉醬、鮪魚、沙丁魚……等。 3. 速食：炸雞、漢堡……等。

五穀根莖類	吐司、蛋糕、麵包、餅乾、洋芋片、爆米花、泡麵、速食冬粉、速食米粉、麵線……等。
油脂類	奶油、鮮奶油、美乃滋、番茄醬、蠔油、沙茶醬、凱薩醬、各式醬料……等。
蔬菜類	1. 醃製蔬食：酸菜、醬菜、榨菜……等。 2. 冷凍蔬食：青豆仁、胡蘿蔔丁……等。 3. 加工蔬菜汁、加工蔬菜罐頭。
水果類	1. 乾果類：蜜餞、蜜棗、水果乾……等。 2. 加工果汁、加工水果罐頭。
其他	味精、烏醋、運動飲料。

資料來源：行政院衛生福利部

控制體重

體重過重，會讓身體進行體內循環時需要更多的血，超過理想體重1公斤，就必須多出2公里長的血管供給氧氣及養分，肥胖者的心臟負擔自然會增加，長期下來，血液不斷衝擊血管壁，血壓就會上升。

研究顯示，肥胖者比體型較瘦者得到高血壓的機率高出6倍，肥胖者中有40％罹患高血壓、糖尿病、高血脂症、高尿酸血症、脂肪肝等疾病，目前肥胖已經成為僅次於抽菸的致死因素。

根據美國弗明罕研究資料顯示，如果身體質量指數（BMI）超過25kg/m^2，女性的平均餘命減少3.3年，男性則減少3.1年；若是身體質量指數（BMI）超過30kg/m^2，女性的平均餘命減少7.1年，男性將會減少 5.8 年。

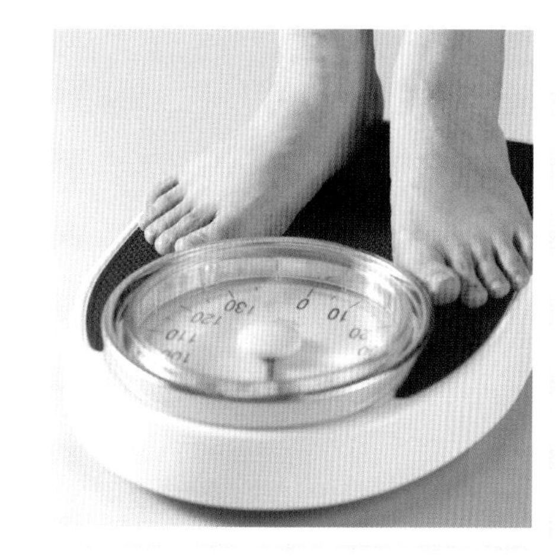

無論性別，高血壓常常發生在肥胖者的身上，因此建議 30 歲以上的民眾，一定要開始注意三高（高血壓、高血糖、高血脂）的相關檢查，同時注意自己的腰圍，若是男性腰圍超過 90 公分（35.5 吋）、女性超過 80 公分（31.5 吋），而血壓超過 130mm/Hg、85mm/Hg 的民眾要好好檢查自己的身體，因此，控制脂肪攝取，特別是飽和脂肪，有助於減輕重量，並且幫助降低膽固醇，更不用說是體重過重或肥胖者當然要隨時掌控自己的體重，預防高血壓及相關併發症。

紓解壓力

情緒問題、壓力過大也會造成高血壓，再加上壓力感使人的腎上腺素高漲，引起身體血糖上升與心跳加速，來應付變化不定的事件，所以現代人時常處於焦慮之中。因此，最好避免過度勞累、保持精神愉快、維持輕鬆的心情，凡事不急躁，心平氣和就是預防高血壓的方法之一。

養成運動習慣

運動能夠消除壓力、強健心臟機能、全身血液循環、避免肥胖，也可以降低血壓，經常保有運動習慣、體重較輕或較瘦與體能較佳的人，通常血壓比較低。

有運動習慣的人和沒有運動習慣者相比，血壓值的差距為 4 ～ 5mm/Hg；常運動的高血壓患者，血壓也會比缺乏運動的高血壓患者低。人在處於壓力之下或感到緊張時，血管會收縮，血壓也會因此上升，透過運動可以排除緊張與壓力，鎮定心靈，自然可以讓血壓下降。

想要達到健康目的，應該要固定保持一週 3 次的運動習慣、每次持續 20 分鐘。因此最好找自己喜歡的運動，將運動視為享受，才能避免一開始興致很高，不久後就找藉口停止運動的情況。

高血壓患者應該避免強度過高或負荷太重的運動，例如：伏地挺身、舉重、短距離快跑等，在從事運動之前，一定要先接受醫師檢查，清楚自己的體能和安全運動量後，再由醫師針對病患的病情和體能狀況建議適合從事的運動項目與內容。

若是患有高血壓不是續發型高血壓，而且收縮壓低於 180mm/Hg，舒張壓低於 90mm/Hg，運動對於具備這兩項條件的患者的身體非常有益。根據研究顯示，522 名中老年女性進行 3 個月的運動訓練，測定訓練前與後的血壓。其中 44 名高血壓患者經過訓練後，有 43％的患者降為正常血壓，32％患者的血壓接近界限區域，由此可見，運動對於高血壓患者是有幫助的。

而運動為什麼能夠有效地降低人體血壓呢？主要是因為運動有下列好處：

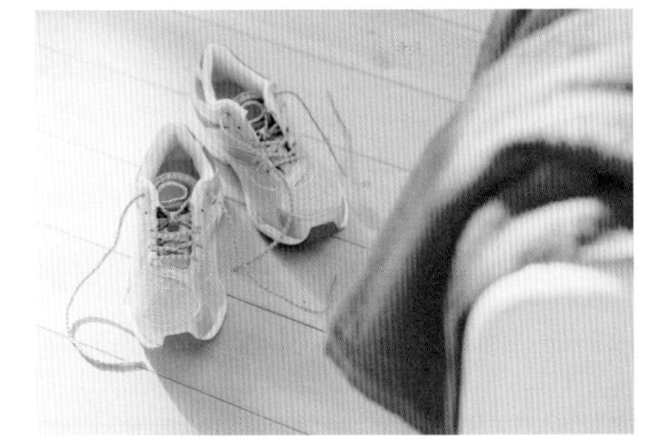

✚ 微血管的增加

中度以上的運動，全身需要的養分和氧氣比安靜時來得多，輸送的血液也必須大量輸送，如果定期做運動，身體就能夠適應。也就是說，使體內微血管因為運動變得活潑，就能夠更有效率地輸送血液到全身。所以運動後全身感覺變得比較好，就是因為微血管急速增加的緣故。

血管環境改善

血管內壁經年累月黏附著膽固醇和中性脂肪，如果一直不斷地囤積膽固醇，血流量就會減少，動脈將會開始硬化。

假使能藉由運動獲得更快速的血流，可以將長期累積在血管壁的囤積物排掉，血管內的掃除工作交由運動是最適合的。

消耗熱量

我們都知道運動會消耗能量，換言之，就是消耗人體早先儲藏的熱量，也就是去除體內多餘的脂肪。大多數的情形是，肥胖會導致高血壓的產生，所以只要憑著運動，血管都能獲得改善。

排解精神壓力

運動可以使集中在腦部勞動者大腦中的血液導向肌肉，使腦內感覺到某種程度空虛的輕鬆感，達到暫時性的精神轉換。同時，流向肌肉面的血流，因為運動產生的體溫上升，皮膚表面血管擴張以調解體溫；所以說運動可以暫時促進末梢血液循環，讓血壓下降。

戒菸，戒酒，顧睡眠

想要改善高血壓症狀，關鍵就在於調整生活作息，作息時間一定要規律、充足的睡眠與休息、避免熬夜、不要日夜顛倒、少吃宵夜、避免抽菸、喝酒。因為平均每抽一支菸要經過 10 分鐘後，才能恢復未抽菸時的血壓；而每天喝酒的人必須停止飲酒半年，血壓才會恢復正常。

排便

中老年人、長期臥病在床或行動不便、小腸有變性神經質的人，都是最容易產生便祕的族群。對於罹患高血壓的中老年人來說，因為便祕而用力排便，容易引發心臟病猝發或腦中風，嚴重威脅生命。

預防便祕最好的方法是養成每天定時大便的習慣，不論是早餐前或是早餐後，盡可能有一定的規律，並且經常運動，多吃水果、蔬菜，食物內含膳食纖維越多越好。提供給患者 5 個排便的注意事項。

1. 每天最好喝足 8 大杯水（約 2500c.c），促進體內代謝速度，並且能間接排除體內有害物質。
2. 上廁所盡量保持身體溫暖，可利用附加溫器的坐式馬桶。
3. 避免用力排便（摒氣用力會使血壓急速上升），排不出來就當作是飯後的休息，要有耐心。
4. 催促排便所做的腹部按摩需要特別注意，輕撫的程度即可。
5. 患者可以做糞便的診斷，觀察便血和糞便的狀態；即使和高血壓沒有直接的關係，不過對發現痔瘡或消化器官的疾病很有幫助。

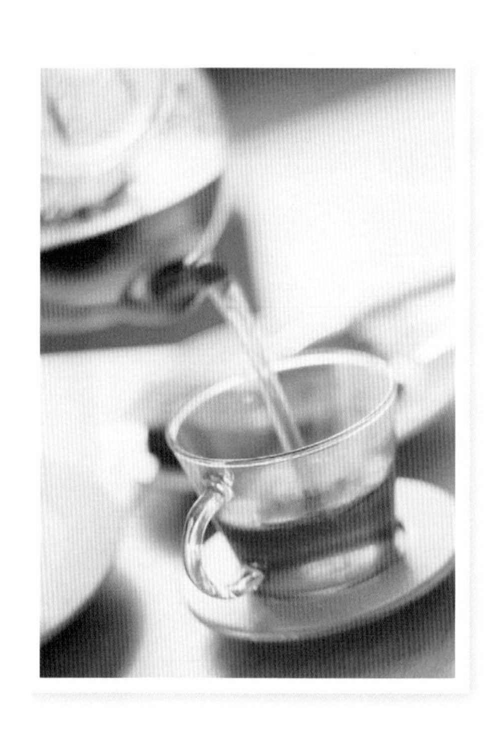

保暖措施

冬天一定要注重保暖，因為即使是健康的人，突然走到寒冷的室外，血壓都會升高，而高血壓患者，由於末梢血管的收縮比較大，所以血壓上升可能高達正常人的數倍。探討血壓上升的原因，是因為寒冷的氣溫會刺激交感神經，促使腎上腺素分泌，體溫無法發散，造成末梢的最小動脈收縮，導致血壓上升。再加上冬天比夏天的排汗量少，身體能夠排泄的鈉也相對減少，於是血壓上升。

同時要避免用太冷或太熱的水洗澡或浸浴；而中老年人必須特別注意，夜間如廁及清晨起床時要做好保暖措施，避免因為冷熱溫差過大，造成血管急遽收縮

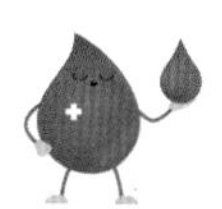

DASH 得舒飲食，高血壓防治計畫

為了解綜合性飲食控制對高血壓的防治效果，美國國家心肺及血液研究中心從 1994 年到 1996 年間，完成了 495 位成年測試者參與的「高血壓防治飲食對策研究計畫（DASH）」，DASH 計畫全名為「Dietary Approaches to Stop Hypertension」，並且於 1997 年發表「高血壓防治飲食對策研究計畫」的結論，研究結果顯示，當受測者遵守特殊的飲食計畫，減少飽和脂肪、膽固醇與總脂肪的攝取，並加重水果、

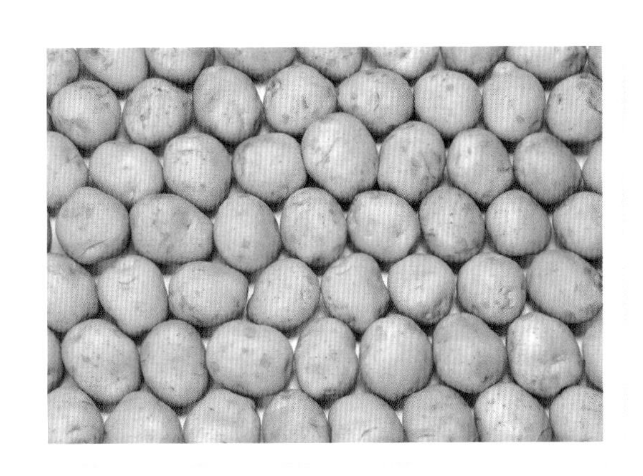

知識+

食物中的隱性鹽分

有些食物吃起來不鹹，實際上飽藏滿滿的鹽分，例如：麵條或麵包必須使用大量鹽，才能發揮麵粉黏性；義大利麵在製造時不使用鹽，可是在汆燙時會吸收不少的鹽；魚丸在做成魚漿時也必須添加鹽。

蔬菜和低脂乳製品的比例的時候，血壓值便明顯降低。

「DASH 得舒飲食法」中包含全穀類、核果類、魚和雞肉，富含水果、蔬菜及低脂乳類飲食，並且減少攝取脂肪、紅肉、甜食及含糖飲料。其 5 大基本原則為：

全穀類主食：

每天三餐中有兩餐盡量選擇非精製的全穀類，像是糙米、地瓜、馬鈴薯等；倘若無法立刻適應全穀類的口感，可以先以一半白米加一半全穀米、根莖類的方式，讓自己逐漸習慣，再慢慢增加全穀的比例。

天天 5+5 蔬果：

每天攝取 5 份以上的蔬菜、5 份以上的水果，並且多多攝取富含鉀的種類。鉀含量豐富的蔬菜如莧菜、菠菜、空心菜、韭菜、青花菜、芹菜、香菇、金針菇……等；鉀含量豐富的水果有桃子、香瓜、哈密瓜、奇異果、木瓜、芭樂、香蕉……等。

選擇低脂乳：

每天攝取 2 份低脂奶或 2 份低脂乳品，例如低脂奶、低脂優格等等，可以於三餐內或點心時段來食用。

白肉取代紅肉：

以豆類製品，或者是魚肉、雞肉、鴨肉、鵝肉等去皮的白肉，取代豬肉、牛肉、羊肉等紅肉，以及內臟類的食材。

✚ 吃堅果、選好油：

烹調時選用各式好油，例如橄欖油、芥花油、葵花油、沙拉油等來取代奶油、豬油、棕櫚油，並搭配汆燙、涼拌、清蒸、紅燒的烹調法；建議每天吃 1 湯匙份量的堅果類食品，例如核桃、松子、花生、杏仁、芝麻、腰果……等等。

「DASH 得舒飲食法」設計了三種飲食計畫：第一種計畫是和美國人平日的飲食生活相近；第二種也是如此，不過增加了蔬菜水果的份量；第三種就是所謂的「DASH 得舒飲食法」。三種計畫的每日鈉攝取量皆為 3000 毫克，而且沒有任何一項計畫是完全素食，或是使用特殊食材。

結果顯示，第二種計畫（增加蔬果量）和「DASH 得舒飲食法」，有顯著的降低血壓效果，不過「DASH」還是比第二種計畫的功效好。尤其針對原先就患有高血壓的患者，其效果最為顯著。

只要遵循「DASH 得舒飲食法」比例，2 週內血壓開始明顯下降，8 週後，可以少吃一顆降血壓藥物，幅度甚至與用藥效果差不多，沒有高血壓的人採用「DASH 得舒飲食法」，也能預防高血壓。

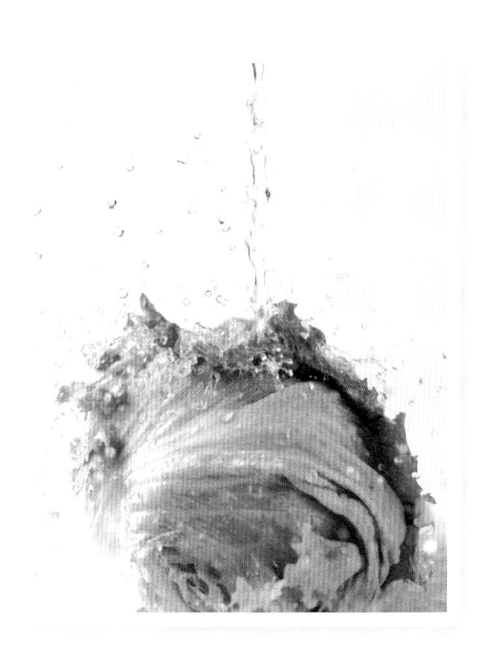

「DASH 得舒飲食法」的特色之一，是將核果類食物包含在飲食計畫中。早期，核果類因為富含油脂，醫生建議避免食用，但是依據「DASH 得舒飲食法」則建議高血

知識+

DASH 高血壓防治飲食

高血壓防治飲食法（DASH）的重點在於多吃全穀類食物、蔬菜、水果、低脂肪製品、富含不飽和脂肪酸的食物，相對的，更要少吃一些高膽固醇、高脂肪，或者是某一些口味太鹹的食物。

壓患者每週吃 4 ～ 5 份芝麻、杏仁、核桃等堅果類食物。核果類食物可以降低 8 ～ 12％的低密度脂蛋白膽固醇，流行病學研究也發現，常吃核果類食物能夠降低 30 ～ 50％罹患冠心病的風險。除了核果類，「DASH」建議同時多攝取鈣、鎂、鉀等礦物質，不過腎臟病患應該特別注意鉀的攝取量，絕對不可以攝取過量的鉀，由於許多堅果類含有鉀成分，因此腎臟病患在選擇堅果類食物前，一定要先諮詢醫師與營養師的意見。

「DASH 得舒飲食法」除了強調要用好油、吃堅果、喝低脂奶、多白肉、少紅肉、蔬果多一倍外，還建議吃雜糧根莖類，且一天總熱量不宜超過 1800 大卡（視患者狀況而定，1800 大卡是個平均值）、鹽分攝取不超過 5 公克、不碰內臟、蝦頭、蛋黃等卵黃類及醃製、油炸食物。

為了方便遵循「DASH」的型態，可以依照個人每天熱量需求參考底下的飲食計畫，充分攝取八大類食物。值得注意的是，腎臟病人因為對鉀的攝取有所限制，而「DASH 得舒飲食法」強調高鉀，因此腎臟患者採用前應該洽詢醫師或營養師的意見。

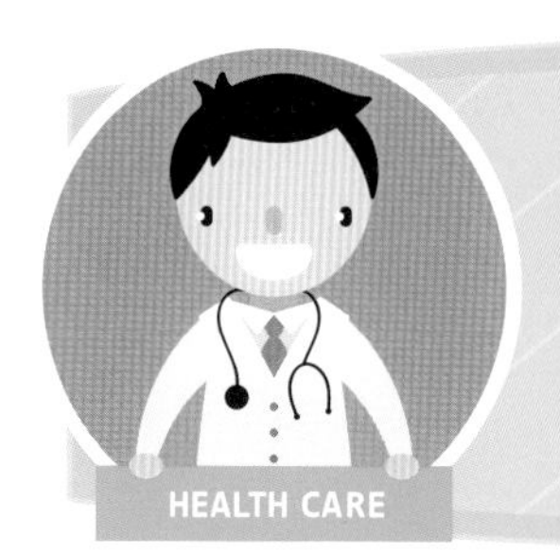

高血脂勿輕忽的危險因子

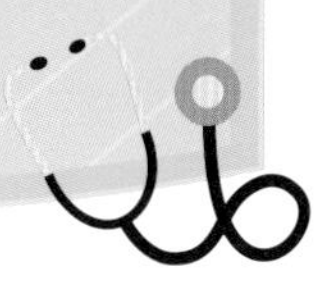

高血脂是造成動脈硬化和心臟病的因素之一，每 100 個人當中，大約就有 1 個人可能有血脂過高的異常狀態，由於高血脂的症狀無聲無息，但是卻會造成比癌症更嚴重的後果，所以它絕對是不可輕忽的危險因子，高血脂可以透過健康的生活習慣預防或延後發生，因此，目前預防與檢查將成為偵測高血脂的重要依據。

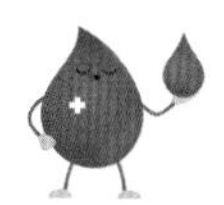

什麼是高血脂？

血脂是血清中脂肪類物質的總稱，包括膽固醇、磷脂質、游離脂肪酸和三酸甘油脂，膽固醇又分為總膽固醇，高密度脂蛋白膽固醇（又稱為好的膽固醇），及低密度脂蛋白膽固醇（又稱為壞的膽固醇）。這些都是人體中主要的脂肪成分，也是構成身體細胞結構、產生人體能量和製造身體內許多重要物質的原料，例如：荷爾蒙、維生素 D、膽汁合成等，而脂肪的密度和種類決定其對身體代謝的影響；而「高血脂」顧名思義指的就是血脂含量過高，超過一般正常值的濃度。

膽固醇的好或壞

血脂屬於脂溶性物質，隨著血液循環輸送到身體各個部位，必須先和特殊蛋白質結合成脂蛋白，才可以成為水溶性複合物溶於血漿中。血液中的脂蛋白共有四種，分別攜帶幾種不同脂肪，其中，最主要的兩種是高密度脂蛋白（HDL）和低密度脂蛋白（LDL）。

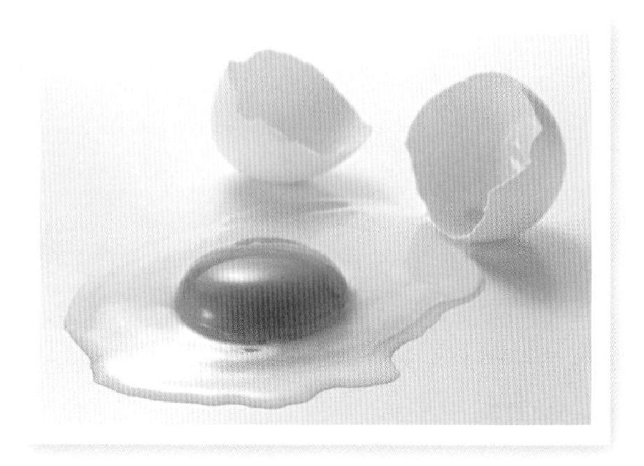

高密度脂蛋白（HDL）是在肝臟和小腸中形成，主要以磷脂質為主，外加少量膽固醇，可以移除血液中過多的游離脂蛋白，將其帶回肝臟進一步加工分解，防止脂肪囤積在血管壁上，是影響高血脂症治療的重要參考依據；低密度脂蛋白（LDL）的體積較小，容易滲入血管壁中，含有許多膽固醇，是造成膽固醇在血管壁上堆積的原因之一，一旦過多的血脂堆積在血管壁上，可能就會導致動脈粥狀硬化、血栓、心肌梗塞、腦中風、末梢血管阻塞、腹部主動脈瘤等心血管疾病。這也就是為什麼高密度脂蛋白膽固醇（HDL-C）被稱為「好的膽固醇」，而「壞的膽固醇」指的就是低密度脂蛋白膽固醇（LDL-C）。

血脂肪異常

所謂的血脂肪異常就是指這些脂蛋白出現問題，而造成濃度異常的血脂成分，通常是血液中的總膽固醇、三酸甘油脂、低密度脂蛋白膽固醇偏高或是高密度脂蛋白膽固醇偏低。血管壁上若累積太多膽固醇，罹患心臟疾病和中風的機率將會大增，人體內膽固醇只要增加 1%，發生心臟病的機率就會增加 2%。

至於高血脂症的分類中，只有膽固醇增高稱為「高膽固醇血症」，三酸甘油脂增高則稱為「高三酸甘油脂血症」，若兩者同時升高則稱為「混合型高血脂症」。

中華民國血脂異常分類建議

分類	血脂濃度 mg/dl
高膽固醇血症	總膽固醇（TC）≥ 200
高三酸甘油酯血症	總膽固醇（TC）≥ 200 且三酸甘油酯（TG）≥ 200
混合型高脂血症	三酸甘油酯（TG）≥ 200 且合併 TC/HDL-C ≥ 5 或高密度脂蛋白膽固醇（HDL）＜ 40

參考資料：行政院衛生福利部

一般來說，成人的血脂肪中，總膽固醇（TCHO）的正常濃度應該在 200mg/dl 以下，介於 200 ～ 239mg/dl 為偏高的範圍邊緣，而超過 240mg/dl 便為高危險範圍。三酸甘油脂（TG）若是低於 150mg/dl 為理想範圍，介於 150 ～ 199mg/dl 為偏高的範圍邊緣，介於 200 ～ 499mg/dl 為偏高危險範圍，若是數值大於或等於 500mg/dl，則屬於高危險範圍，代表你該好好改善自己的飲食習慣了。

下表為成人的血脂肪分類表，先請讀者對照自己的血脂數值，正常的低密度脂蛋白膽固醇（LDL-C）為小於 100mg/dl，介於 100 ～ 129mg/dl 則是接近理想，數值在 130 ～ 159mg/dl 是偏高，而 160 ～ 189mg/dl 屬偏高，數值大於或等於 190mg/dl 已經在高危險範圍內。若是以高密度脂蛋白膽固醇（HDL-C）來分類，小於 40mg/dl 為心臟血管疾病高風險族群，60mg/dl 以上則風險較低。

成人的血脂肪分類表

總膽固醇（TCHO）	
< 200mg/dl	理想範圍
200～239mg/dl	偏高範圍邊緣
≥ 240mg/dl	高危險範圍
三酸甘油脂（TG）	
< 150mg/dl	理想範圍
150～199mg/dl	偏高範圍邊緣
200～499mg/dl	偏高危險範圍
≥ 500mg/dl	高危險範圍
低密度脂蛋白膽固醇（LDL-C）	
< 100mg/dl	理想範圍
100～129mg/dl	接近理想範圍
130～159mg/dl	偏高範圍邊緣
160～189mg/dl	偏高危險範圍
≥ 190mg/dl	高危險範圍
高密度脂蛋白膽固醇（HDL-C）	
< 40mg/dl	高風險
≥ 60mg/dl	低風險

資料來源：行政院衛生福利部

高血脂是這樣形成的

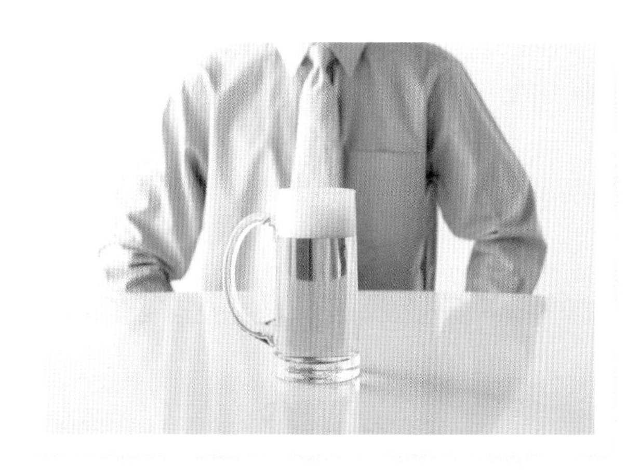

攝取過多熱量和脂肪（脂肪超過總攝取熱量的40％、飽和脂肪酸超過總熱量的10％、總膽固醇一天超過240mg/dl）是造成高血脂症的原因之一。雖然血液中的膽固醇大多是由肝臟所製造，但某些食物也是提供人體內膽固醇的來源，像是蛋黃、乳製品、肉類、海鮮及膽固醇含量極高的內臟（腦、肝、腰子等）等，因此，本身為肉食主義者或是上述某類食物的愛好者，則必須要特別注意。

此外，隨著年歲漸增，血液中膽固醇的濃度也會有所改變，大約在50歲時膽固醇濃度最高。一般而言，男性罹患高血脂症的風險大於女性，發生率約為9：3，之所以會有這麼大的差異是因為女性荷爾蒙對心臟血管有一種保護作用，可以減少低密度脂蛋白膽固醇和增加高密度脂蛋白膽固醇的濃度，但是在更年期（50歲）過後，由於女性荷爾蒙的改變，膽固醇濃度會上升；而在停經後，卵巢功能下降會降低女性荷爾蒙的分泌，增高心臟血管疾病的發生率。直到70歲以後，女性心臟血管疾病的發生率就會趕上男性，兩者的發生機率相當。

即便是青壯年族群的人群，倘若有一些較不好的生活習慣，例如：飲酒過量、抽菸過量或不愛運動等等，也都可能引發高血脂症。

肥胖者血液中脂肪量較多，容易導致高三酸甘油脂症和高密度脂蛋

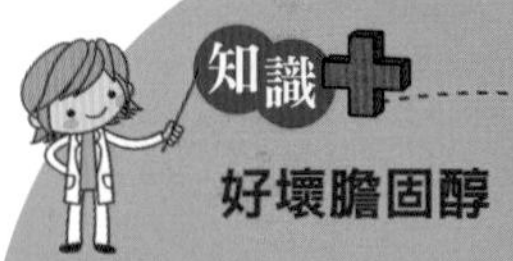

好壞膽固醇

光看總膽固醇的數值無法評估得到冠狀心臟病的機率，而是要看好膽固醇與壞膽固醇的比值。一般來說，健康的比值約為3，比值愈低，發生冠狀心臟病的機率愈低。而好膽固醇的濃度越高，越可以防治心臟病的發生。

白膽固醇偏低的現象；時常運動可以避免肥胖，也可以增加血液中高密度脂蛋白膽固醇的含量，並且降低血液中三酸甘油脂的濃度；反之，抽菸和飲酒都容易使膽固醇囤積在血管壁上，造成心血管疾病，由此得知，一定要從生活習慣開始改變，才能好好控管自己的血脂肪。

高血脂的種類＆症狀

高血脂症可以分為原發性和續發性兩種。

原發性高血脂症指的是不明原因的血脂肪過高，主要是體質和遺傳因素造成的；導致脂蛋白代謝異常的原因是由遺傳基因所控制，而遺傳因子將會影響膽固醇的產生及代謝能力，因此，若是屬於家族遺傳性高血脂症者，風險就會相對提高。

血液中膽固醇過高的成人是罹患冠狀動脈心臟病的高危險群，研究顯示，心肌梗塞患者，其子女血中的膽固醇，會比一般正常人高4倍，所以家族中若有高血脂病史者，應該做血脂肪檢測。

一般來說，續發性高血脂症則是由以下三種因素產生：

- 不當的飲食

喜愛食用高脂肪、高膽固醇的食物，或是愛喝酒的人，都比較容易會有高血脂的情況產生。

- 藥物的使用

長期使用某些藥物也會使血脂肪升高，例如：利尿劑、口服避孕藥、

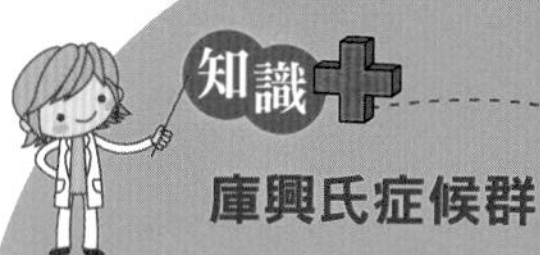

庫興氏症候群

庫興氏是血液中腎上腺皮質荷爾蒙過高所致，起因於病患自行購買含有類固醇的成藥，使得體內荷爾蒙長期高漲，而所謂的庫興氏症候群是由於腦下垂體與腎上腺腫瘤造成分泌過多荷爾蒙所致，以上兩種情況都會使血脂異常。

類固醇、乙型神經阻斷劑等，皆可能引發高血脂症。

➕ 由身體其他疾病所引起

有些疾病會使得脂肪代謝異常，而引發高血脂的症狀，例如：糖尿病、肥胖、庫興氏症候群、腎病症候群、慢性腎衰竭、甲狀腺功能低下等，可能都會引起血脂肪異常。

血脂肪異常初期並不會出現明顯症狀，因此容易被忽略。原發性高血脂症患者可能在孩童時期就發病，出現心絞痛、心肌梗塞、主動脈狹窄等症，手背、手肘、膝關節和臀部表皮也可能會有黃色瘤或黃斑瘤。而其他病症所引起的續發性高血脂症，可能依據不同的臨床類型而產生不同病徵，例如：黃色瘤、肥胖、老年環、陣發腹痛、糖尿病、胰臟炎等。如果沒有提高警覺而疏於治療的話，日積月累之下，動脈粥狀硬化、動脈狹窄阻塞等病症將會找上門來，進而影響人體器官的血液供應。

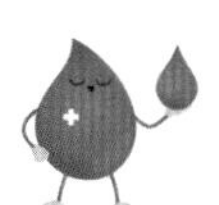

高血脂與其併發症

高血脂也是造成心臟血管疾病的重要危險因子之一，膽固醇在血管壁上堆積，使血流變慢，甚至中斷，久而久之就會造成動脈硬化、中風、心肌梗塞等可能導致猝死的危險疾病，若是在心臟可能會引起冠心症，發生在腦部可能導致腦中風，在腎臟則會造成腎動脈硬化和腎功能衰竭，在下肢則會引起肢體壞死和潰瘍等。

此外，肝臟分泌的膽汁會流入膽囊內加以濃縮和儲存，當人體進食後，膽汁會流到小腸內幫助脂肪消化、吸收，一旦血液中膽固醇過高，膽汁中的膽固醇含量也會相對提高，極容易在膽囊中形成膽結石，下列筆者將介紹五種與高血脂相關的常見併發症。

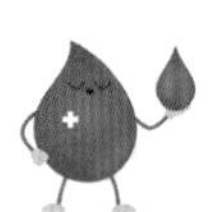

高血脂併發症——脂肪肝

正常情況下，肝內脂肪占肝臟重量的5%，其中一半為中性脂肪（三酸甘油脂）與脂肪酸，其餘少量為膽固醇、磷脂質等；在某些病因下，肝內脂肪積聚超過肝重量的10%時即為脂肪肝，超過10%～25%為中度脂肪肝，超過20%～50%為重度脂肪肝。

脂肪肝的病因

一般人常誤以為脂肪肝是指肝臟被一層油所包裹，實際上，醫學對脂肪肝的定義是：肝細胞內的脂肪空泡。脂肪肝主要是因為三酸甘油脂代謝異常，使過多的脂肪顆粒堆積在肝細胞內，進而影響肝細胞功能，造成肝功能異常。肝臟是製造身體多數膽固醇的地方，肝臟也會處理食物消化後產生的脂肪，若攝取過多熱量使血液裡的脂肪增加，就可能堆積在肝臟內形成脂肪肝。

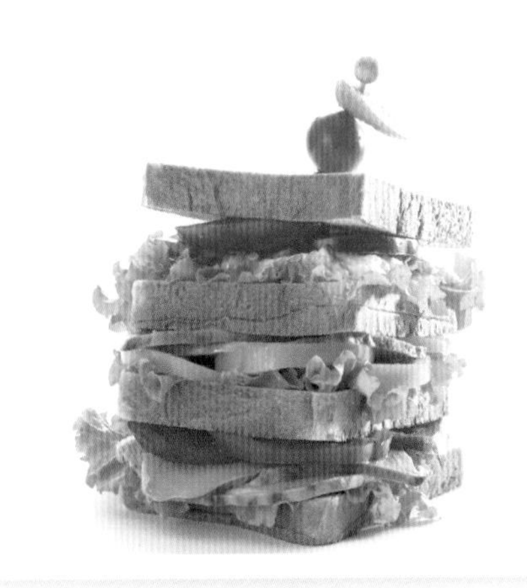

脂肪肝常見的形成原因是「營養過剩」，因此，飲食調控為治療脂肪肝的重點項目！根據患者理想體重標準，調整每日食物攝取限度及均衡營養素，循序漸進且持之以恆，即可減少肝臟內部脂肪。

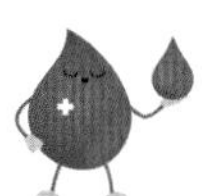

高血脂併發症——動脈粥狀硬化

動脈粥狀硬化是由於遺傳因素、血管動力學上的障礙，如：血管彎曲造成的亂流、血管內承受的壓力等，或是糖尿病、高血壓、高血脂症、抽菸、毒素、飲食等危險因子，使內皮細胞受到傷害而啟動人體免疫系統所產生的一種發炎性疾病，與高血脂症的病理機轉密切相關。

動脈粥狀硬化的危險率和低密度脂蛋白膽固醇（壞膽固醇）的含量成正比，低密度脂蛋白膽固醇濃度越高，罹患動脈粥狀硬化的機率就越高，但高密度脂蛋白膽固醇（好膽固醇）越多則風險也跟著下降。流行病學調查冠狀動脈疾病發生率的結果顯示，人們會因為居住地飲食習慣的不同，而有相異程度的冠狀動脈疾病發生率，飲食較為清淡者，冠狀動脈硬化的發生機率較低，反之較高。

動脈粥狀硬化的症狀

動脈粥狀硬化症狀主要出現在中晚年，可以毫無症狀而存在數十年之久，但也可能在孩童時期便出現病徵。其初期症狀—脂肪紋（Fatty Streaks）在 3 ～ 5 歲時便會發生，之後逐步形成纖維斑塊、血管內膜潰瘍、血栓和鈣化等病症，動脈粥狀硬化最常發生於心、腦、腎、下肢和小腸等部位。

實驗發現，嬰兒若缺乏排出低密度脂蛋白的專一接受器，出生後便會罹患高血脂症，甚至在孩童時期就有冠狀動脈疾病和早期死亡的危險；動物實驗中也發現，血液膽固醇過高的猴子會發生許多血管病變，例如：動脈內脂肪痕、纖維塊等。

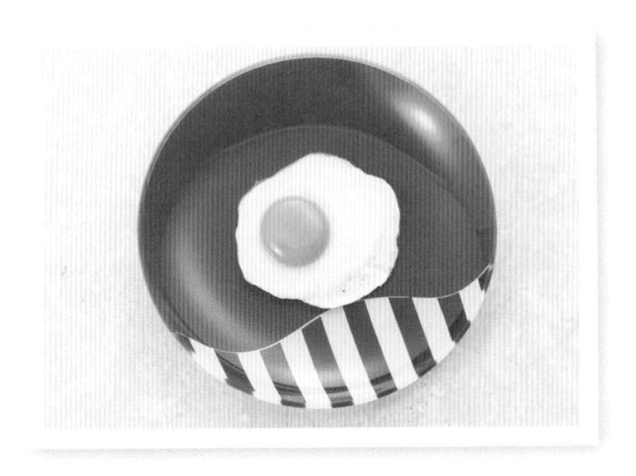

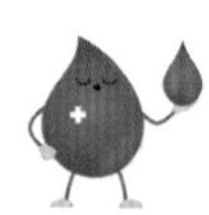

高血脂併發症——心絞痛

心臟是維持人體血液循環最重要的器官，可以說是身體內的幫浦，負責打出血液傳送到身體各部位器官，提供氧氣和養分，並將身體內各處產生的廢物和二氧化碳帶到肺部、腎臟排出體外。

心臟本身的氧氣和養分由冠狀動脈所提供，如果冠狀動脈發生硬化、狹窄、血管痙攣或血栓，便可能產生供血不足的現象；心臟肌肉得不到充足的氧氣和養分，將會造成缺血性心臟病。心絞痛即是缺血性心臟病的明顯症狀，主要是由於心肌缺血後產生的代謝物刺激心臟神經所產生的症狀，常發生於天氣寒冷或運動、緊張、抽菸、吃飽飯後。

心絞痛的症狀

心絞痛是一種表示心臟冠狀動脈狹窄的警訊，在無法提供充分氧氣的情況下，極容易演變成心肌梗塞。

心絞痛的類型分別有「穩定型心絞痛」，屬於運動引起的陣發性胸痛或不適；另一種為「不穩定型心絞痛」，心絞痛發作的頻率、持續時間和疼痛強度隨時間增強，在休息、運動，甚至睡眠時都可能發生；第三種「變異型心絞痛」主要發生在休息時，持續時間較長，疼痛感較強。

典型的心絞痛特徵是在胸骨後或心前區有壓迫感、緊縮感、窒息感或燒灼感，疼痛感會放射到後背、左肩或咽、頸、下巴等部位。疼痛持續時間短暫，通常不超過三分鐘，平均約持續 30 秒或 20 ～ 30 分鐘，在舌下含硝酸甘油藥片或休息便可獲得紓解。

此外，膽固醇積聚會使動脈血管逐漸變小，造成冠狀動脈硬化，一旦情況繼續惡化，就會出現心絞痛，明顯症狀有手臂及胸口緊痛，或是脖子、背部及手指感到不適；常有人誤認為是消化不良或疲勞等因素所引起的疼痛，但其實並非如此。如有以上症狀，且患有高血壓者，應立即就醫，這些症狀是警告訊號，一定要提早檢查及治療。

心絞痛的診斷

運動心電圖可以檢測出心絞痛，讓病人在運動前先做一次心電圖檢測，運動後再做一張心電圖看看，比較兩者的變化即可知道心肌缺血的現象；24 小時心電圖也可以診斷缺血性心臟疾病。壓力檢查包含運動心電圖、心臟核子掃描及壓力性心臟超音波等，一旦檢查出缺氧，就會進行心導管冠狀動脈攝影檢查，必要時會以氣球擴張或置放血管支架等方式治療；無法內科治療時，才會考慮進行冠狀動脈繞道手術。

治療心絞痛的藥物

大部分心絞痛病患都不需要動手術，通常會以藥物治療減輕症狀或防止惡化，常用藥物有下列幾種：

阿斯匹靈（Aspirin）

自從阿斯匹靈被發現具有抑制血小板的功能後，在預防及治療冠狀動脈心臟病的功效上，一直深受醫界矚目，它能預防動脈硬化，保護心臟，避免血液凝固及血栓的發生。

硝酸甘油藥片（Nitroglycerin）

將硝酸甘油藥片置放於舌頭底下，能夠迅速被人體吸收，並且解除因為心絞痛引起的不適感，使血管擴張，增加心臟肌肉的血液供應，對舒緩或消除心絞痛的症狀，非常有效。

冠狀動脈血管擴張劑（Isordil）

此類藥物能擴張血管，增加冠狀動脈血流，進而降低血壓，同時也能讓血液順利流通至心臟、腎臟和腦部，此種藥物常用於血壓高的心絞痛患者。醫生通常會從較少劑量開始，慢慢加量至病人適合程度為止。

乙型交感神經阻斷劑（Propranolol、Carvedilol、Bisoprplol）

乙型交感神經阻斷劑可以使心跳緩慢，減低心臟對氧氣的需要，同時減少心臟負荷，降低心絞痛的發生機率。對某些病人可能引發哮喘、呼吸困難、血液循環惡化與水腫，沒有醫生的診斷，不要隨意服用。

鈣離子阻斷劑（Diltiazem）

鈣離子阻斷劑通常會用在防止心臟的血管痙攣，並減少心肌對氧氣的需要性，能夠降低心絞痛的發生率。不過，用藥時要注意低血壓或心跳過慢的情況，而頭痛、便祕或腹瀉、心臟衰竭的患者應小心使用。

高血脂併發症——心肌梗塞

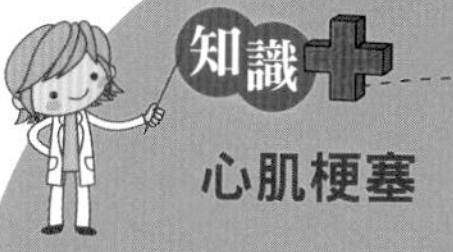

心肌梗塞

發生心絞痛時，一般在休息或服用硝酸甘油藥片後，症狀便會消失，然而，如果是嚴重的冠狀動脈硬化，則可能造成冠狀動脈血流完全被堵塞，心肌因長時間得不到血流供應氧氣和養分，而產生壞死，這時就稱為心肌梗塞。

急性心肌梗塞的症狀與心絞痛類似，但在程度上較為嚴重，持續的時間也較長。心肌梗塞的主要症狀有：比心絞痛更劇烈的胸痛、噁心、嘔吐、暈倒、無故喘氣、全身冒汗且面色灰白等，約有 1/4 的病人會在心肌梗塞後，產生致死性心律不整而猝死；此外，也會導致一些併發症，例如：心律不整、鬱血性心衰竭、心因性休克、心室破裂等。

心肌梗塞的病因

造成急性心肌梗塞最主要的原因是因為冠狀動脈內壁粥狀硬化所產生的斑塊破裂，使得血栓形成，而迅速將血管塞住，嚴重時甚至會引發低血壓或休克、心臟衰竭致死。

心肌梗塞的症狀

當心肌梗塞發生時，也可以從心電圖上觀察到異常現象。心肌梗塞初期，心電圖就會有所變化，醫師可以藉此判斷病人所罹患的心肌梗塞是屬於急性或慢性，並且確定心肌梗塞的位置，進而做出適當的治療。當患者出現面色蒼白、手足濕冷、心跳加快等情況，應讓患者平臥、墊高足部、除去枕頭以改善大腦缺血狀況；若病人陷入昏迷且心臟停止跳動，切勿將其抱起晃動呼叫，必須進行心肺復甦術和口對口人工呼吸，直至醫護人員到來。

高血脂併發症——高血壓性血管疾病

高血壓的定義為舒張壓大於 90 mm/Hg 和收縮壓大於 140 mm/Hg，是造成冠狀動脈心臟病和腦血管疾病的危險因子。

冠狀動脈心臟病泛指因冠狀動脈供血無法滿足心肌新陳代謝所需的血量而發生心肌缺血或梗塞的疾病，臨床上以心絞痛及心肌梗塞為最常見之冠狀動脈疾病。一般人缺乏運動又攝取過多的高膽固醇動物性脂肪，常導致冠狀動脈發生粥狀硬化，引發心肌缺氧、心絞痛（狹心症）、心肌梗塞等症狀。冠狀動脈心臟病是國內最普遍的慢性疾病之一，發病率僅次於高血壓及腦中風，高居國人心臟血管疾病第三位。

一般而言，有家族病史、高血壓、高膽固醇、抽菸、高密度脂蛋白膽固醇過低、肥胖、缺少運動、糖尿病患者，比較容易罹患冠狀動脈硬化；而年紀越大也有越高的罹病風險，且男性族群比女性族群更容易產生冠狀動脈硬化。

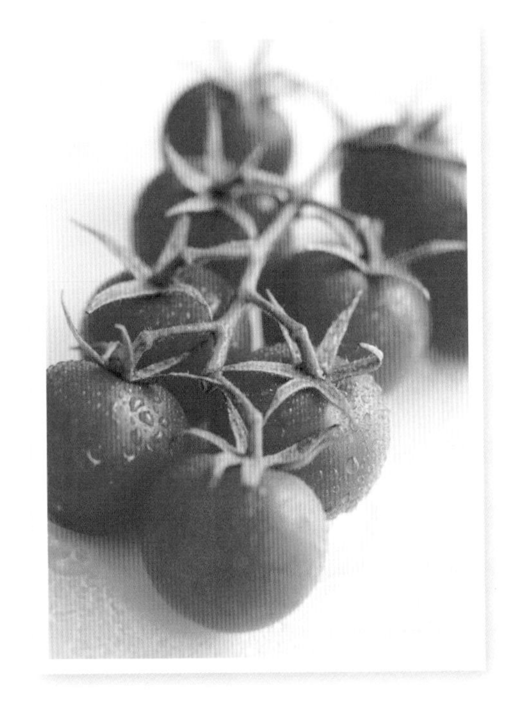

高血壓會造成血管結構的改變，並對血管產生傷害，一旦發生主動脈剝離或腦血管出血就會導致生命危險。高血壓也和小動脈血管疾病有關，會使小動脈管壁增厚，造成管腔變得狹窄，進一步引發遠端組織缺血，若同時伴隨冠狀動脈粥狀硬化，更會增加缺血機率。

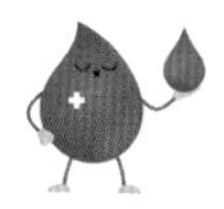

用藥物治療高血脂

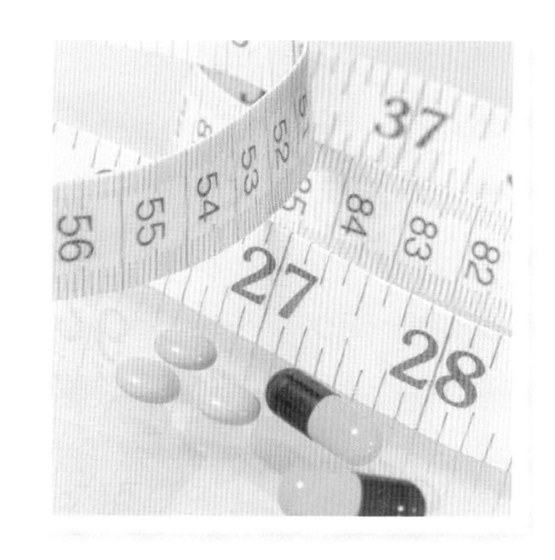

在控制體重並接受飲食計畫3～6個月後，倘若血液中仍然存有偏高的膽固醇和三酸甘油脂濃度，可以搭配藥物治療。一旦服用降血脂藥物後，便不可隨意停藥，否則可能造成血液中膽固醇上升；當症狀開始改善後，須經由醫師檢驗和評估，再決定是否減少藥物使用量或繼續服用藥物。若使用同一種藥物治療2～3個月仍不見效果，應該馬上停藥，並嘗試其他藥物，有時需要使用兩種或多種藥物混合，才能達到較佳的療效。

用來治療高血脂症的藥物有：

膽汁結合樹脂（Bile sequestrant）

與高纖食物有異曲同工之效，能夠在小腸中與膽酸結合，增加人體排泄膽酸，但可能產生腹脹、便祕等腸胃不適現象，甚至造成膽道阻塞。

纖維酸鹽衍生物（Fibric acid deribatives）

它有助降低血液中三酸甘油脂濃度，但也可能會造成腹痛、腹瀉、噁心、嘔吐和肝功能指數上升等副作用，甚至引發肝膽疾病。

菸鹼酸（Nicotinic acid）

屬於維生素B群的一種，大劑量時對於降低膽固醇、三酸甘油脂和低密度脂蛋白膽固醇濃度有很好的效果，但可能對心臟和肝臟有所影響，應該請教醫師後再行服用，不可任意服藥。而菸鹼酸會造成其他的副作用有腸胃不適、高尿酸、痛風、紅疹等，膽結石患者長期服用可能會增加膽結石的機率，因此不適合使用菸鹼酸來降血脂。

✚ HMG-CoA 還原酵素抑制劑（HMG-CoA reductase inhibitors）

它是降膽固醇藥物中，效果最強的一種，這一類藥物適用於原發性高膽固醇血症患者，不僅能有效降低低密度脂蛋白膽固醇（且可以略微降低三酸甘油脂，並增加高密度脂蛋白膽固醇。並且能夠抑制幹細胞中膽固醇合成的速率，副作用較少，但是仍可能出現肝功能指數上升、頭痛、噁心、疲倦和肌肉酸痛等副作用。

✚ 總膽固醇吸收抑制劑

它可以抑制食物與膽汁所含膽固醇之吸收，降低血液中低密度脂蛋白膽固醇，不過一般這種藥會和其他降血脂藥品一起服用。

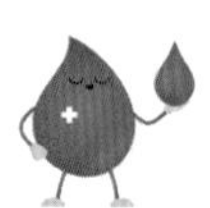

高血脂預防勝於治療

隨著飲食習慣的西化、生活習慣的改變，心臟血管疾病的發生率也不斷地攀升，多項研究資料顯示，血脂異常與心臟病的發生密切相關，根據行政院衛生署的死因統計顯示，前十大死因大部分都與高血脂相關，例如：心臟疾病（第 2 名）、腦血管疾病（第 3 名）、糖尿病（第 5 名），每年約有 10 幾萬人因為心臟血管疾病喪命，由此可看出預防高血脂的重要性。

現今高血脂症的患病年齡越來越年輕化，即使是兒童也應該有預防高血脂症的觀念。事實上，調查發現，民眾對於自己已經罹患「三高」疾病多渾然未覺，而 45 歲以上民眾，每公合血液中膽固醇含量高於 240 mg/dl（正常數值為低於 200 mg/dl）者大約占 1/4；因此，如何預防高血脂症的產生便成為一項重要的課題。

定期檢查與追蹤

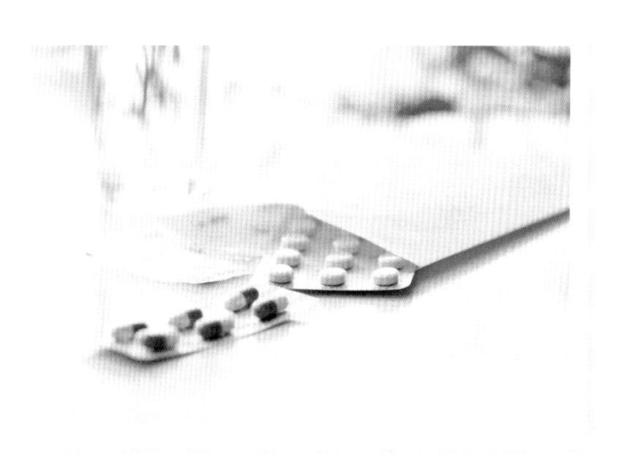

定期抽血檢查（血中總膽固醇、三酸甘油脂、高密度脂蛋白膽固醇、低密度脂蛋白膽固醇）可以及早發現與治療高血脂症，尤其是高危險族群一定要更加注意，例如：有高血脂家族史、患有早期血管病變者或年屆 40 歲以上的中老年人。

事實上，每 3 年一次的血脂濃度檢查可以早期發現並且有效地預防高血脂症的發生；20 歲以上的成人，建議每隔 5 年檢查一次。只要是膽固醇或三酸甘油脂的數值超過參考值，就應該得要定期追蹤和檢查。如果低密度脂蛋白膽固醇大於 160mg/dl，便會大大增加罹患冠狀動脈心臟病的風險，需要特別注意。

若是本身有其他疾病，例如：糖尿病、高血壓患者，應該同時治療這些疾病，並且積極地合併藥物及非藥物治療，配合醫師的建議擬定治療計畫，將血液中的脂肪控制在理想範圍內。

更年期過後、早發性停經和因為疾病接受兩側卵巢切除的婦女，可以考慮補充女性荷爾蒙，除了可以避免骨質疏鬆症，對於心臟血管疾病的預防也有顯著效果。

改善飲食生活型態

2001 年，美國國家膽固醇教育計畫之成人治療準則 III（ATP III）建議多方面改善生活方式，以降低罹患冠心症的風險，此即為

「治療性生活型態改變 TLC（Therapeutic Lifestyle Changes: TLC）」。

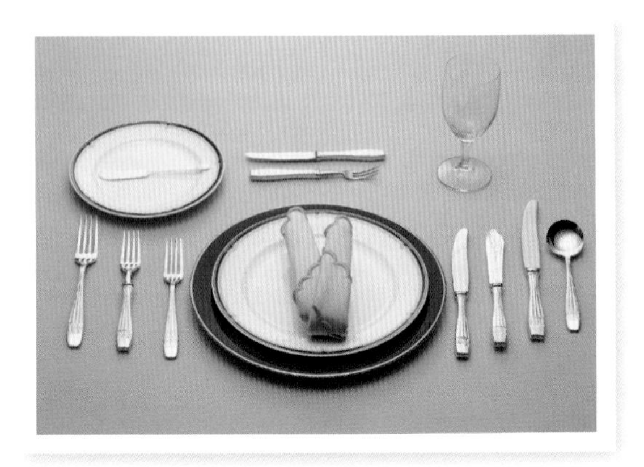

TLC 的內容重點是藉由飲食控制、運動、維持理想體重、自我監測等，來達到控制血糖、血壓、血脂的目的。

根據天主教耕莘醫院新店總院新陳代謝內分泌科夏德霖醫師於行政院衛生福利部食品藥物管理署（Food and Drug Administration, FDA）消費者資訊網頁撰文所述，想要落實「治療性生活型態改變」，應當做到以下數點：

✚ 控制脂肪總攝取量

全脂奶、冰淇淋、瑪琪琳等一些不可見的脂肪要控制攝取量。

✚ 聰明選擇適合的油脂

橄欖油、芝麻油及花生油等，有助於降低血中膽固醇，在攝取範圍內都可以選用，但較合用於涼拌或熟食拌油；大豆沙拉油、玉米油、葵花油及魚油，應適量攝取，可用於煎、炒等烹調方式；盡可能少用豬油、牛油、奶油及棕櫚油，但油炸食物可選用（不過對於高血脂患者，油炸食物需要嚴格限制）。

✚ 少吃膽固醇含量高的食物

一般內臟類、卵黃類等，膽固醇含量過於豐富，應該避免食用；建議一週內吃進的蛋黃不超過 2 ～ 3 顆。

✚ 攝取多醣類食物

在攝取量容許範圍內，多攝取多醣類食物（一般所謂的澱粉或碳水化合物皆為此類。五穀根莖類食物，例如：地瓜、馬鈴薯、山藥、紅豆、綠豆、薏仁、蓮子、糯米、玉米等，及米飯、麵食、麥片、南瓜等），減少攝取單醣類食物（糖）。

✚ 常選用富含水溶性纖維的食物

多吃水溶性纖維的食物，例如：糙米、燕麥、大麥、豆類、蔬菜及水果等，可使低密度脂蛋白膽固醇下降，減少心血管疾病的發生率。

✚ 選用適當的調味料

選用辛香料、液態調味品等調料，取代膏狀醬料、油狀醬料。

✚ 不宜攝取過多酒精

成年人每日酒精攝取量，建議以不宜超過 2 份酒精為原則（1 份酒精相當於 15g 的酒精）。

✚ 適當調整生活型態

舉例來說，戒菸及養成運動習慣，可以減少對身體的傷害，並能降低心血管疾病的罹患率。

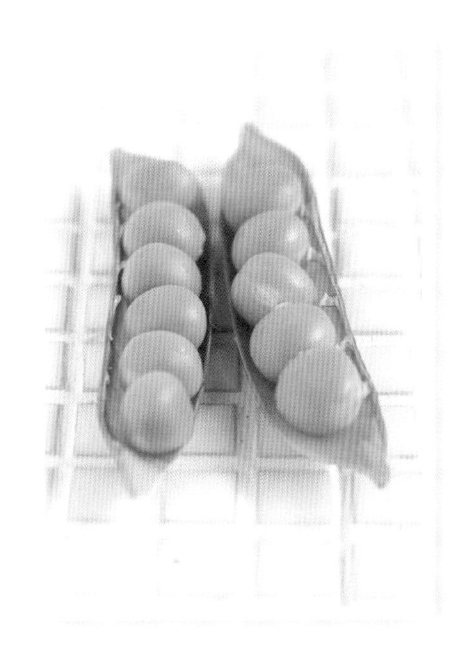

治療性生活型態改變的飲食建議（Therapeutic Lifestyle Changes，TLC Diet）

營養素	建議攝取量
總脂肪	占總熱量的 25 ～ 35%
飽和脂肪酸	低於總熱量的 7%
多元不飽和脂肪酸	最多占總熱量的 10%
單元不飽和脂肪酸	最多占總熱量的 20%
醣類	占總熱量的 50 ～ 60%
纖維	每日攝取 20 ～ 30 克
蛋白質	約占總熱量的 15%
膽固醇	每日低於 200 毫克
總熱量	維持理想體重且預防體重增加

資料來源：Executive Summary of the Third Report of the National Cholesterol Education Program (NCEP) Expert Panel on Detection, Evaluation, and Treatment of High Blood Cholesterol in Adults (Adult Treatment PanelIII). JAMA, 285 (19), 2486-2497, 2001.

預防高血脂的飲食策略

筆者在前面有提到，只要降低 1%的膽固醇濃度，便可以減少 2%的心臟病罹患率，培養良好的生活習慣是預防高血脂症的最佳方式；健康的飲食控制、規律的運動計畫和保持理想體重，不抽菸、不飲酒過量都是控制血脂異常和避免併發症的好方法。

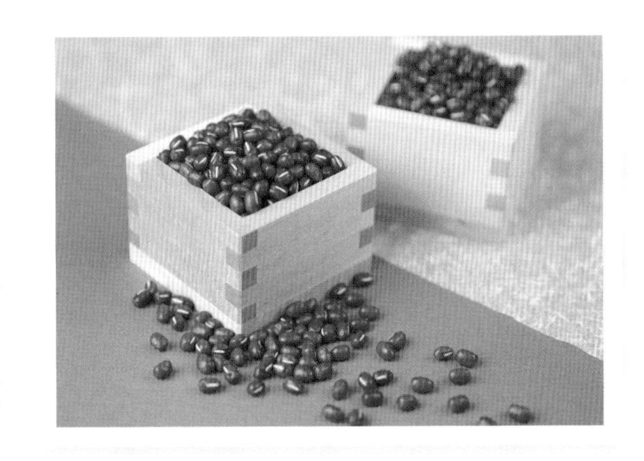

預防高血脂，飲食熱量控制是關鍵，正常男性每天的熱量攝取不宜超過1600大卡，女性則是不宜超過1400大卡；並注意以下飲食原則：

1. 定食、定量；勿暴飲暴食、飢飽無度。
2. 低鹽、低熱量、低動物脂肪、低膽固醇，控制熱量、脂肪攝取。
3. 忌食過多油、煎、炸物與不易消化的食物，避免發胖或血脂升高。
4. 多多食用含鉀量豐富的食品。例如：香蕉、胡蘿蔔……等。
5. 避開生冷、辛辣等刺激性的食物。例如：川菜、霜淇淋……等。
6. 濃茶、濃咖啡、烈酒……等飲品，盡量避免飲用。
7. 改變烹調方式，多使用清淡的料理手法，如：清蒸、水煮、涼拌或清燉等，不但可以擁有多樣化的菜色選擇，也可以兼顧家人的健康。

高膽固醇血症 V.S 高三酸甘油脂症的飲食原則

高膽固醇血症與高三酸甘油脂症的患者，其飲食要點大致上相同，但仍有些微的差異。膽固醇過高的人，第一步要避免食用高膽固醇的食物，降低體內壞膽固醇的比例；第二步是攝取高纖維的水果或蔬菜，降低總膽固醇和低密度脂蛋白膽固醇；第三步則控制油脂攝取量。高三酸甘油脂症的病人，飲食多半偏好精緻甜食，如果要控制其飲食，第一步要注意的是減少精緻甜食的攝取比例，第二步則多攝取多醣類食物，以五穀根莖類為主食，可以明顯降低血中三酸甘油脂濃度。

高血脂族群飲食建議

高膽固醇血症的飲食原則
• 各類食物攝取量依個人實際需要量攝取即可。
• 控制油脂攝取量，少吃油炸、油煎或油酥的食物。
• 豬皮、雞皮、鴨皮、魚皮……等不宜食用。
• 炒菜油選用單元不飽和脂肪酸高者（花生油、菜子油、橄欖油）。
• 炒菜油少用飽和脂肪酸含量高者（豬油、牛油、肥油、奶油）。
• 烹調建議用清蒸、水煮、涼拌、烤、燉、滷等方式。
• 少吃膽固醇含量高的食物，例如：肝臟、蟹黃、蝦卵、魚卵。
• 若血中膽固醇過高，每週攝取之蛋黃不宜超過 2 ～ 3 顆。
• 經常食用富含纖維質的食物，例如：豆類、水果、蔬菜、全穀類。
• 適當調整生活型態，例如：運動、戒菸、調適壓力。
高三酸甘油脂的飲食原則
• 多吃多醣類食物，例如：五穀根莖類。
• 避免攝取精製甜食、含蔗糖或果糖之飲料、糖果、糕餅、罐頭。
• 多多攝取富含 ω－3 脂肪酸的魚類，例如：鮭魚、鯖魚、秋刀魚。
• 不宜飲酒。
• 控制體重，可明顯降低血液中三酸甘油脂濃度。
• 魚油對於降低三酸甘油脂有用，對於降膽固醇則效果不好。

參考來源：馬偕醫院

減少攝取飽和性脂肪可以避免血液中膽固醇含量過高。飽和性脂肪酸主要存在於動物性脂肪中，例如：豬皮、雞皮、魚皮、肥肉、牛油等，可可、椰子也是飽和性脂肪來源之一，因此，烹煮食物最好避免使用奶油、牛油、豬油等動物性油脂。另外，多食用魚類或去皮家禽類肉品可以減少飽和性脂肪酸的攝取量，同時最好不要食用回鍋油，因為油的加熱過程會分解並產生過氧化物等物質，過氧化物對身體有害，將會增加罹患心臟病和癌症的風險。多使用不飽和性脂肪酸高的植物油，例如：葵花子油、花生油、菜籽油、橄欖油等，可以降低血液中膽固醇含量。

除此之外，應多多攝取纖維質，高纖食物除了可以刺激腸道蠕動、增加糞便量、促進排便順暢外，所含飽和性脂肪酸也很少。高纖食物同時會吸收水分、膽固醇和膽酸鹽，並且幫助排出膽酸、膽酸鹽和中性固醇類，減少身體對膽固醇的吸收，降低血脂。

而海藻類食物因為含有許多藻酸、水溶性膳食纖維、鋅、藻類多醣體、黏蛋白等物質，有助於降低血脂肪，亦是高血脂患者的好選擇。研究顯示，燕麥麩因含有易溶性纖維，可以有效減少膽固醇含量，假使每天食用一杯到一杯半的燕麥麩，將有助於降低 13 ～ 19％的膽固醇含量。此外，也有研究發現，富含膳食纖維的薏仁也可以降低血液中膽固醇和三酸甘油脂的濃度。

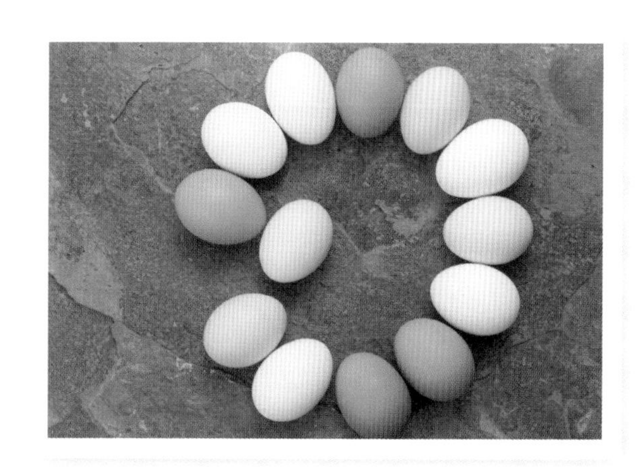

知識+

高纖食物

所謂的高纖食物，包括糙米、燕麥、玉米、胚芽米、全麥麵包、薏仁……等五穀根莖類，或是未加工過的豆類食品，以及各種蔬菜、水果。例如：豌豆、扁豆、皇帝豆、花椰菜、甘藍菜、覆盆莓、酪梨、水梨、燕麥……等等。

預防高血脂的運動

運動好處多，除了可以維持身材、避免體重過重，還有助於增進心肺功能、強健肌肉骨骼。肥胖者的血液中，往往含有較高的膽固醇量，而擁有良好運動習慣的人比較不會發胖，血液中的膽固醇含量也相對較低。

此外，在運動的時候，由於腦內嗎啡的釋放，能使得我們感覺情緒愉悅，產生積極樂觀的態度，都有益於身體健康。

運動中，須具備相關的保護措施和正確觀念，才不會造成運動的傷害。運動前，一定要做好暖身運動，身體關節舒展之後，才慢慢地增加運動強度；運動結束後，也必須要做緩和運動，千萬不要馬上停下來。運動過程中，要穿著運動服和適當的鞋襪，如果有需要，可以增加其他的保護器具，例如：護腕、護膝等，而天氣太冷時，最好避免戶外活動。

其他像是視力模糊、玻璃體出血、神經系統知覺損害和曾經患有高血壓、中風、心臟病、肝腎功能不佳者，應該接受醫師評估後，再選擇適合自己能力的運動種類和強度。

每週應該要有至少 3 次的固定運動時間，每一次的運動持續時間大約以 20 ～ 30 分鐘為宜；運動的心跳速率必須要達到相關年齡運動後產生最大心跳速率（可參閱下頁表格）的 70 ～ 85%，但是要衡量自己的能力，千萬不可以超過心臟所能負荷的程度。

運動後最大心跳速率表

年齡	最大心跳（220- 年齡）	心跳範圍（最高心跳的 70 ～ 85%）
20	200	140 ～ 170
25	195	137 ～ 166
30	190	133 ～ 162
35	185	130 ～ 157
40	180	126 ～ 153
45	175	123 ～ 149
50	170	119 ～ 145
55	165	116 ～ 140
60	160	112 ～ 136
65	155	109 ～ 132
70	150	106 ～ 128

資料來源：高雄縣衛生局工作引導手冊

舉例來說，心臟病患者的運動量要循序漸進，慢慢增加，還要搭配適度的休息；糖尿病患者不宜空腹運動或太過劇烈地運動，以免血糖過低引發危險，並且避免獨自運動，防止任何突發狀況，也不要打赤腳運動；而血脂異常患者最好避免快速站起的動作，因為這種快速由低處起立的動作會使腦部缺血的症狀更加嚴重，甚至導致缺血性腦中風。

高血脂症患者的血液黏稠度比一般人高，會造成血管較大的負擔，而且血壓也會較高，因此，運動期間要多注意水分的攝取，多喝水不但可以幫助身體代謝，也可以預防因為運動時血壓升高所造成的傷害。最好避免如拔河之類的運動，因為頓時停止閉氣運動會因為血液的心輸出量和周邊血管阻力的突然增加而使血壓突然上升。飯前、飯後 1 小時內也要避免劇烈運動，至少要等 1 ～ 2 小時後再運動。

兒童與高血脂

小朋友胖嘟嘟的固然可愛，但孩子的飲食控制同樣必須留意，一旦幼兒飲食習慣不當，體重超出正常重量，體內的油脂細胞數量也會跟著增加而危害健康，而動脈粥狀硬化最早的證據是脂肪紋，假如脂肪紋在兒童時期就已經出現，父母一定要多留意孩子們的飲食習慣，並且改正，因為兒童的血清膽固醇濃度可能與早期粥狀動脈硬化的發生及嚴重程度有密切關係。所以，應該從小開始預防以及注意各種威脅健康的因素，在幼兒時期先建立起良好的飲食習慣，才能奠定未來完善的健康基礎。

美國心臟病學會對預防兒童期動脈粥狀硬化的飲食建議

1. 必須年滿 2 歲以上。
2. 攝取足夠的營養。
3. 熱量必須足夠成長及日常活動所需。
4. 一天的脂肪含量需要小於 30％的總熱量（10％飽和脂肪酸，10％多鏈不飽和脂肪酸，10％單鏈不飽和脂肪酸）。
5. 一天的膽固醇攝取量不能超過 300mg。
6. 一天的蛋白質攝取量占 15％的總熱量。
7. 一天的醣類攝取量占 55％的總熱量。
8. 餐桌上不供應食鹽。

美國小兒科學院對兒童飲食的建議

1. 新生兒最好以母乳哺育，若是有困難，可在半年內以嬰兒奶粉哺育，從滿 4 ～ 6 個月起，開始增加副食品，例如：米粉、麥粉、蔬菜、水果等。
2. 滿週歲後，必須食用營養平衡的食物。
3. 早期診斷及治療肥胖症、高血壓症。
4. 保持理想體重及規律運動。
5. 減低食物中飽和脂肪、膽固醇及食鹽量。
6. 增加食物中多鏈不飽和脂肪。

更年期婦女與高血脂

隨著年紀的增長，婦女朋友們在進入更年期之後，因為女性荷爾蒙的變化，血液中膽固醇的濃度也會漸漸改變，因為賀爾蒙的減少而上升，增高心臟血管疾病的發生率。

由此可見，更年期之後的女性，要更加保養自己的身體，筆者在這裡提供五種方法給不知道該從開始保健的女性。

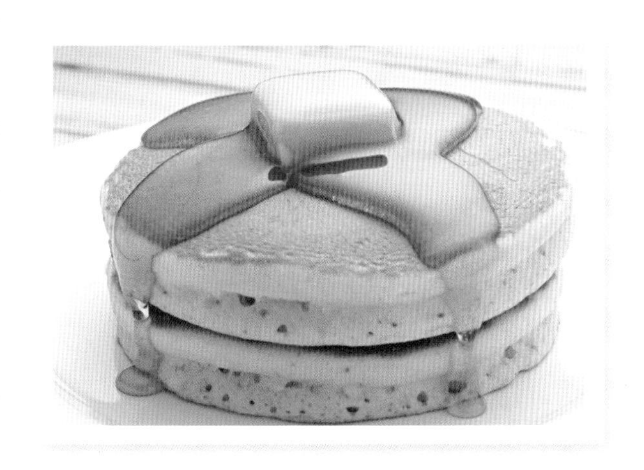

甜食、點心的習慣

維持三餐正常的好習慣，才不會在不該吃東西的時間嘴饞。

每一餐維持七分飽

通常女性們吃飽飯，就會直接坐在位子上休息或者工作，導致腰圍直線上升，吃七分飽的程度剛剛好。

每天喝足夠的水

更年期後，新陳代謝已經不如以往，多喝水能夠加速身體的排泄，每天大約喝 1500 ～ 2000c.c 的水。

每天限飲兩杯咖啡

更年期後的女性，鈣質流失速度很快，所以要限制咖啡量，避免骨質疏鬆，同時要補充高鈣食品，像是乳製品、豆製品、小魚乾等，但是一定要注意油脂量。

烹飪方式的改變

盡量少用煎、炒、油炸的方式，改以水煮、清蒸替代;倘若用油烹調，則盡可能地選擇健康的食用油。

膽固醇含量參考表

從第一高（高血壓）、第二高（高血糖）、第三高（高血脂）看下來，不知道讀者有沒有發現，這三高之間的關係密不可分，通常患有高血壓的病人罹患高血糖、高血脂的機率會比一般人高出好幾倍，所以建議各位讀者一定要定期測量血壓、血糖、血脂，別等到病入膏肓了，才急忙就醫，通常都已經來不及了。

在第三高的最後附上各類食物的膽固醇含量表，讓讀者能夠對照選擇餐點，並且心生警惕，越吃越健康。

各類食物膽固醇含量

項目	食物	份量	膽固醇（mg）
蛋類	雞蛋黃	1 個	266
	雞蛋白	1 個	0
	鴨蛋	1 個	619
奶類 乳類	奶油	100g	140
	起司	100g	100
	牛油	100g	260
	牛奶	100g	13
肉類	豬腦	100g 或 2.5 兩	2530
	豬腰、豬肝	100g 或 2.5 兩	365 ～ 480
	瘦肉（牛羊豬）	100g 或 2.5 兩	65 ～ 77
	肥肉（牛羊豬）	100g 或 2.5 兩	99 ～ 138
	排骨	100g 或 2.5 兩	105
	臘腸	100g 或 2.5 兩	150
	火腿	100g 或 2.5 兩	62
	雞胸肉	100g 或 2.5 兩	39

海鮮	鮮魷魚	100g 或 2.5 兩	231
	龍蝦	100g 或 2.5 兩	85
	螃蟹	100g 或 2.5 兩	100
	蝦子	100g 或 2.5 兩	154
	罐頭鮑魚	100g 或 2.5 兩	103 ～ 170
	黃魚	100g 或 2.5 兩	79
	海蜇	100g 或 2.5 兩	16
	海參	100g 或 2.5 兩	0
油品	豬油	100g 或 2.5 兩	56
	植物油	100g 或 2.5 兩	0
其他	蔬菜	100g 或 2.5 兩	0
	瓜果類	100g 或 2.5 兩	0
	五穀類	100g 或 2.5 兩	0

資料來源：行政院衛生福利部

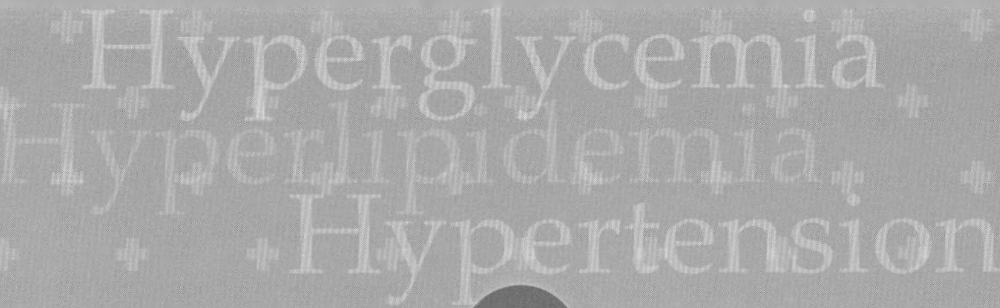

Chapter 2

實踐篇

救三高飲食、甩三高運動

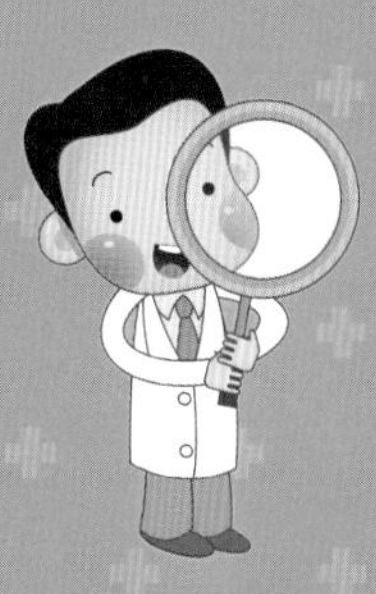

想控制住血糖、血壓、血脂，只能縮衣節食嗎？有鑑於廣大群眾迫切想知道三高「吃的問題」，本章統整出降壓、減糖、消脂效果強大的明星食材、中藥材，並詳列營養成分、功效，教你掌握正確的飲食結構。除此之外，運動輔助治療，是慢性病患者好轉的關鍵，散步、慢跑、游泳、瑜珈、體操……跟著書中的有氧運動套餐，簡單動一動，在不知不覺中降低三高指數！

Bitter Melon

苦瓜

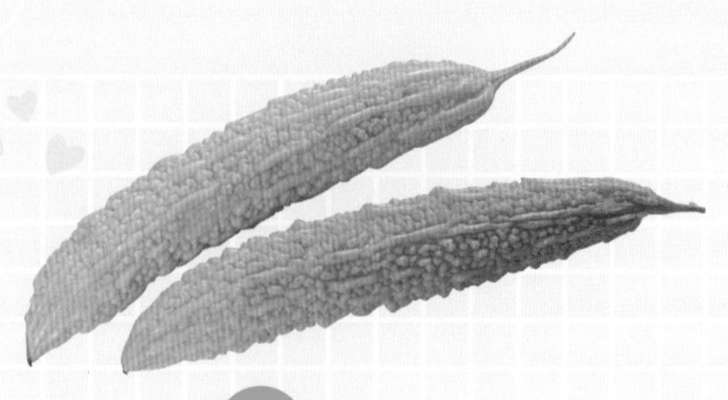

別名 涼瓜、癩瓜、癩葡萄、紅姑娘　**味性** 味苦、性寒

營養指數表（100g）

熱量	水分	蛋白質	脂肪	醣類
19 kcal	94 g	0.9 g	0.18 g	4.4 g

膽固醇	粗纖維	膳食纖維	維生素 A	維生素 B_1	維生素 B_2
0 mg	0.6 g	1.5 g	8 μg	0.05 mg	0.05 mg

維生素 C	鈉	鉀	鈣	鎂	鐵
45 mg	6 mg	319 mg	9 mg	16 mg	0.4 mg

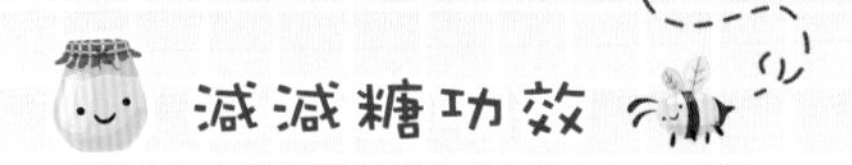

減減糖功效

1. 苦瓜中所含的苦瓜苷，有一種類似胰島素的多胜肽類物質，可促進胰島素分泌，常吃苦瓜有助於降低血壓、降低血糖，適合糖尿病患者食用。
2. 苦瓜可以活化胰臟及刺激免疫細胞活性，具有治療糖尿病的功效。
3. 苦瓜含有豐富的纖維素——果膠，可以加速代謝、降低膽固醇。

飲食小叮嚀

- 苦瓜是一種性寒的食品，故虛寒、腹瀉或體質較虛弱者，都要少吃。
- 女性生理期期間、產後坐月子期間，都不宜多吃或忌吃苦瓜。
- 易長青春痘、疹子及火氣大的人適合食用苦瓜，腫瘤及癌症患者亦適合。
- 苦瓜表面凹處易殘留農藥，清洗時應以軟刷刷洗乾淨。

南瓜

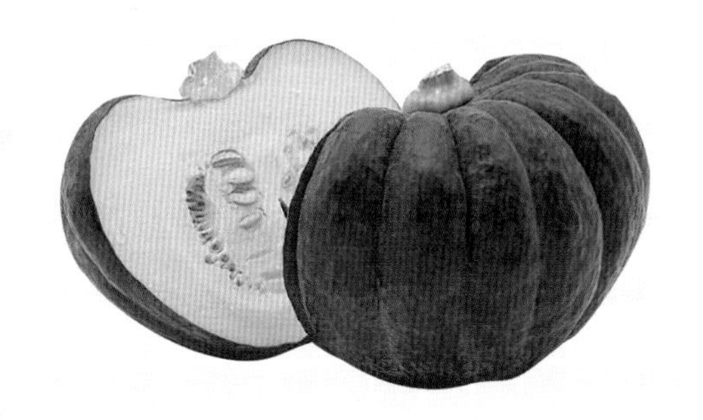

別名 金瓜　**味性** 味甘、性溫

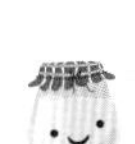

營養指數表（100g）

熱量	水分	蛋白質	脂肪	醣類
26 kcal	80 g	1 g	0.1 g	6.5 g

膽固醇	粗纖維	膳食纖維	維生素 A	維生素 B_1	維生素 B_2
0 mg	0.6 g	1 g	369 μg	0.05 mg	0.11 mg

維生素 C	鈉	鉀	鈣	鎂	鐵
9 mg	1 mg	340 mg	25 mg	14 mg	0.8 mg

減減糖功效

1. 南瓜含有大量的纖維素，可以調節胃中食物的吸收度，使碳水化合物吸收速度減慢，進而讓飯後人體的血糖值不致於升高太快。
2. 南瓜中含有果膠，果膠可以保護腸胃黏膜，延緩腸胃排空的時間，進而能延遲腸胃對於糖分的吸收速度，降低機體血糖值。
3. 南瓜中鈣與鉀的含量豐富，可以促進體內水分及鹽分排出體外，有助降低血壓，穩定糖尿病患者、高血壓患者的血壓值。
4. 南瓜中還含有鈷，可以增進造血功能和新陳代謝。

飲食小叮嚀

- 南瓜雖能減緩血糖升高速度，但仍含有碳水化合物，高血糖者酌量食用。
- 南瓜中含有類胡蘿蔔素，食用過多可能造成皮膚顏色蠟黃，但對身體無害，只要停止食用，膚色便會漸漸回復正常。
- 食用南瓜過量會導致瘡毒、黃疸與腳氣病。

芋頭

Taros

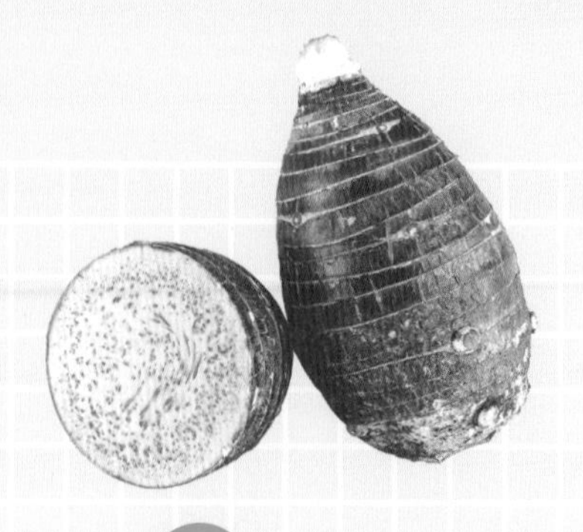

別名 里芋、香芋、芋艿、毛芋、山芋　**味性** 味甘辛、性平

營養指數表（100g）

熱量	水分	蛋白質	脂肪	醣類
130 kcal	69 g	2.4 g	1.1 g	27 g

膽固醇	粗纖維	膳食纖維	維生素 A	維生素 B_1	維生素 B_2
0 mg	0.9 g	2.4 g	7 μg	0.03 mg	0.02 mg

維生素 C	鈉	鉀	鈣	鎂	鐵
8.8 mg	0 mg	500 mg	29 mg	30 mg	0.9 mg

減減糖功效

1. 芋頭含有豐富的膳食纖維，具有加速膽固醇代謝的功效，還具有飽足感，因此能減少熱量的攝取，延緩血糖上升，還可以抑制血糖的不穩定性。
2. 芋頭含有豐富的鉀，能幫助體內鈉的排泄，有效預防水腫。
3. 芋頭中的膳食纖維能夠促進腸胃蠕動，有助排便。
4. 芋頭含有豐富的澱粉以及蛋白質，可以代替穀類當主要糧食用；尤其適合肝與腎功能不好、喝醉酒以及患有高血壓的人。

飲食小叮嚀

- 芋頭不耐低溫，最好放在通風、陰涼處。
- 食用芋頭時以去皮蒸、煮為宜，才能品嚐食物的原味。
- 芋頭所含澱粉量極高，吃多容易腹脹；過敏體質、消化不良的人少吃。
- 處理芋頭的過程當中，可能會發生手部發癢的狀況，可以事先將雙手浸泡於醋水裡或檸檬汁裡 1 分鐘，以避免這種情況產生。

山藥

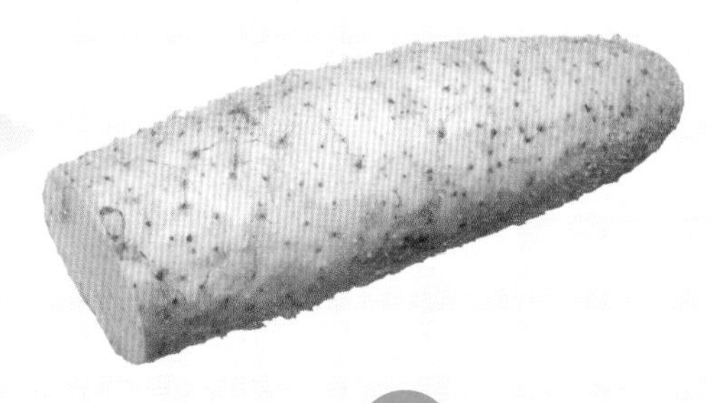

別名 山芋、淮山、諸薯、延草、大薯、山蕷　**味性** 味甘、性平

營養指數表（100g）

熱量	水分	蛋白質	脂肪	醣類
74 kcal	80 g	1.9 g	2.2 g	13 g

膽固醇	粗纖維	膳食纖維	維生素 A	維生素 B_1	維生素 B_2
0 mg	0.3 g	1.3 g	0 μg	0.03 mg	0.02 mg

維生素 C	鈉	鉀	鈣	鎂	鐵
4 mg	9 mg	370 mg	5 mg	13 mg	0.3 mg

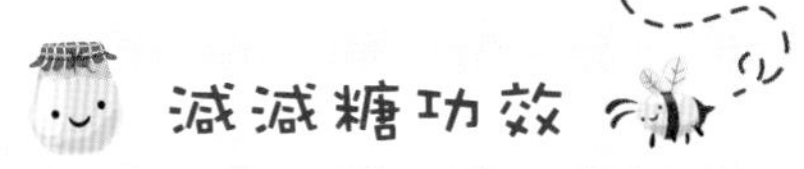

減減糖功效

1. 山藥含有大量的黏液質——多醣蛋白混合物，此種物質有促進荷爾蒙合成的作用，並且可以提高新陳代謝，降低血糖值。
2. 山藥含有可溶性纖維，能推遲胃內食物的排空，助消化、降血糖。
3. 山藥的維生素 B_1 會代謝血液中的葡萄糖，能有效降低血糖值。
4. 山藥中所含澱粉酶，可水解澱粉為葡萄糖，減少血液中糖分，因此山藥是非常適合糖尿病患者食用之食材。

飲食小叮嚀

- 山藥含鉀量高，腎臟病患者不宜食用。
- 山藥具收澀效果，大便燥結患者不宜食用。
- 山藥不耐低溫，不要儲藏於冰箱，可用報紙包好，置放於乾燥、陰涼處。
- 挑選時可選擇鬚根少、沒有腐敗或乾枯現象的山藥，比較新鮮；山藥去皮時，可能讓雙手發癢發紅，可以先戴上手套再進行處理。

Burdock

牛蒡

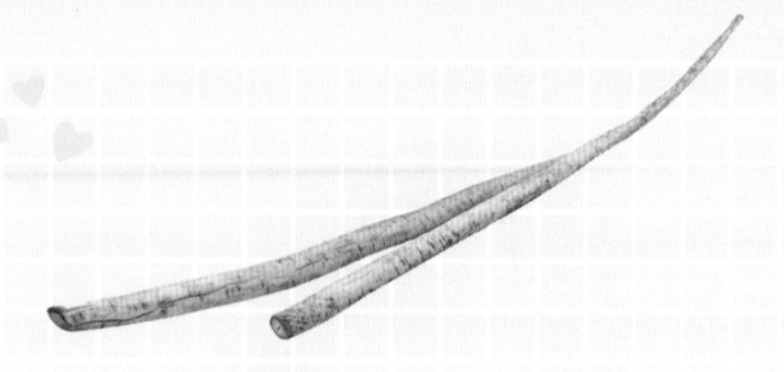

別名 夜叉頭、鼠粘、蝙蝠刺、惡實　　**味性** 味辛苦、性寒

營養指數表（100g）

熱量	水分	蛋白質	脂肪	醣類
100 kcal	76 g	2.5 g	0.7 g	22 g

膽固醇	粗纖維	膳食纖維	維生素 A	維生素 B_1	維生素 B_2
0 mg	1.7 g	6.8 g	3.3 μg	0.04 mg	0.04 mg

維生素 C	鈉	鉀	鈣	鎂	鐵
4 mg	6 mg	370 mg	46 mg	46 mg	1 mg

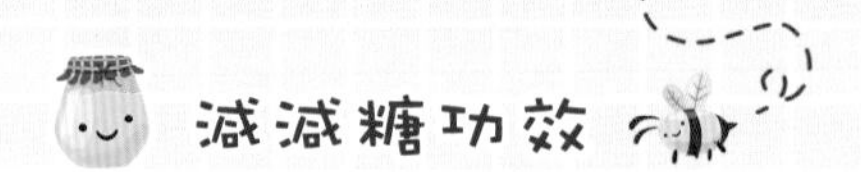

減減糖功效

1. 牛蒡中所含膳食纖維可延長腸胃對糖分的吸收速度，預防血糖上升，有助於控制血糖；纖維質還能吸附食物中的膽固醇，降低膽固醇與血脂含量。
2. 牛蒡中含有綠原酸等營養成分，能調節血糖。
3. 牛蒡富含菊糖成分，可以達到促進排尿、降低血糖的功能。
4. 牛蒡中的木質素成分，能促進腸胃蠕動，加速排除體內毒素。

飲食小叮嚀

- 牛蒡性寒，體質虛弱者宜少食；本身常腹瀉者亦不可多食。
- 消化性潰瘍患者宜少食，以免影響傷口的癒合速度。
- 吃剩的牛蒡要保持乾燥，用紙巾或保鮮膜包好，放置在陰涼處。

菠菜

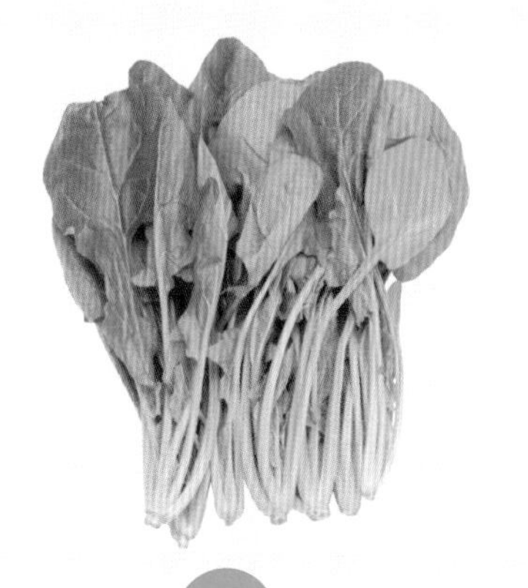

別名 飛龍菜、波斯草、鸚鵡菜、鼠根菜　**味性** 味甘、性涼

營養指數表（100g）

熱量	水分	蛋白質	脂肪	醣類	
21 kcal	92 g	2 g	0.5 g	3 g	
膽固醇	**粗纖維**	**膳食纖維**	**維生素 A**	**維生素 B_1**	**維生素 B_2**
0 mg	0.9 g	2.4 g	640 μg	0.05 mg	0.08 mg
維生素 C	**鈉**	**鉀**	**鈣**	**鎂**	**鐵**
9 mg	55 mg	464 mg	77 mg	58 mg	2 mg

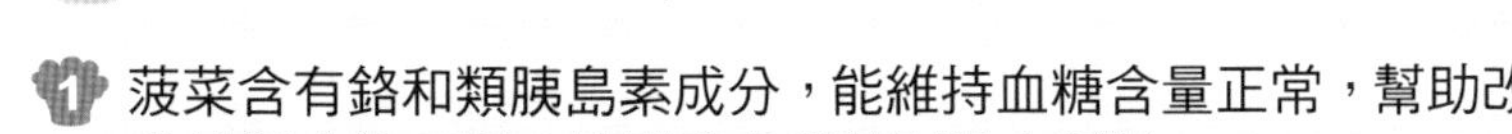

1. 菠菜含有鉻和類胰島素成分，能維持血糖含量正常，幫助改善糖尿病症狀，尤其對「第二型」糖尿病患者特別具有幫助。
2. 菠菜含有鐵質，有補血、止血的效果，可以改善人體貧血、低血壓症狀。
3. 菠菜中含有槲皮素、葉黃素、類胡蘿蔔素等營養成分，能增強免疫能力，具有保護心血管的作用。

飲食小叮嚀

- 菠菜含有草酸，容易與其他含鈣食物結合成為草酸鈣，造成泌尿系統結石，最好在食用前先燙煮約一分鐘，讓大部分的草酸流失後，再進行烹調。
- 菠菜性寒涼，腸胃虛弱者不宜大量攝取，經常腹瀉者最好少食用。
- 菠菜不要搭配韭菜食用，以免加重人體腹瀉的現象。
- 腎臟功能衰弱者，亦不宜大量攝取菠菜。

Brown Rice

糙米

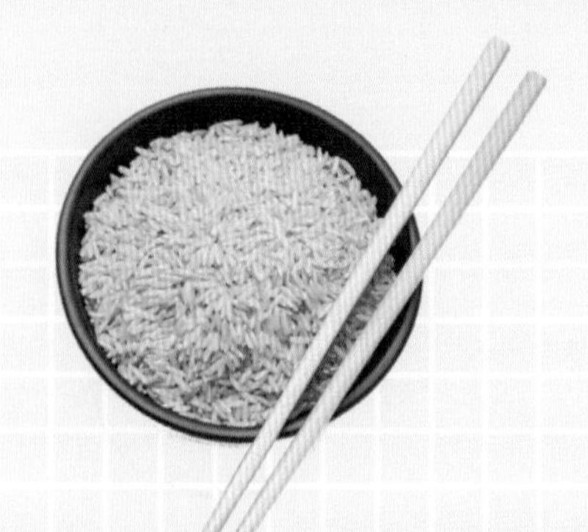

別名 褐色之米 **味性** 味甘、性溫

營養指數表（100g）

熱量	水分	蛋白質	脂肪	醣類
360 kcal	12.3 g	8 g	2.7 g	76.6 g

膽固醇	粗纖維	膳食纖維	維生素 A	維生素 B_1	維生素 B_2
0 mg	1.2 g	3.3 g	0.8 μg	0.5 mg	0.05 mg

維生素 C	鈉	鉀	鈣	鎂	鐵
2 mg	0 mg	312 mg	6 mg	129 mg	2.7 mg

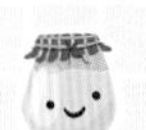

減減糖功效

1. 糙米的澱粉物質被粗纖維組織所包裹，人體消化吸收速度較慢，因而能控制血糖；膳食纖維能與膽汁中的膽固醇結合，促進膽固醇的排出。
2. 糙米是極佳的複合性醣類，能保持血糖穩定、平衡血糖。
3. 糙米中鉀、鎂、鋅、鐵、錳含量較高，有利於預防心血管疾病。
4. 糙米所含的維生素 B 群、E，可以促進血液循環和新陳代謝。

飲食小叮嚀

- 糙米較為粗硬，即使是煮熟以後，也不易被人體消化，腸胃不佳或年長者、孩童要細嚼慢嚥，避免造成腸胃消化不良。
- 煮糙米之前，一定要先浸泡，因為糙米皮含有植酸，會影響人體對蛋白質、鐵、鈣等礦物質的吸收，造成營養素的浪費。
- 早產、流產和不孕的人適合食用糙米。

秋葵

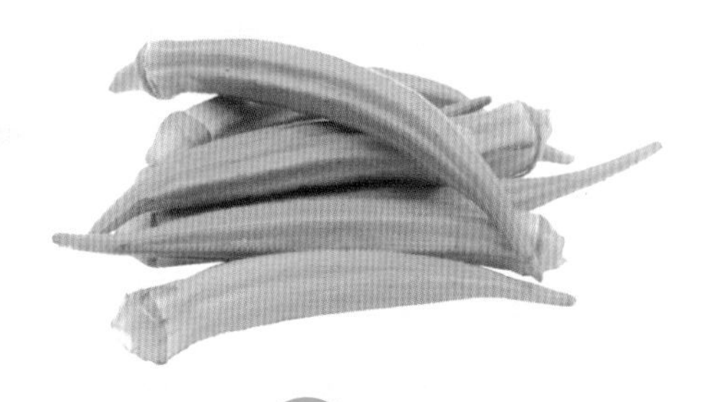

別名 黃秋葵、羊角豆、咖啡黃葵、毛茄　**味性** 味淡、性寒

營養指數表（100g）

熱量	水分	蛋白質	脂肪	醣類
33 kcal	88 g	1.9 g	0.2 g	7 g

膽固醇	粗纖維	膳食纖維	維生素 A	維生素 B_1	維生素 B_2
0 mg	0.6 g	3.2 g	214 μg	0.2 mg	0.2 mg

維生素 C	鈉	鉀	鈣	鎂	鐵
23 mg	7 mg	299 mg	82 mg	57 mg	0.6 mg

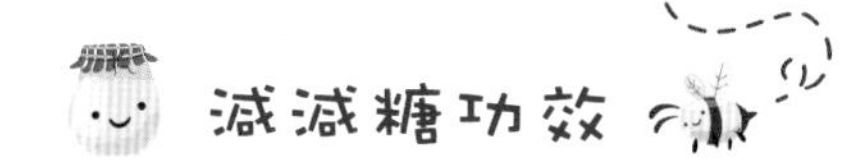

減減糖功效

1. 秋葵含有水溶性纖維果膠、半乳聚糖，以及阿拉伯樹膠，皆屬於水溶性膳食纖維，除了可以降低血壓，對預防肥胖與慢性病也有幫助。
2. 秋葵鉀含量高，能幫助消除水腫、促進水分循環。
3. 秋葵豐富的維生素 A 及 β - 胡蘿蔔素有益於視網膜健康、維護視力、增加身體的抵抗力、強化免疫系統，對於抗發炎也有不錯的效果。
4. 秋葵的粘性物質中含有 50% 的可溶性纖維素，能有效降低血清膽固醇，預防心血管疾病。

飲食小叮嚀

- 秋葵是低脂肪、低蛋白的食物來源，經常食用可以防治糖尿病。
- 秋葵適合胃炎、胃潰瘍、貧血、消化不良、三高病、癌症患者食用。
- 秋葵性偏寒涼，胃腸虛寒、功能不佳、經常腹瀉的人不可多食。

冬瓜

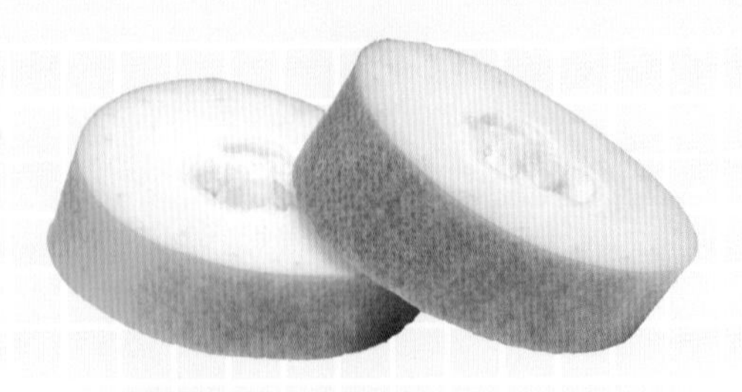

別名 東瓜、白瓜、枕瓜、減肥瓜　**味性** 味甘、性微寒

營養指數表（100g）

熱量	水分	蛋白質	脂肪	醣類
12 kcal	85 g	0.4 g	0.2 g	1.8 g

膽固醇	粗纖維	膳食纖維	維生素 A	維生素 B_1	維生素 B_2
0 mg	1 g	2.9 g	0 μg	0.01 mg	0.02 mg

維生素 C	鈉	鉀	鈣	鎂	鐵
13 mg	111 mg	6 mg	19 mg	10mg	0.4 mg

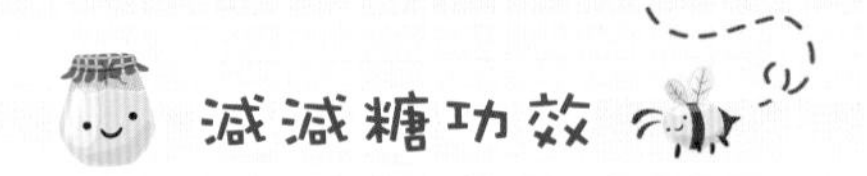

減減糖功效

1. 冬瓜中的膳食纖維含量很高，能降低體內膽固醇。
2. 冬瓜對於改善血糖水平的效果良好；此外，它的粗纖維還能刺激腸道蠕動，使腸道裡面積存的致癌物質儘快排泄出去。
3. 冬瓜中富含丙醇二酸，能有效控制體內的糖類轉化為脂肪，防止體內脂肪堆積，還能把肥胖多餘的脂肪消耗掉，對防治動脈粥樣硬化有良好的效果。

飲食小叮嚀

- 冬瓜鉀含量高，鈉鹽含量低，最適合需低鈉食物的腎臟病、水腫病、肝硬化、癌症、腳氣病、高血壓、糖尿病、動脈硬化、冠心病、肥胖患者食用。
- 冬瓜性偏寒冷，脾胃虛弱、經常性腹瀉、胃寒疼痛者都忌食冬瓜。
- 女子月經來潮的期間禁食，手腳經常發冷和慣性痛經者也忌食冬瓜。

高麗菜

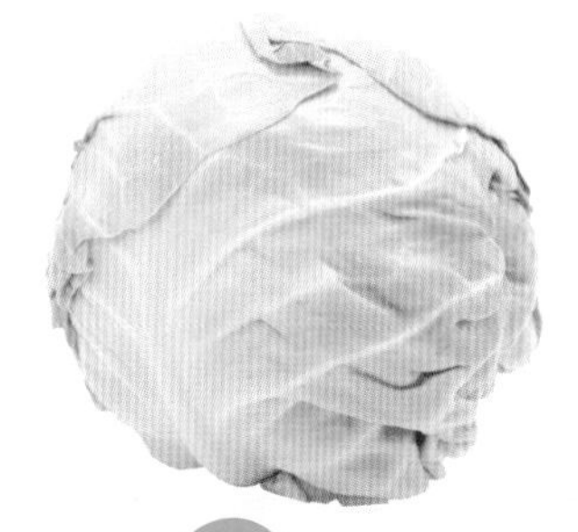

別名 甘藍菜、包心菜、捲心菜、玻璃菜　**味性** 味甘、性平

營養指數表（100g）

熱量	水分	蛋白質	脂肪	醣類	
24 kcal	95 g	1.3 g	0.1 g	6 g	
膽固醇	粗纖維	膳食纖維	維生素 A	維生素 B_1	維生素 B_2
0 mg	1.1 g	2.5 g	29.5 μg	0.03 mg	0.04 mg
維生素 C	鈉	鉀	鈣	鎂	鐵
36.6 mg	18 mg	170 mg	40 mg	12 mg	0.5 mg

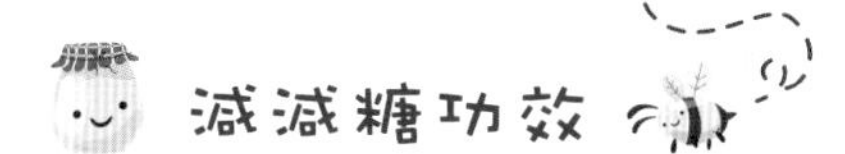

1. 高麗菜含有錳，能減少體內脂肪堆積，幫助新陳代謝。
2. 高麗菜含鉻，有調節血糖的功能，適合糖尿病患者食用。
3. 高麗菜富含維生素 B 群、維生素 C、維生素 K、維生素 U、鈣、磷、鉀、有機酸、膳食纖維等營養素；其中膳食纖維可以增加飽足感，熱量不高，營養價值卻很高，也可以降低膽固醇和預防體脂肪過高。

飲食小叮嚀

- 高麗菜中的營養成分多為水溶性，切高麗菜建議切成大塊，切面小，接觸到空氣、水分的面積越小，流失的營養就會越少。
- 甲狀腺功能失調或腸胃功能不佳、容易腹脹者，不宜大量食用高麗菜。
- 選購葉片翠綠者為佳，葉片具光澤、無枯萎者佳。

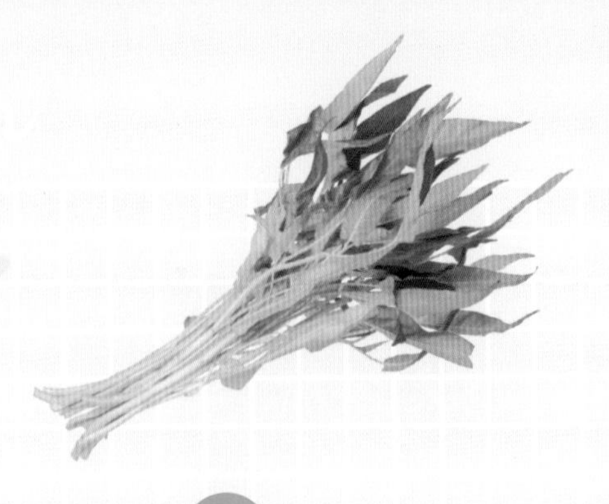

空心菜

別名 蕹蕹菜、蕹菜、通心菜、無心菜　**味性** 味甘、性寒

營養指數表（100g）

熱量	水分	蛋白質	脂肪	醣類
24 kcal	93 g	1.4 g	0.4 g	4.4 g

膽固醇	粗纖維	膳食纖維	維生素 A	維生素 B_1	維生素 B_2
0 mg	0.8 g	2.1 g	380 μg	0.01 mg	0.1 mg

維生素 C	鈉	鉀	鈣	鎂	鐵
14 mg	52 mg	440 mg	78 mg	21 mg	1.5 mg

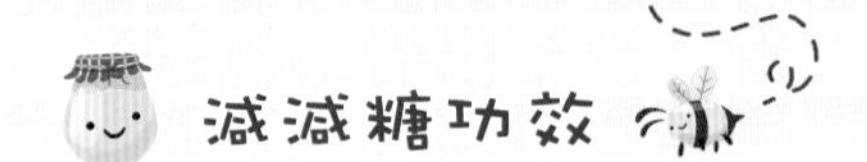

減減糖功效

1. 空心菜富含膳食纖維，可以促進腸胃蠕動、清空宿便。
2. 多吃空心菜，抑制對於其它食物糖分的吸收，有效降低血糖。
3. 空心菜所含維生素 C 能降低膽固醇、三酸甘油酯，具有降脂、減肥以及預防血管硬化的功效，老人家可以多多攝取。
4. 空心菜中含豐富鉀成分，鉀能幫助利尿，排出多餘水分，降低血壓。

飲食小叮嚀

- 空心菜性屬寒涼，體質虛弱、脾胃虛寒、腹瀉者不宜多食。
- 血壓偏低者、婦女月經來臨時，皆忌食空心菜。
- 空心菜不耐久放，放置於冷藏室的保存期限約為 2 天，宜儘速食用完畢。
- 服用藥物或服用中藥期間，最好少吃空心菜，以免降低其藥效。

地瓜葉

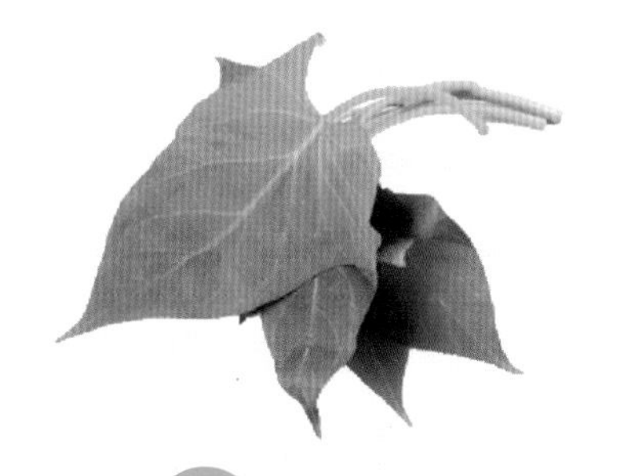

別名 豬菜、甘藷葉、番藷葉、過溝葉　　**味性** 味甘、性平

營養指數表（100g）

熱量	水分	蛋白質	脂肪	醣類	
30 kcal	92 g	3.1 g	0.7 g	4 g	
膽固醇	粗纖維	膳食纖維	維生素 A	維生素 B_1	維生素 B_2
0 mg	1 g	3.1 g	1266 μg	0.03 mg	0 mg
維生素 C	鈉	鉀	鈣	鎂	鐵
19 mg	21 mg	310 mg	85 mg	20 mg	1.5 mg

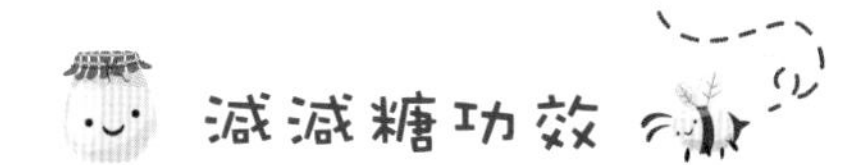

1. 地瓜葉所含楊梅素成分，可以使血糖進入肝臟內，合成肝醣，能有效降低血液中的糖分，所以地瓜葉很適合糖尿病患者食用。
2. 地瓜葉當中富含有的膳食纖維，能夠降低我們血液中膽固醇的含量，使得血管暢通，進一步促進人體血液的整體循環。
3. 地瓜葉含有豐富的引朵素與纖維質能退肝火，調節血糖含量。
4. 地瓜葉富含鎂、鈣，鎂可以促進心臟、心血管健康，增進鈣的吸收和代謝，防止鈣沉澱在組織、血管之內。

飲食小叮嚀

- 地瓜葉含有草酸成分，食用之前，最好經過汆燙處理來過濾草酸，要注意汆燙的時間不宜過久，以免造成食材營養的流失。
- 地瓜葉不要久置，最好在 2 ～ 3 天內食用完畢。
- 地瓜葉不可生吃，會造成消化不良的現象產生。

黑木耳

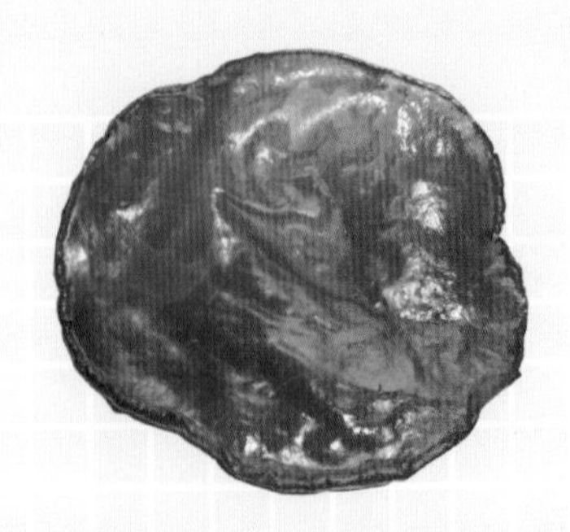

別名 木菌、木蛾、桑耳　**味性** 味甘、性平

營養指數表（100g）

熱量	水分	蛋白質	脂肪	醣類	
33 kcal	91 g	0.9 g	0.3 g	7.8 g	
膽固醇	**粗纖維**	**膳食纖維**	**維生素 A**	**維生素 B_1**	**維生素 B_2**
0 mg	0.9 g	6.6 g	0 μg	0 mg	0.05 mg
維生素 C	**鈉**	**鉀**	**鈣**	**鎂**	**鐵**
0 mg	28 mg	40 mg	33 mg	15 mg	1.1 mg

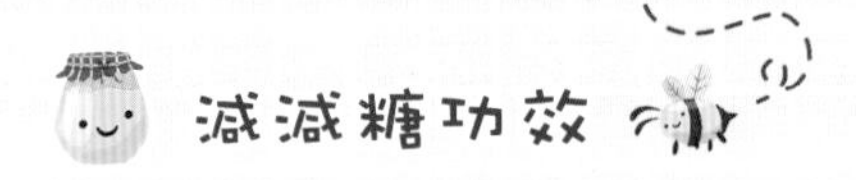

減減糖功效

1. 黑木耳中含有膠質的成分，吃下肚之後能引發飽足感，延緩胃部排空的時間，進一步可以達到調節血糖的神奇功效。
2. 黑木耳含有類核酸的成分，可以降低血液中的膽固醇與三酸甘油脂含量，降低血液黏稠度，抑制血小板凝結，溶解血栓，緩和冠狀動脈粥狀硬化，常常食用能夠有效預防高血壓等心血管疾病。
3. 黑木耳中含有大量的鐵質，能促進人體造血機能，改善貧血。
4. 黑木耳富含水溶性纖維，能夠降低膽固醇，促進腸道蠕動，預防便祕。

飲食小叮嚀

- 因為黑木耳中含有腺嘌呤核，會抑制血小板凝結，手術前後不宜食用。
- 黑木耳容易抑制血小板凝結，經期婦女不宜食用，血友病患者也不宜。
- 選購黑木耳時，以外型大而完整、沒有粉末者為佳品。

薏仁

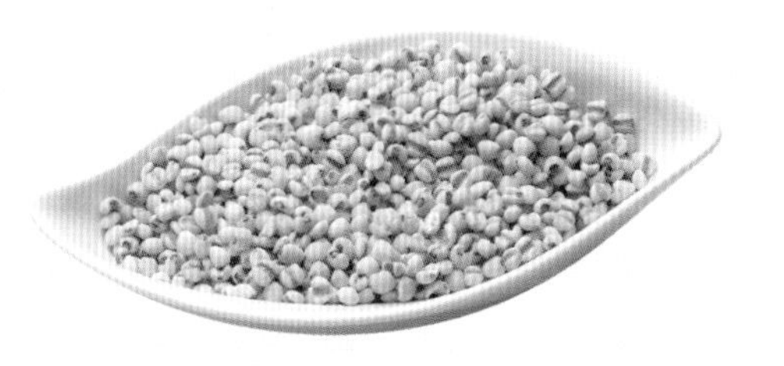

別名 薏米、回回米、六穀米、菩提珠　　**味性** 味甘淡、微寒

營養指數表（100g）

熱量	水分	蛋白質	脂肪	醣類
381 kcal	11.5 g	14 g	6 g	67.1 g

膽固醇	粗纖維	膳食纖維	維生素 A	維生素 B_1	維生素 B_2
0 mg	1.87 g	2.2 g	416 μg	0.33 mg	0.5 mg

維生素 C	鈉	鉀	鈣	鎂	鐵
0 mg	1 mg	251 mg	42 mg	159 mg	3.6 mg

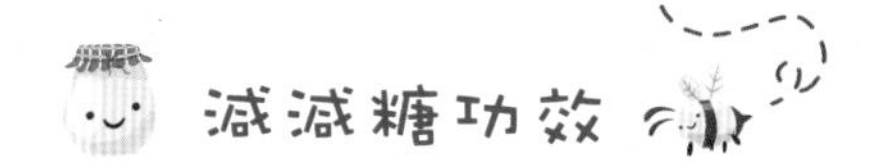

1. 薏仁油及薏仁素有降血糖作用；且薏仁富含膳食纖維，可以吸附腸道內的膽固醇，降低血脂，並且改善因為飲食過油膩所致的脂肪堆積。
2. 薏仁具有利尿的好功用，可以加速促進人體內血液和水分的新陳代謝，常常吃薏仁，有助於間接降低腎臟發炎的發生機率。
3. 薏仁具有減肥、瘦身調節免疫機能、抗過敏等多種功效，還能夠治療青春痘或其它痘瘡等皮膚方面的毛病。
4. 薏仁能增加巨噬細胞的吞噬百分率及吞噬指數，顯著增加血清溶血素含量，進而增強我們身體的免疫功能。

飲食小叮嚀

- 孕婦、習慣性流產者不宜食用薏仁，因為薏仁會刺激子宮收縮。
- 頻尿者、腎臟功能異常者，都不宜大量地食用薏仁。
- 薏仁可以治療消化不良、食慾不振。

枸杞 Wolfberry

養肝明目

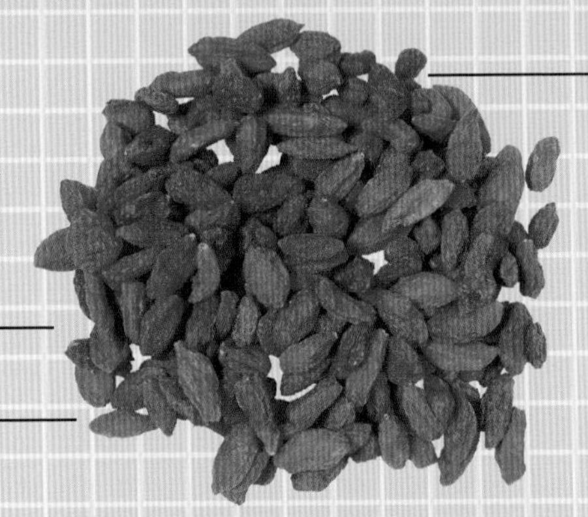

別名

苦杞、天精子、地骨子、甘杞、杞子、血杞、枸忌、雪裡珊瑚、明眼草

營養主打星

枸杞紅素、枸杞多糖、玉米黃質、葉黃素、類胡蘿蔔素、核黃素、甜菜鹼、牛磺酸

味性

味甘、性平

減減糖功效

1. 枸杞味甘、性平，可以有效防治糖尿病。
2. 枸杞具有胺基酸、類胡蘿蔔素等成分，能調節免疫機能、強化肝臟機制、延緩細胞衰老，適合銀髮族做為養生藥材。
3. 枸杞中含有胺基酸、生物鹼、甜菜鹼等多種維生素與亞油酸，上述這些成分能夠幫助機體有效預防高血脂症。
4. 枸杞可以滋補養腎、軟化血管、促進造血功能，所以多多吃枸杞能減少腦中風、心臟病等疾病發生的機率。

飲食小叮嚀

- 選購時宜挑選表面呈鮮紅色者，一般多煎成湯藥使用。
- 脾胃虛弱、消化不良、腹瀉患者不宜服用；火氣大及發燒、發炎者忌用。
- 有感染症狀不宜服用，例如：紅腫熱痛者。

地黃

安神助眠

Rehmannia glutinosa

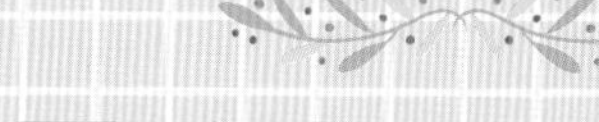

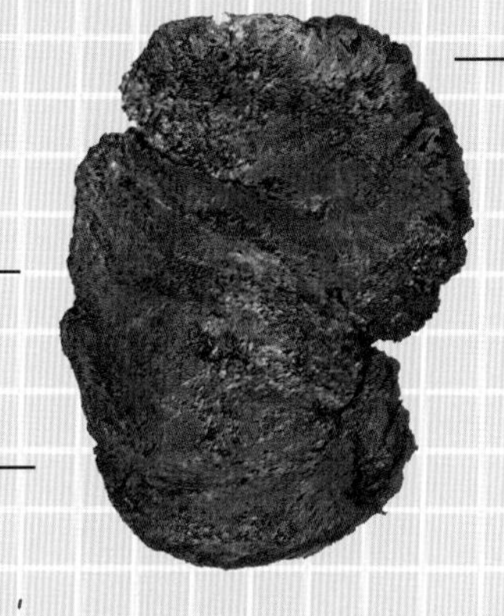

別名

熟地、九地、大熟地、酒壺花、山煙、山白菜

營養主打星

地黃素、葡萄糖、琥珀酸、棕櫚酸、花生酸、胺基酸、有機酸

味性

味甘、性溫

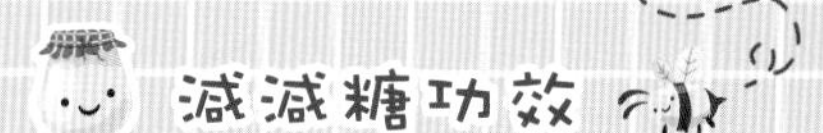

減減糖功效

1. 熟地黃味甘性溫，具有降血糖作用，可以降低膽固醇和三酸甘油脂的含量，藉此可以使動脈硬化、腦中風等心血管疾病的病變機率降低。
2. 熟地黃可以利尿，並且能降低體內鈉離子的濃度，幫助排除多餘的水分，有助於調節人體血壓值，改善高血糖、高血壓等症狀。
3. 熟地黃能夠治療心悸或失眠症狀，並改善身體虛弱、貧血、頭暈目眩。
4. 熟地黃可用來滋陰壯陽。

飲食小叮嚀

- 熟地黃甘潤黏膩的特性勝過生地黃，質地滋潤柔軟。
- 腸胃不佳者，或是平日食慾差者，宜少服用熟地黃。
- 保存時最好置入缸中或木箱內部密封妥當，以免濕氣侵入或失水乾燥。

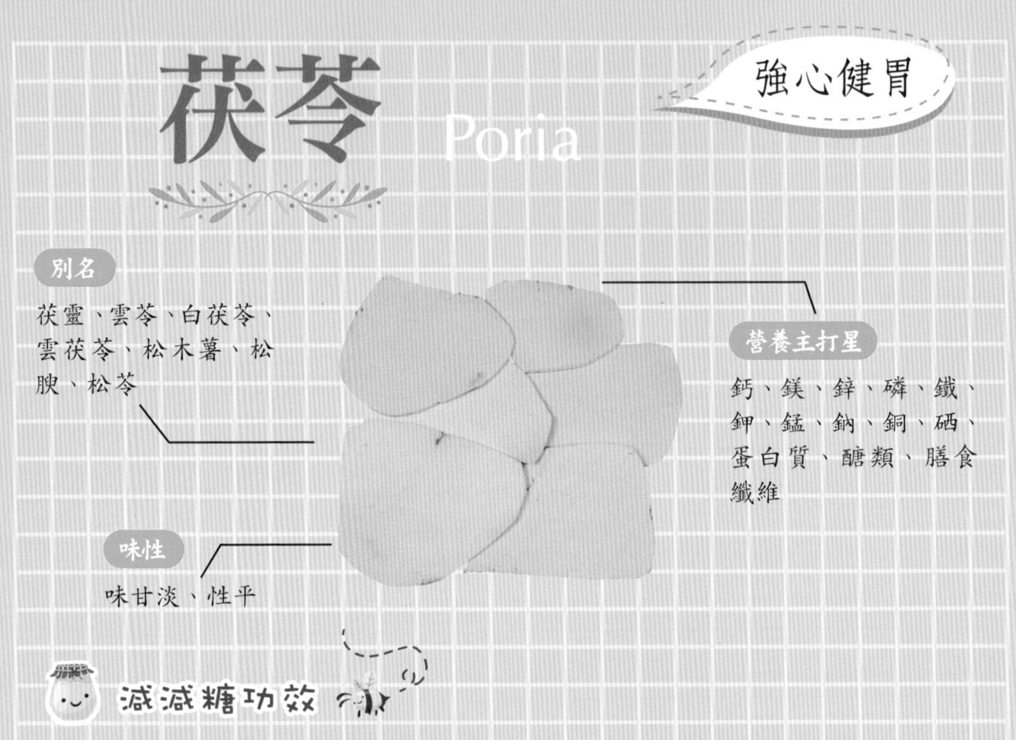

減減糖功效

1. 茯苓味甘性平，不僅能生津止渴、健脾化痰，更具有利尿作用，能夠改善人體的水腫現象，同時減輕腎臟的負擔。
2. 因為茯苓能夠加強心臟肌肉的收縮能力，所以它能促進心臟的運轉功能，並且間接降低心血管疾病的罹患率。
3. 茯苓中所含有的茯苓醇，能促進肝臟膠原蛋白的分解，預防肝細胞的壞死，服用茯苓，將有助於改善肝硬化病情。
4. 茯苓具有抑菌功效，強化人體免疫細胞。
5. 茯苓能減少胃酸分泌，保護胃腸黏膜不受外來物損害，有助於改善人體的腸胃機能，防治胃潰瘍、十二指腸潰瘍。

飲食小叮嚀

- 痛風或尿酸病患忌服。
- 老年人若有排尿頻繁現象者不宜服用；老年人若有脫肛現象者不宜服用。
- 最好置於陰涼通風處保存，以免過潮。

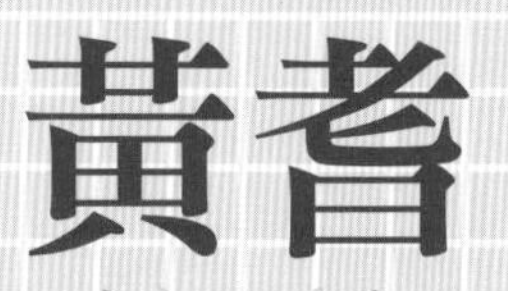

黃耆

Astragalus

補氣通血

別名

北耆、黃芪、元耆、西黃耆、白皮耆、綿耆、箭芪

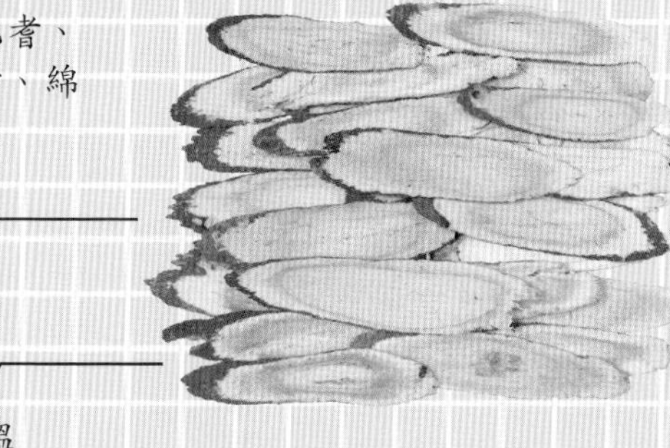

營養主打星

有機酸、多種胺基酸、葉酸、葡萄糖、蔗糖、苦味素

味性

味甘、性溫

減減糖功效

1. 黃耆具有擴張血管作用，能降低過高的血壓值，對於治療糖尿病、高血脂症、冠狀動脈硬化及心肌梗塞等病症也多有助益。
2. 黃耆有利尿作用，以及治療尿蛋白的功用，對於腎臟發炎也有相當療效。
3. 黃耆能促進血液循環，補氣通氣，對容易疲倦或元氣不足者有益。
4. 黃耆具有舒張毛細血管的功用，能調節血壓於標準值，改善高血壓病情。

飲食小叮嚀

- 實證或體質屬陰虛陽盛者忌服黃耆。
- 身上有化膿傷口者忌服黃耆。
- 常有消化不良症狀者忌服黃耆。
- 習慣性便祕者忌服黃耆。
- 多吃黃耆能夠擴張冠狀動脈血管，減少心臟疾病的發生機率。

日式牛蒡絲

富含膳食纖維，排解毒素

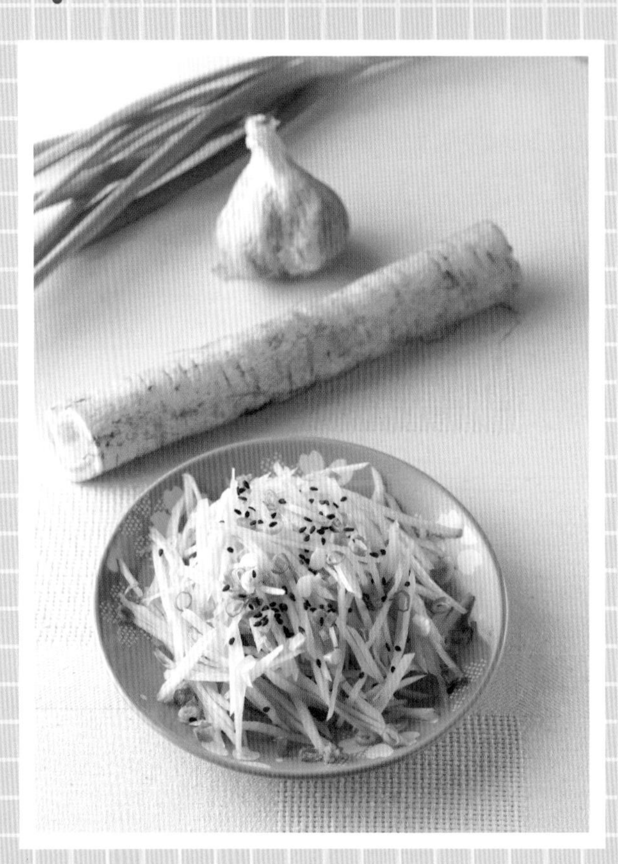

材料

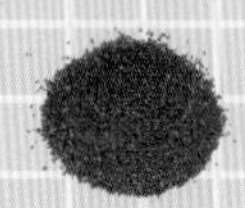
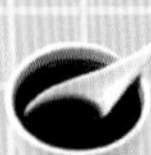

牛蒡	黑芝麻	醬油
1支	適量	1大匙

糖	醋	香油
1.5匙	1匙	適量

烹飪步驟

1. 將牛蒡的外皮削去，準備一盆清水備用。
2. 刨牛蒡成細絲，邊刨邊入水，以防氧化變黑。
3. 煮滾一鍋水，放入牛蒡絲煮約10～15分鐘。
4. 將醬油、香油、糖、醋等材料充分攪拌均勻。
5. 把牛蒡絲泡入醬汁中，混合均勻，冷藏至隔天入味即可食用。

減減糖功效

- 牛蒡有富含菊糖和牛蒡甙，菊糖有輔助降糖作用，適合糖尿病患者長期使用；牛蒡甙能使血管擴張、血壓下降，對預防中風和高血壓也有一定的作用。
- 牛蒡中的膳食纖維含量較高，可以促進排便，也有助於降低人體內的膽固醇。

保護心血管好健康！

清炒白玉苦瓜

天然減糖良藥，穩定血糖

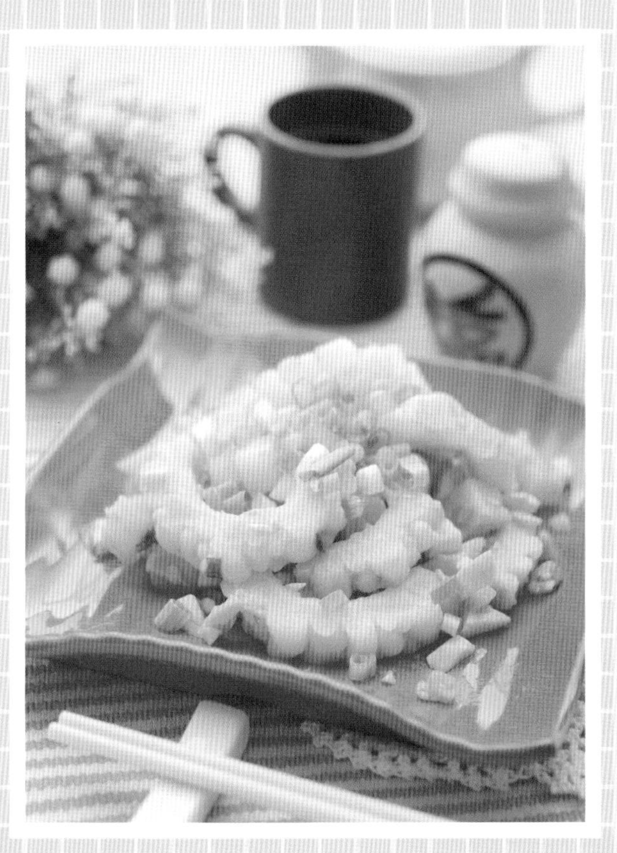

材料

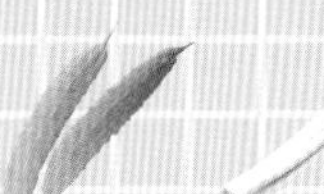

苦瓜 1條

青蔥 2枝

大蒜 1粒

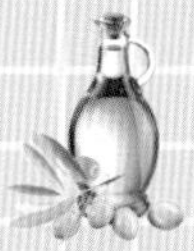

橄欖油 1/2大匙

鹽巴 適量

烹飪步驟

1. 將苦瓜清洗乾淨之後，切除頭尾，對半剖開。
2. 挖出苦瓜裡的瓢囊與苦瓜籽，並且將苦瓜接成一小塊一小塊。
3. 熱鍋之後，倒入適量的橄欖油，放入大蒜塊，稍微爆香一會兒。
4. 丟進苦瓜塊拌炒，接著加進適量清水，蓋上鍋蓋悶煮5分鐘。
5. 等到苦瓜呈半透明，湯汁略收乾時，加入鹽巴、蔥段拌炒後上桌。

減減糖功效

- 苦瓜有助於降低血糖、活化胰臟及刺激免疫細胞活性，治療糖尿病。
- 苦瓜含有苦瓜苷，可促進胰島素分泌，適合糖尿病患者食用。
- 苦瓜中含有一種類似胰島素的多胜肽類物質，有助調降血糖。

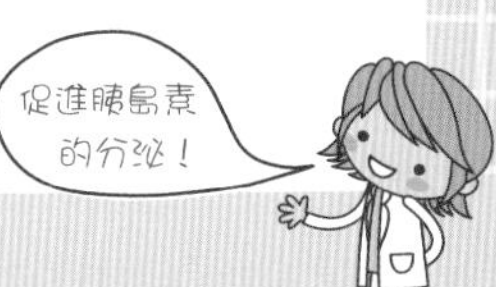

蒜蓉菠菜

造血補血，增強免疫功能

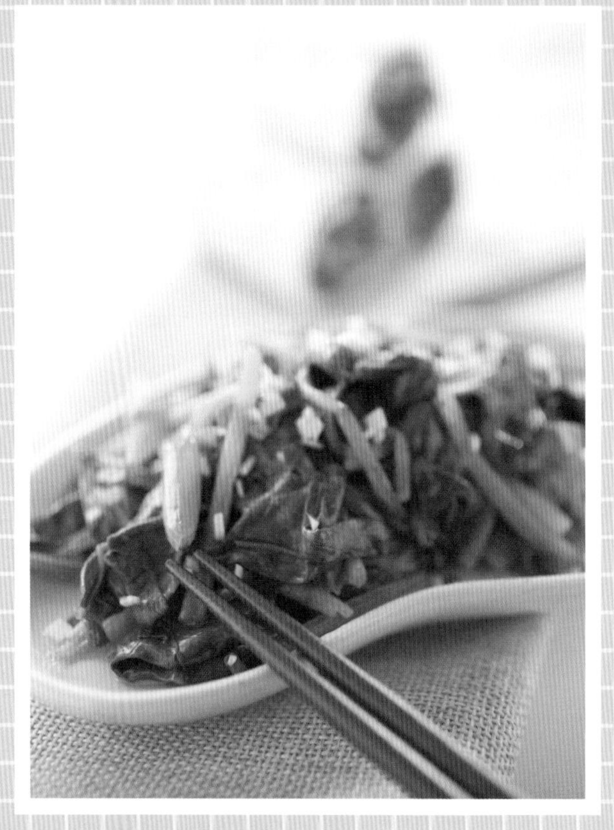

材料

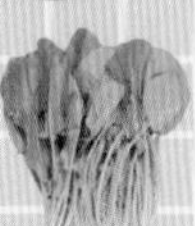

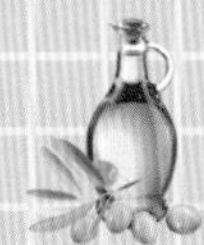

菠菜 半斤

蒜 2粒

油 1匙

鹽巴 適量

烹飪步驟

1. 將菠菜在水龍頭底下沖洗乾淨，避免葉片表層有農藥殘留。
2. 用刀子將菜葉切小塊；或者是直接用手將菠菜葉撕成小塊。
3. 將大蒜放在砧板上面，用菜刀的一面輕拍，拍成碎碎的蒜蓉。
4. 取一鍋子，開火加熱，熱鍋後倒入食用油，丟下大蒜塊，稍微爆香。
5. 丟入菠菜葉，拌炒一下下，撒進適量鹽巴調味，即可盛盤上桌。

減減糖功效

- 菠菜中具有類胰島素成分，可以有效維持血糖含量，幫助改善糖尿病病情。
- 菠菜中含有維生素B群，與大蒜搭配食用，可以消除疲勞。
- 大蒜中含有蒜素與楊梅素，能促進胰島素作用，調節血中糖分。

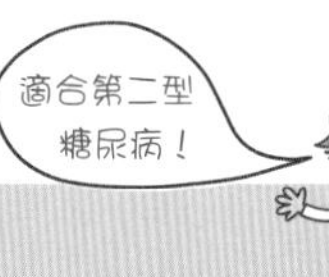

適合第二型糖尿病！

銀耳竹笋滷冬瓜

降低體內膽固醇

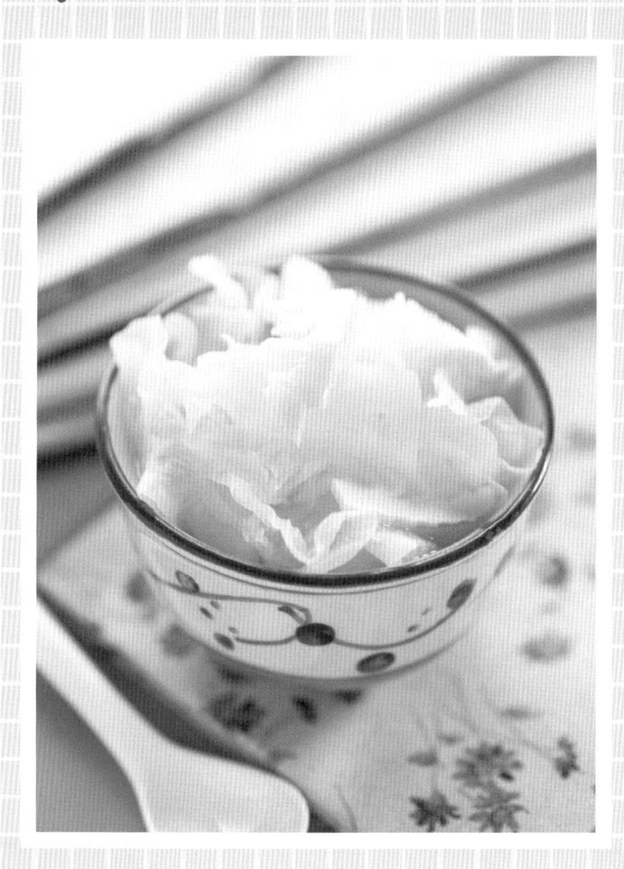

材料

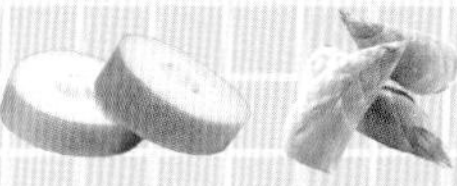

冬瓜 200 克

竹筍 300 克

銀耳 20 克

鹽巴 適量

烹飪步驟

1. 先將竹筍清洗乾淨，切成小塊；乾銀耳用水泡發之後，去蒂。
2. 削去冬瓜的外皮，切成好入口的小塊狀，用沸水汆燙一下，備用。
3. 鍋中放水 1000cc 煮沸，加入竹筍、銀耳、冬瓜塊，煮至湯滾。
4. 湯滾之後，蓋上鍋蓋，轉小火，以小火煨煮大概 5～6 分鐘。
5. 湯汁漸漸變少，最後，依個人喜好加適量鹽巴調味即可。

減減糖功效

- 冬瓜熱量低，能去除身體多餘的脂肪，適用於腎臟病、糖尿病和肥胖症患者。
- 竹筍與銀耳可以祛濕、利水，屬於消除脂肪的最佳食物，可以減掉腹壁多餘贅肉，進而降低糖尿病的發生率。

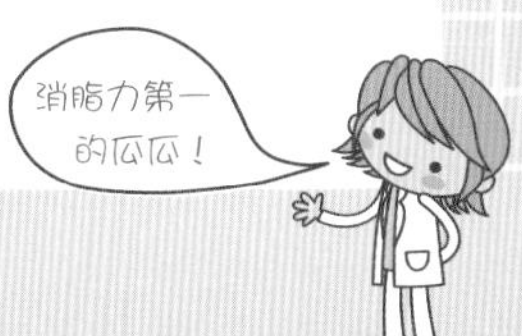

起司南瓜泥

神奇果膠，血糖不飆升

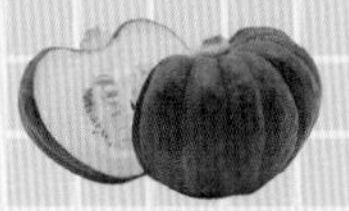

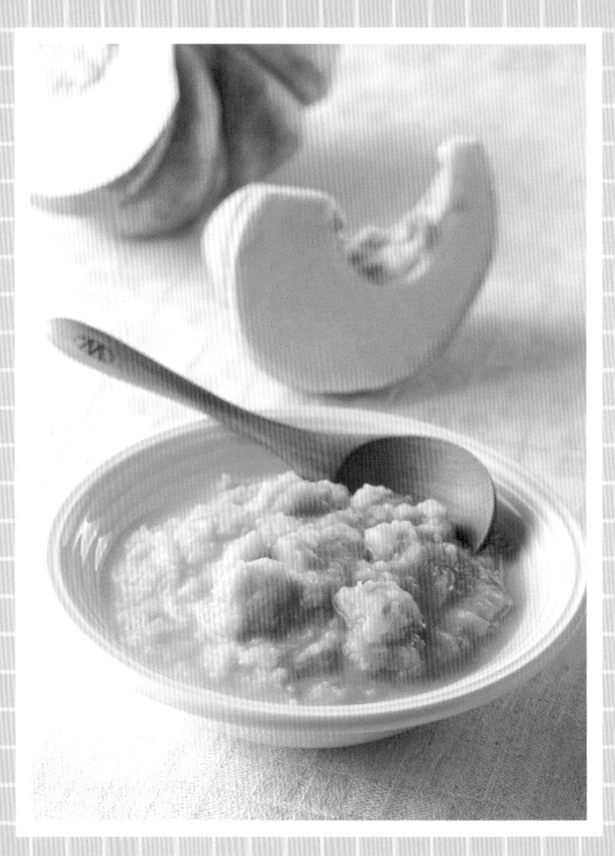

材料

南瓜	起司
1/2 顆	20g

烹飪步驟

1. 將南瓜的外皮削除，由於南瓜皮較厚，建議可以用刀子來切除。
2. 接下來，將南瓜切成小塊狀，體積建議偏小，會較容易被蒸熟。
3. 放進電鍋燜煮 2 次，有鑑於南瓜本身偏硬，需燜煮久些才會軟。
4. 燜煮完成之後，放涼；退熱之後，用湯匙將南瓜壓扁成泥狀，或用果汁機攪打成泥亦可。
5. 南瓜泥可以直接食用，或者是舖蓋上起司絲，進烤箱烘烤後食用。

減減糖功效

- 南瓜含有豐富的膳食纖維和果膠，可提高腸胃道中食物的黏稠度，延緩對糖的吸收和消化，有降低餐後血糖的效果。
- 需注意的是，南瓜屬於主食類，若當日主食攝取量已足，便不可再食用過量的南瓜，否則恐怕會造成血糖的不降反升。

金光閃閃，
超美味！

芋頭百頁煮

低卡低糖，清淡飲食首選

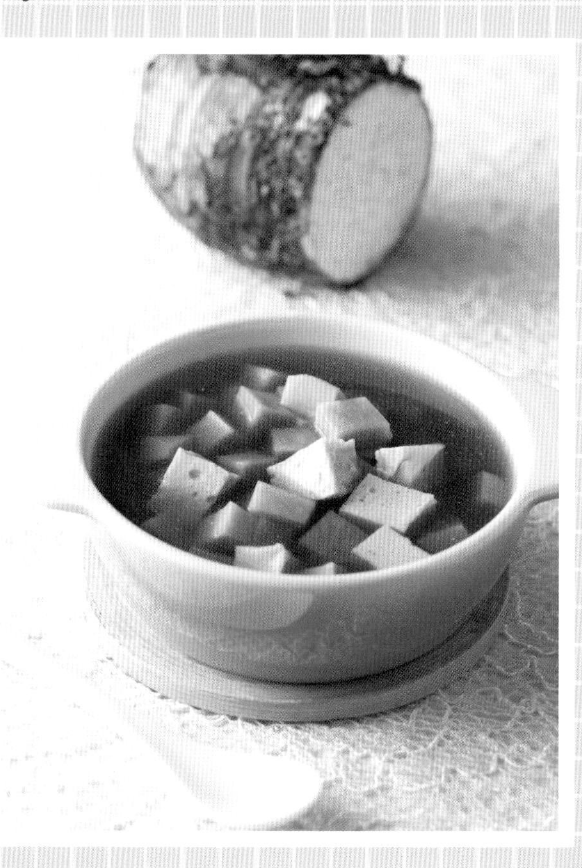

材料

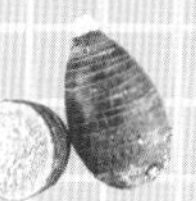
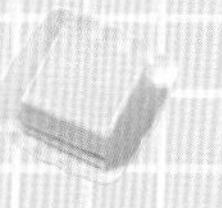
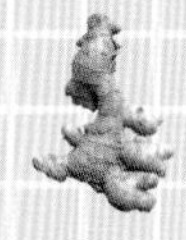

芋頭	百頁豆腐	薑片
1斤	1塊	適量

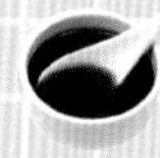

鹽巴	糖	醬油
適量	適量	適量

烹飪步驟

1. 將芋頭洗淨、去皮、切成塊；百頁豆腐切成塊；薑切成小薄片。
2. 在鍋中倒入適量油，芋頭丟進油中炸熟，擺放在濾網上濾乾油。
3. 百頁豆腐丟進油中煎熟，撈起之後濾乾油。
4. 鍋子洗乾淨之後，倒進新油，薑片爆香，放進鹽巴、醬油、糖。
5. 熱開後，放入芋頭與百頁豆腐，改中火煨煮至熟透水乾即完成了。

減減糖功效

- 芋頭的纖維素可預防便祕，照顧腸道；含有黏蛋白、鎂、鋅、維生素B_1，還含有半乳聚糖，能降低膽固醇。
- 芋頭的熱量較低，糖尿病、高脂血症、肥胖等疾病必須限製飲食的時候，芋頭是最適合的食品。

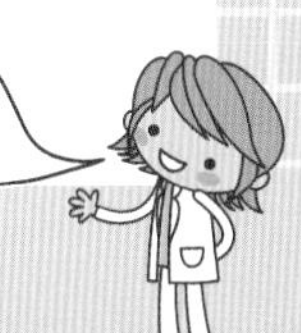

薏仁蓮子粥

好的膽固醇濃度大大增加

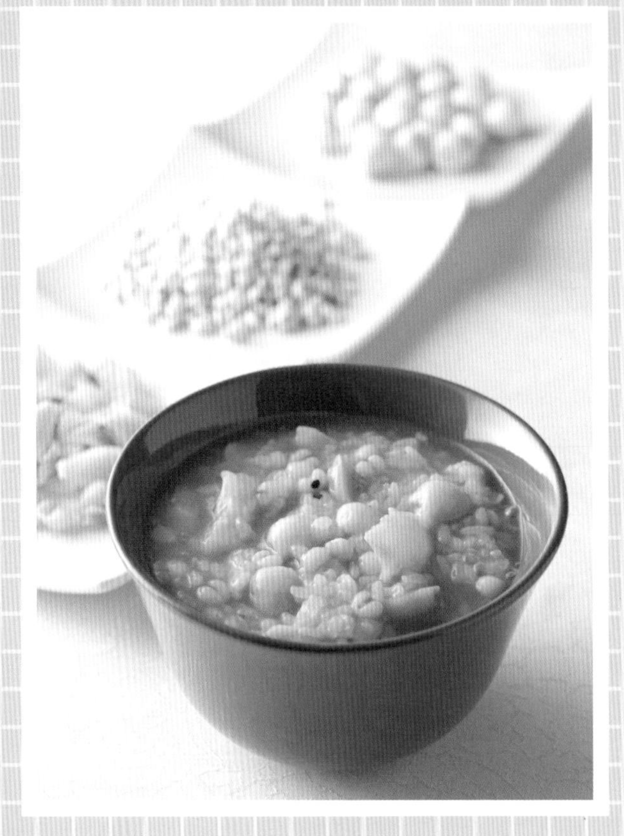

材料

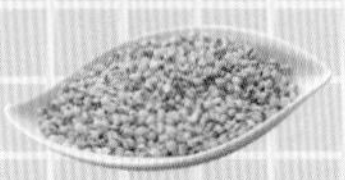

薏仁 150 克

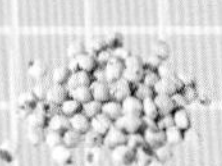

蓮子 50 克

冰糖 15 克

烹飪步驟

1. 裝一盆水倒入薏仁，將薏仁淘洗乾淨，用冷水浸泡三個小時，撈出。
2. 蓮子去掉蓮心，用冷水洗乾淨；量取適量的冰糖，置於碗中備用。
3. 在鍋內加入 1000cc 的冷水，放進薏仁，轉開大火，煮至沸騰。
4. 接下來，加入事先準備好的蓮子，將兩種食材一起燜煮至熟透。
5. 最後一個步驟中，我們放進適量冰糖，慢慢熬至成粥狀，即可食用。

減減糖功效

- 研究發現，糖尿病患多吃低 GI 指數的薏仁，可以讓血糖較為穩定。
- 蓮子含有蓮子城、蓮子糖，對於第二型糖尿病患者控制乏力、多飲、多尿症狀具改善作用。

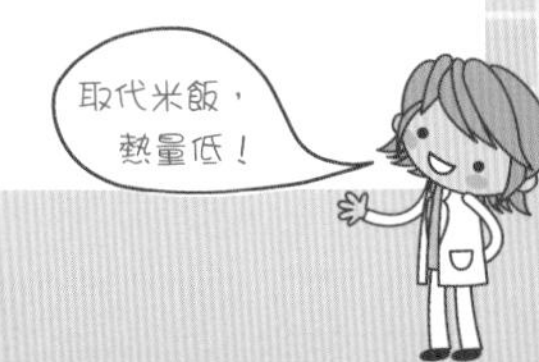

糙米清爽茶

日日喝，預防心血管疾病

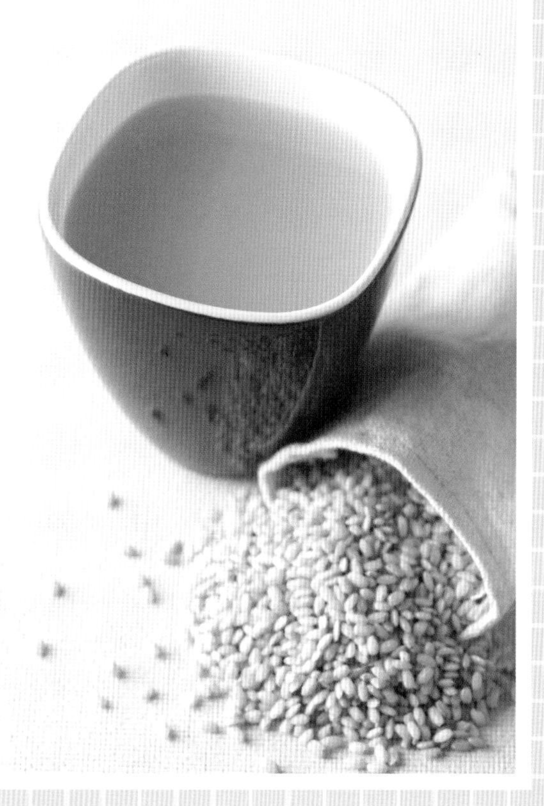

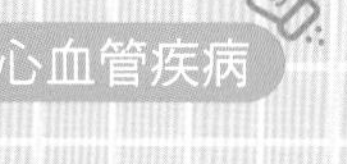

材料

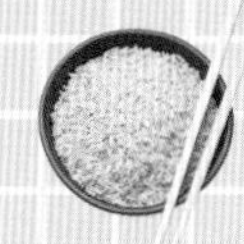

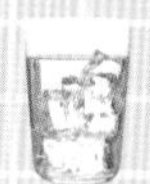

糙米 100 克

開水 1000cc

烹飪步驟

1. 把乾淨無油的鍋放在火爐上面燒熱，倒入適量的糙米，開小火，用鏟子不停的翻炒。
2. 炒至黃褐色以後，將炒好的糙米盛到碗中；另外再燒開一鍋水。
3. 在煮滾的水中放進炒好的糙米，立即關上火，蓋上蓋，靜置 5 分鐘。
4. 用濾網過濾的方式，把煮好的糙米茶倒入碗中，或者杯子裡面。
5. 盛到杯中，糙米茶就完成了，剩下的糙米用來煮粥或蒸飯都可以。

減減糖功效

- 糙米茶能促進新陳代謝，排出體內過剩養分及毒素，此外還有幫助胰臟分泌胰島素之功能，可以降低血糖，是糖尿病患者的最佳食療飲料。
- 糙米具有提高人體免疫力、促進血液循環、降低血糖值等等多重功效。

天然利尿劑
降血糖！

地瓜

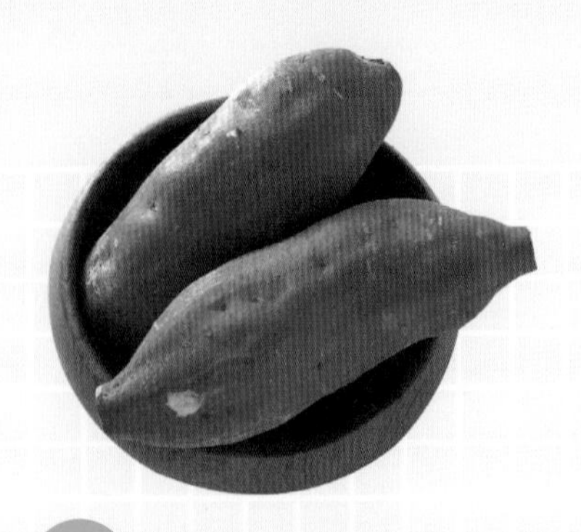

別名 番薯、甘藷、紅薯、甜薯　　**味性** 味甘、性平

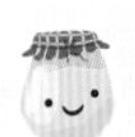

營養指數表（100g）

熱量	水分	蛋白質	脂肪	醣類
85 kcal	60 g	1.6 g	0.1 g	20.1 g

膽固醇	粗纖維	膳食纖維	維生素A	維生素 B_1	維生素 B_2
0 mg	0.4 g	3 g	709 μg	0.1 mg	0.1 mg

維生素C	鈉	鉀	鈣	鎂	鐵
2.4 mg	55 mg	337 mg	30 mg	25 mg	0.6 mg

降降壓功效

1. 地瓜中鉀成分含量豐富，鉀可以幫助人體排除多餘鹽分，改善偏高血壓。
2. 地瓜含膠原、黏多醣物質，能維持血管環境暢通，進一步預防動脈硬化。
3. 地瓜中含有豐富的膳食纖維，除了增加飽足感，避免發胖，更能促進腸胃蠕動，使排便順暢，預防便祕的效果極佳。
4. 地瓜為鹼性食物，多多攝取可協助人體保持酸鹼值平衡，調節代謝機能。

飲食小叮嚀

- 地瓜中富含大量醣類，若為高血糖患者，則不可以多吃。
- 地瓜表皮若出現褐色、黑色斑點，是因為受黑斑病菌污染，不慎食用可能出現噁心、嘔吐、頭痛、氣喘、發燒、抽搐、昏迷等症狀，甚至導致死亡。因此，若不慎購買到外皮已出現黑斑的地瓜，千萬不可食用。
- 地瓜含有大量澱粉，不小心攝取過量，容易引起胃脹氣或胃酸過多，本身若有胃部不適的困擾，盡量少吃地瓜為宜。

洋蔥

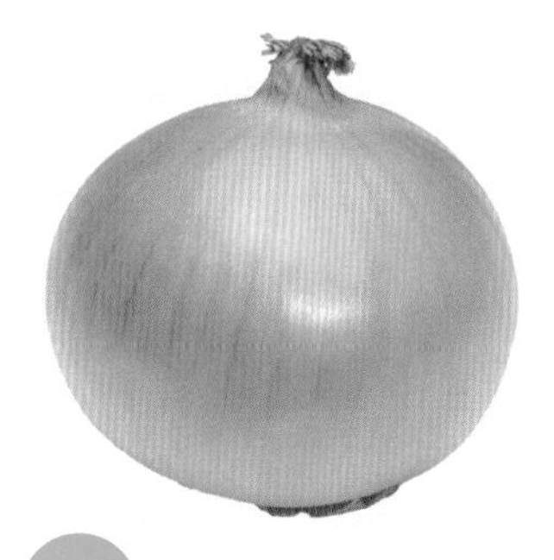

別名 胡蔥、玉蔥、球蔥、大蔥頭　**味性** 味辛、性溫

營養指數表（100g）

熱量	水分	蛋白質	脂肪	醣類
40 kcal	90 g	1 g	0.4 g	8.8 g

膽固醇	粗纖維	膳食纖維	維生素 A	維生素 B_1	維生素 B_2
0 mg	0.5 g	1.7 g	0 μg	0.03 mg	0.01 mg

維生素 C	鈉	鉀	鈣	鎂	鐵
5 mg	0 mg	149 mg	24 mg	11 mg	0.3 mg

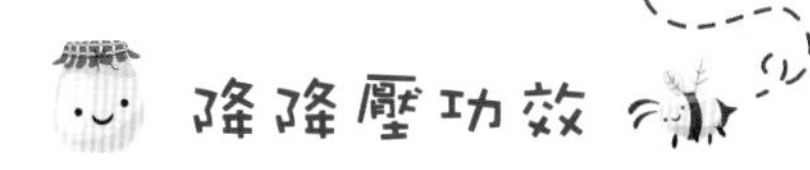

降降壓功效

1. 洋蔥含有槲皮素、山奈酚、硫化丙烯基……等多種營養成分，可降低脂肪的含量，維持血液的循環與暢通，具有防止血管阻塞、預防動脈硬化等等功效，能有效地預防高血壓與心血管疾病。
2. 洋蔥是目前唯一含有前列腺素 A 的蔬菜，有舒張血管、降低血壓、降低血液黏稠度與防止冠心病的作用。
3. 洋蔥中所含有的硫化丙烯基還具有抗氧化、延緩細胞衰老與降血糖的作用。

飲食小叮嚀

- 食用高脂肪食物時，建議搭配些許洋蔥，將有助於消除高脂肪食物所引起的血液凝結；其中又以生吃洋蔥的效果最良好。
- 洋蔥雖然是抗癌好食材，不過有脂漏性皮膚炎的患者應該避免食用。
- 洋蔥內含揮發性硫化物，一餐若食用過量，可能會引發脹氣等身體不適；腸胃容易脹氣以及消化性潰瘍患者攝取量不宜過多。

番茄

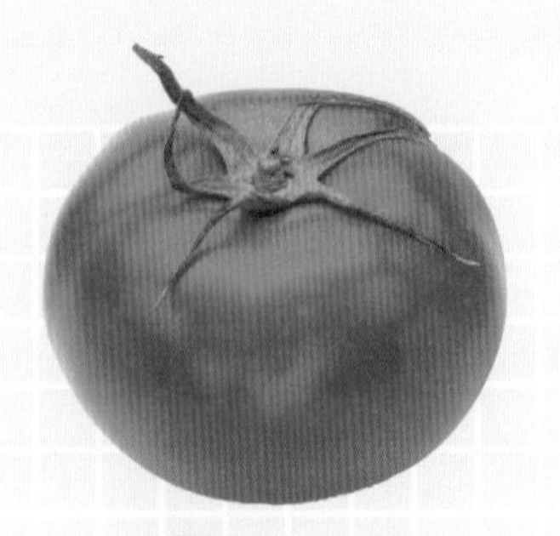

別名 洋茄、洋柿子、番李子、西紅柿　**味性** 味甘酸，性微寒

營養指數表（100g）

熱量	水分	蛋白質	脂肪	醣類
18 kcal	94.5 g	0.9 g	0.2 g	3.9 g

膽固醇	粗纖維	膳食纖維	維生素 A	維生素 B_1	維生素 B_2
0 mg	0.5 g	1.2 g	42 μg	0.02 mg	0.02 mg

維生素 C	鈉	鉀	鈣	鎂	鐵
14 mg	9 mg	237 mg	10 mg	11 mg	0.3 mg

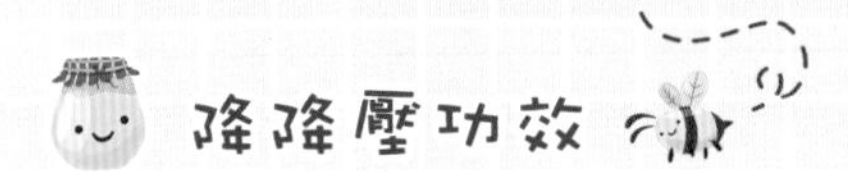

降降壓功效

1. 番茄的滋味酸酸甜甜，是一種性屬微涼的食物，它具有止渴生津、健胃消食、涼血平肝、清熱解毒、降低血壓值的多重功效。
2. 番茄中的茄紅素能消除人體自由基，有助於降低心臟病發的機率，不僅如此，經常食用番茄還能預防血管阻塞、血管硬化等病變。
3. 番茄內含豐富茄紅素、維生素 A、B、C、E 等營養成分，能減少胃癌、腸癌、卵巢癌、攝護腺癌等癌症的發生率，是優良健康食品。

飲食小叮嚀

- 由於番茄的性質稍稍偏寒，本身體質較為寒涼、血壓較低、手腳冰冷者，應該熟食番茄為佳，避免生食未烹煮的番茄。
- 婦女在生理期時注意避開寒冷的食品，也應該盡可能地不要生吃番茄。
- 番茄加熱之後，會釋放出一種茄紅素，因此熟食效果比生食佳。
- 未成熟的青色番茄內含生物鹼，屬於有毒物質，若誤食會噁心、頭暈。

胡蘿蔔

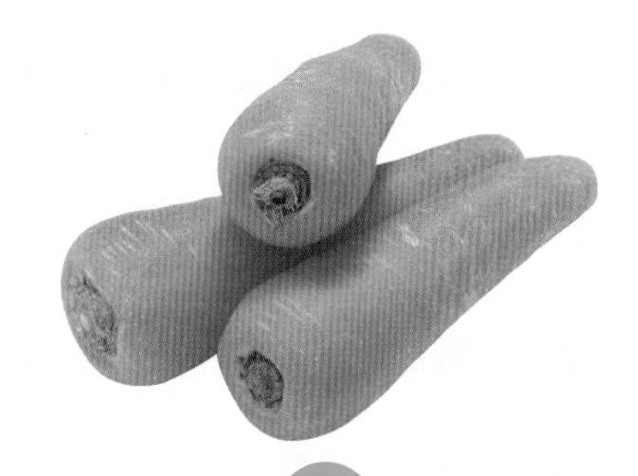

別名 紅蘿蔔、紅菜頭、小人參、丁香蘿蔔　**味性** 味甘、性平

營養指數表（100g）

熱量	水分	蛋白質	脂肪	醣類
41 kcal	89 g	0.93 g	0.24 g	9.6 g

膽固醇	粗纖維	膳食纖維	維生素 A	維生素 B_1	維生素 B_2
0 mg	0.9 g	2.8 g	835 μg	0.066 mg	0.058 mg

維生素 C	鈉	鉀	鈣	鎂	鐵
5.9 mg	69 mg	320 mg	33 mg	12 mg	0.3 mg

降降壓功效

1. 胡蘿蔔中富含各種維生素、礦物質、酵素，可增進人體新陳代謝速度。
2. 胡蘿蔔中的類胡蘿蔔素、葉黃素、茄紅素等等成分，有消除自由基的作用，能防止壞膽固醇氧化而阻塞血管，因此有助維持血管暢通性。
3. 胡蘿蔔中含有琥珀酸鉀鹽，這是一種降血壓的有效成分。
4. 飲用胡蘿蔔汁，可降低血壓，還可使鉀鹽透過泌尿道排出體外。

飲食小叮嚀

- 料理胡蘿蔔的時候千萬不要添加醋類調味料，因為醋會破壞類胡蘿蔔素，減少人體對維生素 A 的吸收，讓營養價值大為減低。
- 體質屬於寒冷，手腳冰冷或經常有腹瀉問題者，不宜一日內喝下過多的胡蘿蔔汁，尤其是老年人與孩童更應該注意其飲用量。
- 烹調胡蘿蔔時，可加入少量油脂，藉此釋放胡蘿蔔內的脂溶性營養物質。

海帶

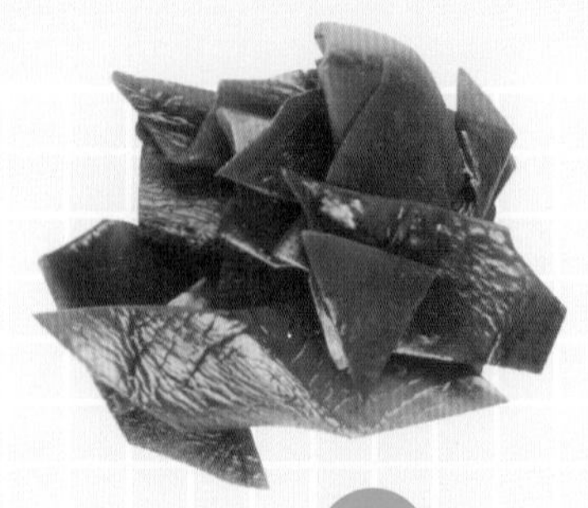

別名 綸布、海昆布、神馬草、長壽菜、昆布　**味性** 味鹹，性寒

營養指數表（100g）

熱量	水分	蛋白質	脂肪	醣類
15 kcal	94 g	0.8 g	0.2 g	3.4 g

膽固醇	粗纖維	膳食纖維	維生素 A	維生素 B_1	維生素 B_2
0 mg	0.66 g	3 g	38.5 μg	0 mg	0 mg

維生素 C	鈉	鉀	鈣	鎂	鐵
0 mg	607 mg	11 mg	90 mg	14 mg	0.2 mg

降降壓功效

1. 海帶中的多種礦物質、褐藻膠和維生素 C 等，能降低膽固醇，對高血壓、血管硬化、高血脂症等，都具有不錯的預防效果。
2. 海帶中所含的甘露醇，具有利尿、消腫之神奇功效，經常攝取海帶，可以協助人體將體內多餘的水分排出。
3. 海帶是一種富含膳食纖維的食材，食用後將會降低血液中的膽固醇含量，以及增進膽固醇的消化及吸收率。

飲食小叮嚀

- 海帶的含碘量偏高，高碘性甲狀腺腫大的病患，請勿食用海帶。
- 一般家庭習慣用滷煮或醃漬的方式烹調海帶，這會造成其中鈉含量過高，若本身為高血壓患者、腎臟病患者，則不宜多食。
- 新鮮海帶不宜久置，容易有不新鮮的黏液產生，最好即早食用完畢。
- 選購海帶時，以長條、肥厚者為宜，千萬不要挑選到發霉的海帶。

蘋果

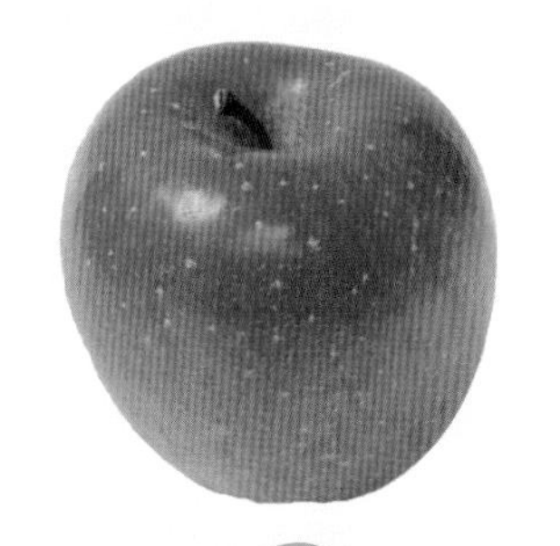

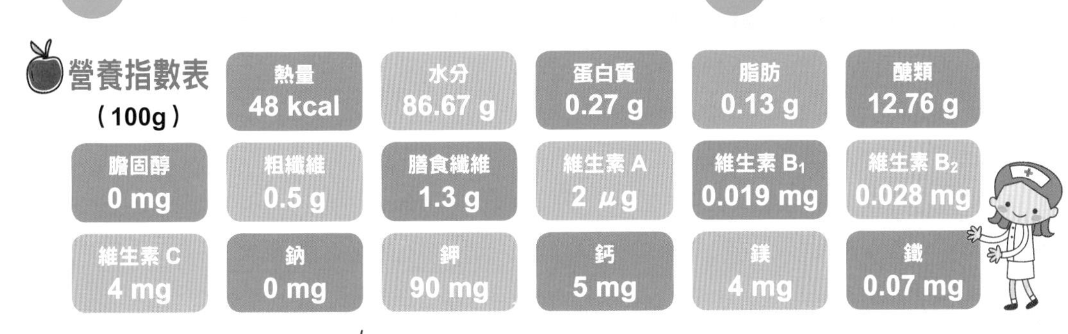

別名 超凡子、天然子、沙果、滔婆、平波　**味性** 味甘酸、性涼

營養指數表（100g）

熱量	水分	蛋白質	脂肪	醣類
48 kcal	86.67 g	0.27 g	0.13 g	12.76 g

膽固醇	粗纖維	膳食纖維	維生素 A	維生素 B_1	維生素 B_2
0 mg	0.5 g	1.3 g	2 μg	0.019 mg	0.028 mg

維生素 C	鈉	鉀	鈣	鎂	鐵
4 mg	0 mg	90 mg	5 mg	4 mg	0.07 mg

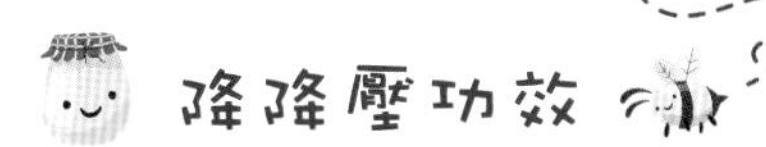

降降壓功效

1. 蘋果含有較多的鉀成分，較少的鈉成分，多多食用，可在鉀的協助之下，加速排出體內過剩的鈉，進一步降低機體血壓。
2. 豐富的蘋果果膠，能吸附血液中的膽固醇，降低血脂，預防動脈硬化。
3. 蘋果所含多酚及黃酮類天然的抗氧化物質，可以降低血液中的中性脂肪含量，維護心血管健康，對預防心腦血管疾病尤為重要。
4. 蘋果中含有豐富的槲皮素、花青素等營養成分，具有極佳的抗氧化能力，能有效降低血液中的膽固醇含量、保持血管彈性。

飲食小叮嚀

- 蘋果的水溶性纖維含量豐富，主要存於果皮中，食用時盡量連皮一起吃，才能加倍達成降低膽固醇的作用。
- 蘋果外層表皮通常會上保護蠟，食用之前，最好先清洗乾淨。
- 蘋果不耐低溫，最好擺放在陰涼且通風處，若要儲藏於冰箱內，應該先用保鮮袋一顆顆包裹好，避免食材中水分的流失。

香菇

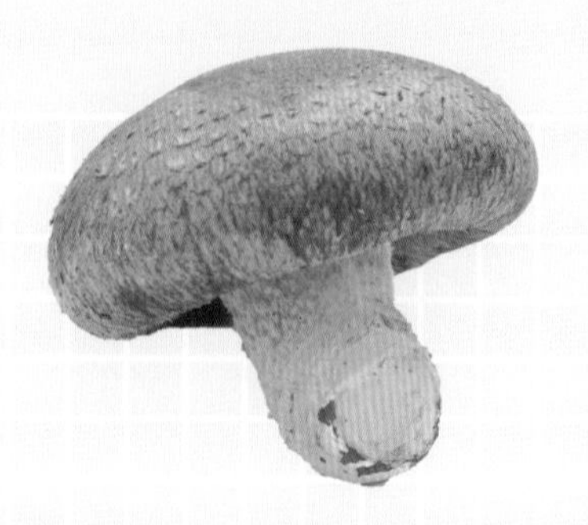

別名 香菰、花菇、香蕈　**味性** 味甘，性平

營養指數表（100g）

熱量	水分	蛋白質	脂肪	醣類
33 kcal	85 g	2.2 g	0.5 g	7 g

膽固醇	粗纖維	膳食纖維	維生素 A	維生素 B_1	維生素 B_2
0 mg	0.6 g	2.5 g	0 μg	0.02 mg	0.14 mg

維生素 C	鈉	鉀	鈣	鎂	鐵
0.2 mg	9 mg	304 mg	2 mg	16 mg	0.4 mg

降降壓功效

1. 香菇中含有豐富的維生素 B_{12}、維生素D，此類成分能預防貧血、消除脂肪、降低血壓，有助於防治動脈硬化、阻塞。
2. 香菇中的腺嘌呤、膽鹼、核酸類物質，具有降血壓、血脂、抑制血清及肝臟中膽固醇的功效，甚至促進膽固醇代謝，預防血管彎曲等疾病。
3. 香菇所含的多醣體，能增強人體免疫功能，降低癌細胞的發生率。
4. 菇類食品含豐富的膳食纖維，食用之後促進排便，幫助排除體內毒素。

飲食小叮嚀

- 由於香菇內含較高的普林成分，尿酸高的人則不宜食用。
- 新鮮香菇的保存期限並不長，購買後最好盡快食用；乾香菇的保存期雖較久，仍必須盡量放置於乾燥保鮮盒內儲藏。
- 香菇的種類繁多，野生的菇類也不在少數，但是生長在戶外的香菇千萬不要自行任意取食，以免吃到毒菇，危害生命健康。

綠豆

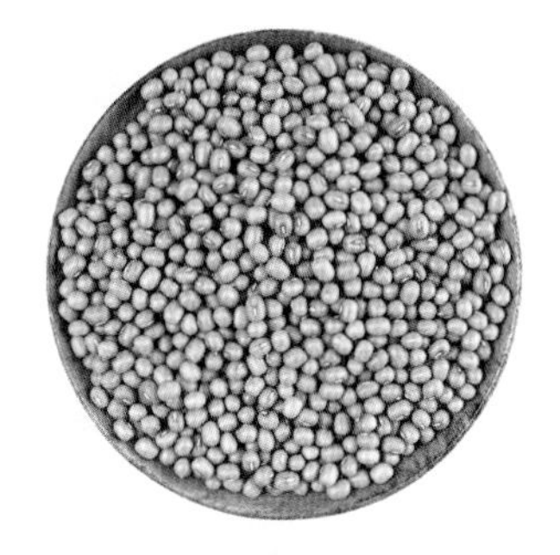

別名 青小豆、植豆　**味性** 味甘、性寒

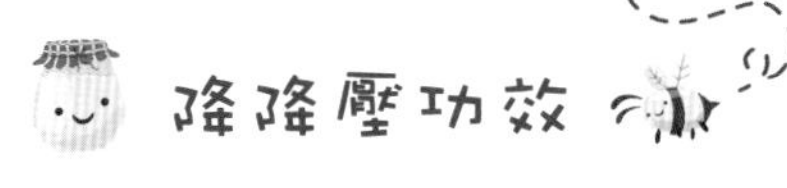

營養指數表（100g）

熱量	水分	蛋白質	脂肪	醣類
105 kcal	8 g	7.02 g	0.38 g	19.15 g

膽固醇	粗纖維	膳食纖維	維生素 A	維生素 B_1	維生素 B_2
0 mg	4.5 g	7.6 g	9.5 μg	0.164 mg	0.061 mg

維生素 C	鈉	鉀	鈣	鎂	鐵
1 mg	0 mg	266 mg	27 mg	48 mg	1.4 mg

降降壓功效

1. 綠豆的含鉀量較高，可以排除我們體內多餘的水分和鈉，如此一來，便可以調降高血壓，具有預先防治腦中風的神奇功效。
2. 綠豆中的纖維質含量高，能夠促進腸胃蠕動，預防便祕；同時，它豐富的纖維質也有助於降低膽固醇含量，維護心血管健康。
3. 研究發現，綠豆芽萃取物所含有益物質可加強胰島素敏感度，控制體內的血糖，尤其對無法正常分泌胰島素的「第二型」糖尿病患者有所助益。

飲食小叮嚀

- 綠豆性寒涼，中醫多半用它來清熱、解毒，最適合於夏季食用。
- 食性寒涼的綠豆，並不適合體質虛弱或大病初癒者食用。
- 選購綠豆時，要挑選表面無斑點、蟲蛀或皺痕者，豆粒圓潤飽滿為宜。
- 綠豆雖然耐久藏，但屬於容易生蟲的豆類，最好將其放置於陰涼、通風處，並且以密封保存為宜；或者可以置放在冰箱冷藏室。

奇異果

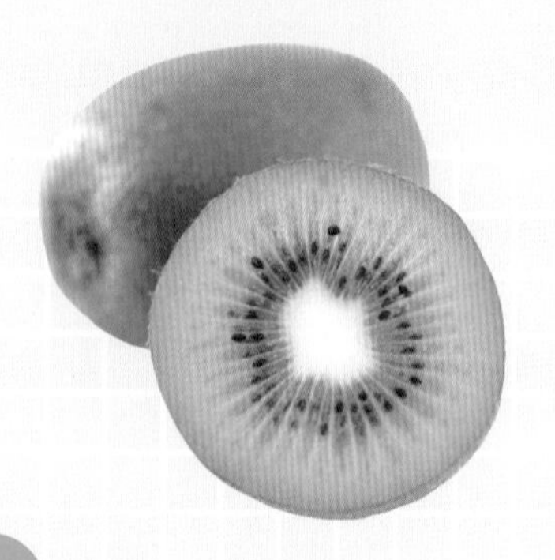

別名 山洋桃、獼猴桃、藤梨　**味性** 味酸，性寒涼

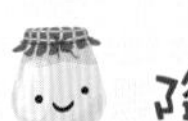

營養指數表（100g）

熱量	水分	蛋白質	脂肪	醣類
61 kcal	83.07 g	1.14 g	0.52 g	14.66 g

膽固醇	粗纖維	膳食纖維	維生素 A	維生素 B_1	維生素 B_2
0 mg	1 g	3 g	4 μg	0.027 mg	0.025 mg

維生素 C	鈉	鉀	鈣	鎂	鐵
92.7 mg	3 mg	312 mg	34 mg	17 mg	0.31 mg

降降壓功效

1. 奇異果中豐富的鉀、鎂成分，可以放鬆肌肉，同時維持血壓正常。
2. 奇異果為一種低鈉、高鉀的水果，食用之後，能提供人體內液體和電解所需要的鉀，有助於保護心臟機能，維持血壓水平。
3. 奇異果中所含有的果膠成分，能降低血液中膽固醇的濃度，日日攝取一顆奇異果，將有效預防動脈硬化與心臟疾病，防治血管被阻塞。
4. 奇異果富含維生素C，可以養顏美容、幫助消化、防癌、抗老、增強免疫力、降低膽固醇，同時也是嘴巴破洞時的救急水果。

飲食小叮嚀

- 奇異果的營養價值雖然高，但是洗腎患者、常腹瀉者、頻尿者不宜食用。
- 產後婦女或小產婦女，體質尚屬虛弱，皆應該忌食奇異果。
- 奇異果性質寒涼，脾胃功能較弱者，以少吃為宜，以免吃下肚以後產生腹瀉、腹脹等問題，甚至影響到腸胃的消化力與吸收力。

白蘿蔔

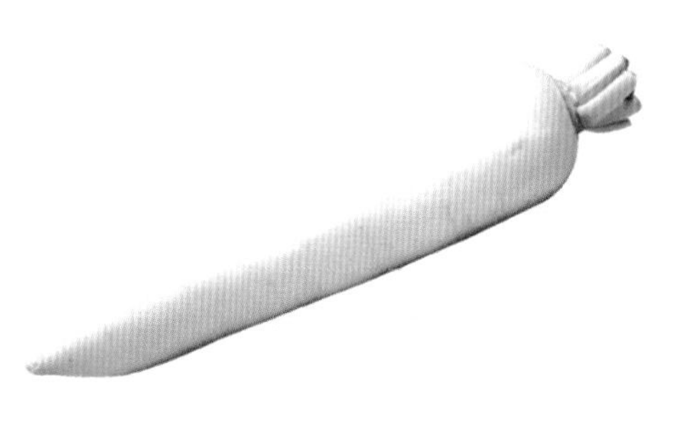

別名 菜頭、大根、蘿白　**味性** 味辛甘，性平

營養指數表（100g）

熱量	水分	蛋白質	脂肪	醣類
18 kcal	92 g	0.6 g	0.1 g	4.4 g

膽固醇	粗纖維	膳食纖維	維生素 A	維生素 B_1	維生素 B_2
0 mg	0.7 g	1.6 g	0 μg	0.01 mg	0.02 mg

維生素 C	鈉	鉀	鈣	鎂	鐵
22 mg	21 mg	227 mg	27 mg	16 mg	0.4 mg

降降壓功效

1. 白蘿蔔內富含澱粉酶等消化酵素，能夠幫助腸胃消化，同時強健腸胃機能，進一步幫助體重過重的病患，排出積存體內的毒素。
2. 白蘿蔔磨成汁飲用，對於安定血壓有很好的作用，也有助於預防高血壓。
3. 白蘿蔔中所含豐富的維生素 C，具有保護眼睛、改善眼珠充血的效果。
4. 豐富的維生素 A、B、C、D、E 等成分，具有促進新陳代謝及降火的功效。

飲食小叮嚀

- 白蘿蔔是一種會「化氣」的食材，如果正在進食人參、中藥材等等補品，同一日內，必須禁止食用白蘿蔔，以免治療的效果大打折扣。
- 烹調時，許多廚師會將白蘿蔔切成絲或磨成泥，此種做法可保存營養素。
- 由於白蘿蔔性平，但稍微偏屬寒涼，因此體寒者食用時仍須斟酌量。
- 柿子、蘋果、葡萄含有大量植物色素，會在腸道分解出酸性物質，與白蘿蔔同吃會產生硫氰酸，干擾甲狀腺功能，甲狀腺功能失調者盡量少吃。

香蕉

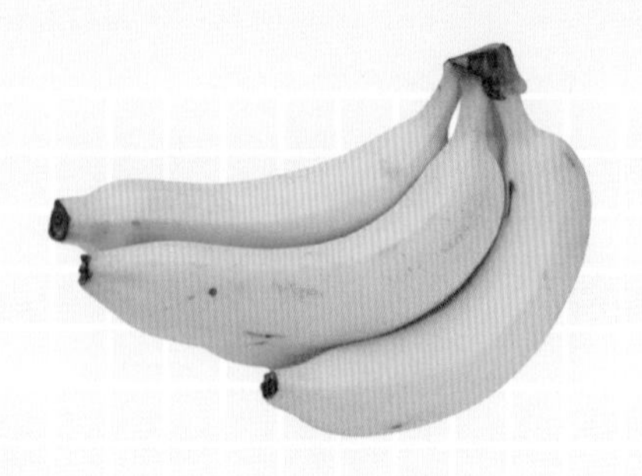

別名 蕉子、甘蕉、焦果　**味性** 味甘、性寒

營養指數表（100g）

熱量	水分	蛋白質	脂肪	醣類
89 kcal	74.91 g	1.09 g	0.33 g	22.84 g

膽固醇	粗纖維	膳食纖維	維生素 A	維生素 B_1	維生素 B_2
0 mg	0.4 g	2.6 g	3 μg	0.031 mg	0.073 mg

維生素 C	鈉	鉀	鈣	鎂	鐵
8.7 mg	1 mg	358 mg	5 mg	27 mg	0.26 mg

降降壓功效

1. 由於香蕉含有豐富的鉀，鉀是利尿劑，有助於排出身體多餘的水和鈉，有調節血壓之功能，經常食用香蕉可以降低高血壓及中風的罹患機率。
2. 香蕉中含有大量鉀，多多吃它，能降低肌肉痙攣、強化肌力。
3. 香蕉的芸香素成分，能預防膽固醇氧化，維持血管暢通，間接降低血壓。
4. 香蕉中的鎂成分能消除疲勞，色胺酸成分則能幫助腦部放鬆、安定神經，所以香蕉也能改善失眠，或者輔助治療腦神經衰弱等疾病。

飲食小叮嚀

- 腹瀉、胃潰瘍、脾弱虛寒、痛經女性、腎衰竭患者……不宜食用香蕉。
- 香蕉最適合高血壓、冠心病、動脈硬化、上消化道潰瘍患者來食用。
- 挑選香蕉的時候，以外皮無擦傷或壓痕者為宜；香蕉最佳存放地點為陰涼通風之處，低溫會有冷害現象，因此香蕉並不適合儲存於冰箱內。

柿子

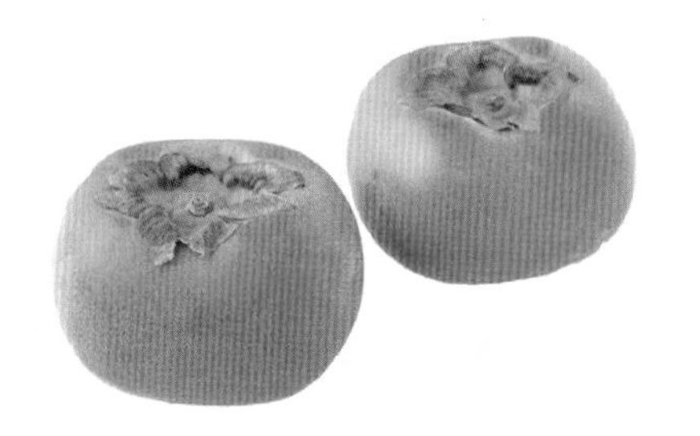

別名 水柿、紅柿　**味性** 味甘澀、性寒

營養指數表（100g）

熱量	水分	蛋白質	脂肪	醣類
70 kcal	80 g	0.6 g	0.2 g	17 g

膽固醇	粗纖維	膳食纖維	維生素 A	維生素 B_1	維生素 B_2
0 mg	0.9 g	3.6 g	52 μg	0.01 mg	0 mg

維生素 C	鈉	鉀	鈣	鎂	鐵
7.5 mg	1 mg	161 mg	8 mg	9 mg	0.2 mg

降降壓功效

1. 柿子含有豐富的鉀、維生素 A 與維生素 C，能預防腦中風。
2. 柿子中的兒茶素，具有降低體內三酸甘油脂、壞膽固醇含量之功效。
3. 柿子含有前花青素與槲皮素，可以有效地清除自由基，並維持血管彈性。
4. 柿子中的單寧酸成分，能夠有效降低血壓，預防血管阻塞、高血壓及動脈硬化等心血管疾病的發生。

飲食小叮嚀

- 空腹時，盡量不要食用柿子，因為柿子中的果酚和果膠如果與胃酸結合，將會容易產生胃結石，使得胃部產生不適感。
- 柿子中的單寧酸成分，雖有益於降低血壓，不過它容易與鐵結合，妨礙人體對鐵的吸收，本身若為貧血患者，則不宜多吃。
- 由於柿子中所含的糖分亦偏高，所以糖尿病的患者並不宜食用。
- 柿子中有鞣酸，如果與富含蛋白質的螃蟹一同食用，容易嘔吐或腹瀉。

薑

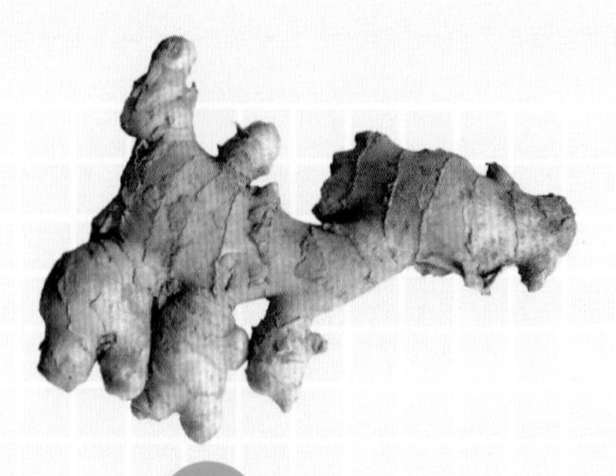

別名 黃薑、薑仔、地辛、鮮薑、薑母　**味性** 味辛、性溫

營養指數表（100g）

熱量	水分	蛋白質	脂肪	醣類
79 kcal	316 g	1.8 g	0.8 g	16.8 g

膽固醇	粗纖維	膳食纖維	維生素 A	維生素 B_1	維生素 B_2
0 mg	2.8 g	2 g	0 μg	0 mg	0.03 mg

維生素 C	鈉	鉀	鈣	鎂	鐵
5 mg	13 mg	415 mg	16 mg	43 mg	0.6 mg

降降壓功效

1. 薑可促進心臟功能、擴張血管、加速血液循環，提升新陳代謝率。
2. 薑的辛辣味主要來自於薑酮和薑油，其具有殺菌、增進食慾、促進排汗、降低膽固醇和降低高血壓的功效。
3. 薑中所含薑烯酚成分能減少膽汁裡的膽固醇含量。
4. 薑烯酚對心臟、呼吸中樞等具有興奮作用和保護功效。
5. 薑對於感冒患者、暈車、暈船者都能達到改善的效果。

飲食小叮嚀

- 眼睛乾澀、易長青春痘、肝病患者或喉嚨不適者，不宜食用生薑。
- 若本身為痔瘡患者，切勿薑與酒同時食用，否則痔瘡容易復發。
- 老薑宜放置於通風或陰涼處，嫩薑則應放置於冰箱冷藏室保存。
- 腐爛的生薑不可食用，因其會產生黃樟素，造成肝細胞病變。

杜仲

擴張血管

Eucommia ulmoides

別名

木棉、扯絲皮、絲棉皮、北仲、厚杜仲、綿杜仲、川杜仲、思仲、思仙

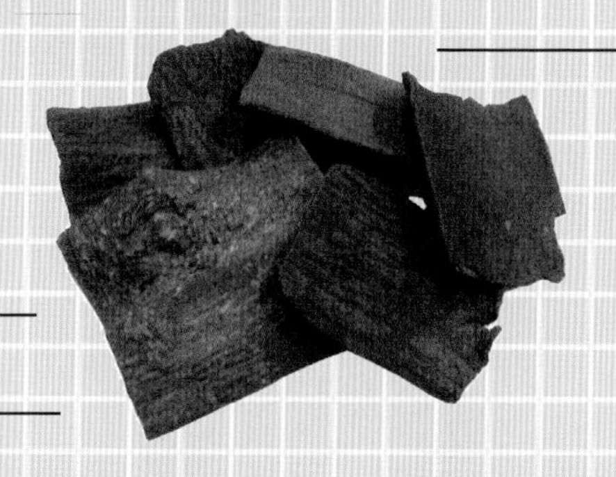

營養主打星

纖維、單寧酸、蛋白質、脂肪、鈣、鎂、鈉、鉀、鋅、磷、鐵

味性

味甘、性溫

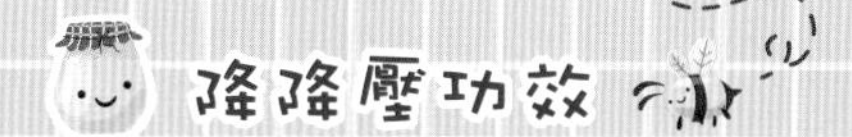

降降壓功效

1. 杜仲味甘微辛、性溫，可以擴張血管、降血壓。
2. 若為早期高血壓患者，且伴隨頭暈目眩症狀，服用杜仲能得以緩解。
3. 杜仲所含的鉀成分能夠幫助排除人體多餘的水分，兼有利尿之作用，可以減少鈉離子的濃度，並且強化腎臟細胞，有助於改善高血壓症狀。
4. 杜仲能降低人體血液中膽固醇和中性脂肪的含量，進一步有效減少動脈硬化、腦中風等等心血管疾病的發生機率。

飲食小叮嚀

- 杜仲一般多煎成湯藥服用，降血壓作用以炒杜仲的煎劑較強。
- 患有早期高血壓兼心臟病的患者，則應該注意小心服用。
- 杜仲這一種中藥材具有溫補之特性，陰虛火旺以及大便燥結者，都並不宜服用，不過杜仲對於腎臟病的患者則是相當有幫助的。

魚腥草 Houttuynia Cordata

解毒消腫

別名

蕺菜、紫蕺、臭腺草、魚腺草、九節蓮手藥、狗貼耳、狗粒米、臭敢草、岑草

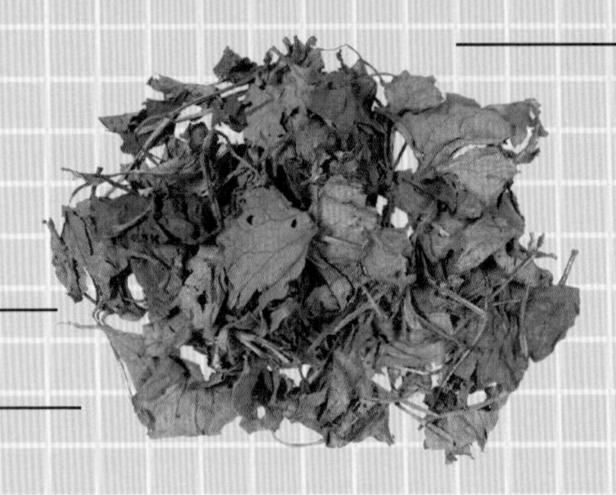

營養主打星

維生素A、維生素C、維生素E、膳食纖維、鈣、鎂、鈉、鉀、鋅、磷、鐵、錳、銅

味性

味苦，性微寒

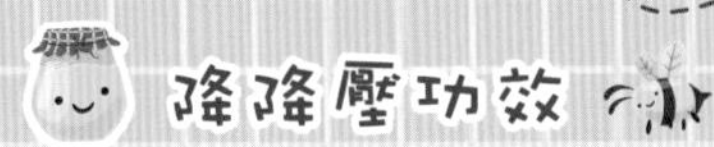

降降壓功效

1. 魚腥草內含有大量的鉀以及槲皮素，能夠擴張腎血管、提高腎臟的血流量，進而達到利尿、消腫及解毒的多種醫療效果。
2. 魚腥草所含的栗素和異栗素等物質，可以預防血管變得脆弱，長期服用，可以加強血管的彈性、韌性，進而達到預防高血壓的效果。
3. 魚腥草具有清熱解毒、提高免疫力的功效，可用來協助治療鼻子過敏、中耳炎、胃潰瘍、上呼吸道感染、流感、前列腺炎……等疾症。

飲食小叮嚀

- 魚腥草性寒，善於清肺熱，但是假如大量服用或服用時間過長，則容易會傷害人體陽氣，因此脾胃虛寒者不宜多食。
- 魚腥草是一種可以內服或外用的中藥草。
- 魚腥草內含揮發油，煎製時間不宜過久，避免營養價值流失。
- 新鮮魚腥草最好放入袋中密封保存，或者可放置於陰涼通風處。

菊花

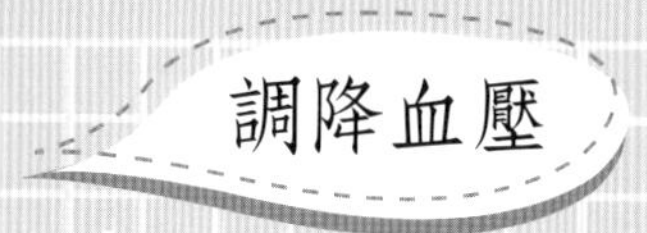

Chrysanthemum

別名

黄花、九華、帝女花、金蕊、陰成、甘菊花、杭菊花、女節、壽容、秋菊、節華

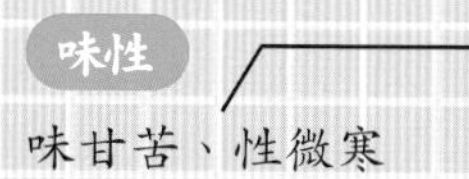

味性

味甘苦、性微寒

營養主打星

膳食纖維、碳水化合物、維生素C、維生素E、類胡蘿蔔素、脂肪、蛋白質、鈣、鎂、鈉、鉀、鋅、磷、鐵、錳、銅、硒

降降壓功效

1. 中醫多用菊花來強心、強肝、明目，並且改善內臟功能。
2. 日日一杯菊花茶，可以降低罹患心血管病變的可能性。
3. 多喝菊花茶，能擴張冠狀動脈血管、強化心臟肌肉，並且協助肝臟去協調全身的血液流量，進一步降低得心血管疾病的機率。
4. 菊花還能改善視力模糊、視網膜炎、神經性頭痛、頭暈等病症。
5. 菊花具有利尿之功效，能夠增進腎功能，間接調降血壓值，降低高血壓、腎臟炎、腎臟病的罹患率。

飲食小叮嚀

- 菊花性微寒，一般可以熱水沖泡或菊花茶飲用，但飲用過量則會拉肚子，所以體質偏寒者不宜一次喝太多。
- 氣虛胃寒者，經常有腹瀉情形的人，不建議服用過多菊花。
- 食慾不振、胃口不佳的人群，也應該避免飲用過量菊花茶。

葛根 Puerariae Radix

降壓醒腦

別名

葛條、葛藤、雞齊、鹿藿、黃斤乾葛、刈根、甘葛、粉葛、葛條根

營養主打星

葛根素、蛋白質、胺基酸、花生素、鐵、鈣、銅、硒

味性

味甘辛，性涼

降降壓功效

1. 葛根可緩解因為高血壓所引起的頭痛、眩暈、耳鳴及腰酸腿痛等症狀。
2. 葛根能強健心肌，使血管擴張，改善血液循環，能增加腦部血流量。
3. 葛根能直接擴張血管，有明顯降壓作用，能緩解高血壓症狀。
4. 葛根具有生津止渴、疏風散熱與解酒效果。
5. 葛根能減少血液中膽固醇的含量、降低血液黏稠度、避免血栓形成，具有降血壓功效，有助於防治高血脂、動脈硬化等心血管疾病。

飲食小叮嚀

- 服用過多的葛根藥材，恐怕會傷及胃氣，因此胃腸虛弱者要慎服。
- 葛根比較常用於內服，外用亦可，只是較為少見。
- 夏日多虛汗者，若服用葛根，宜酌量謹慎服用。
- 葛根具有降血壓、降血糖的功效，所以不適合低血壓、低血糖患者。

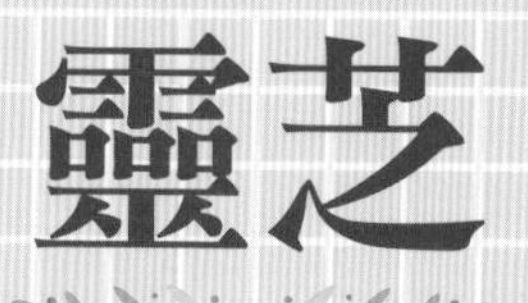

靈芝

Ganoderma Lucidum

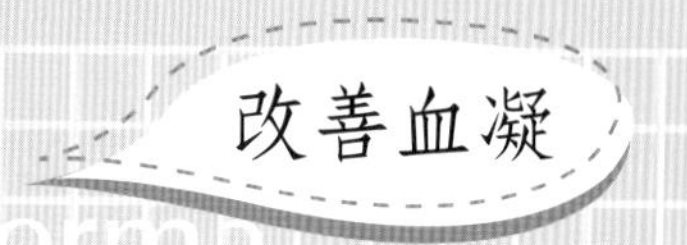

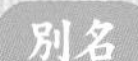

紫芝、木靈芝、靈芝草、瑞草、赤芝

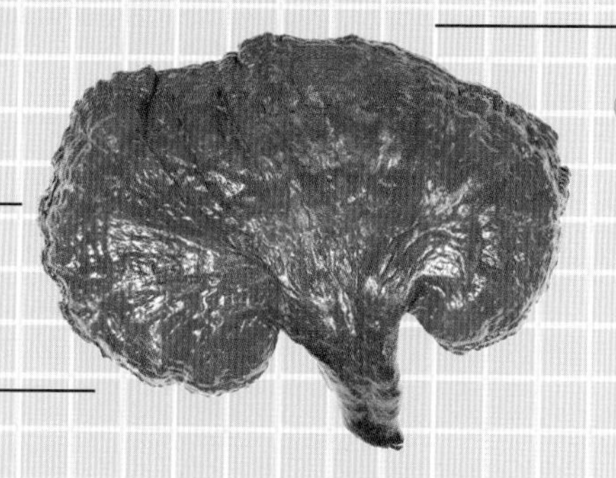

營養主打星

高分子多醣體、靈芝酸、腺核苷、白胺酸、離胺酸、精胺酸、維生素B群

味性

味甘，性平

降降壓功效

1. 靈芝能降低血脂肪和膽固醇，避免血管硬化，防止腦中風。
2. 靈芝可有效擴張冠狀動脈，增加血流量，增強心肌氧和能量的供給，對心肌缺血具有保護作用，廣泛用於冠心病、心絞痛等的治療和預防。
3. 靈芝中的三帖類能防止血壓降低，具有預防心血管疾病的效果。
4. 靈芝有調降血壓的功效，並且能夠加強降壓藥物的效用。

飲食小叮嚀

- 煎煮內服或作為外用散劑皆可，可有效改善高血壓症狀。
- 靈芝的性質寒涼，脾胃虛弱、腸道功能不佳的人，要謹慎服用。
- 靈芝中含有的腺核苷，會降低血液凝結功能，有出血症狀、手術前半個月、手術後半個月，這些時間點都應該要極力避免服用。

蔥香菇菇粥

增加血管彈性，預防疾病

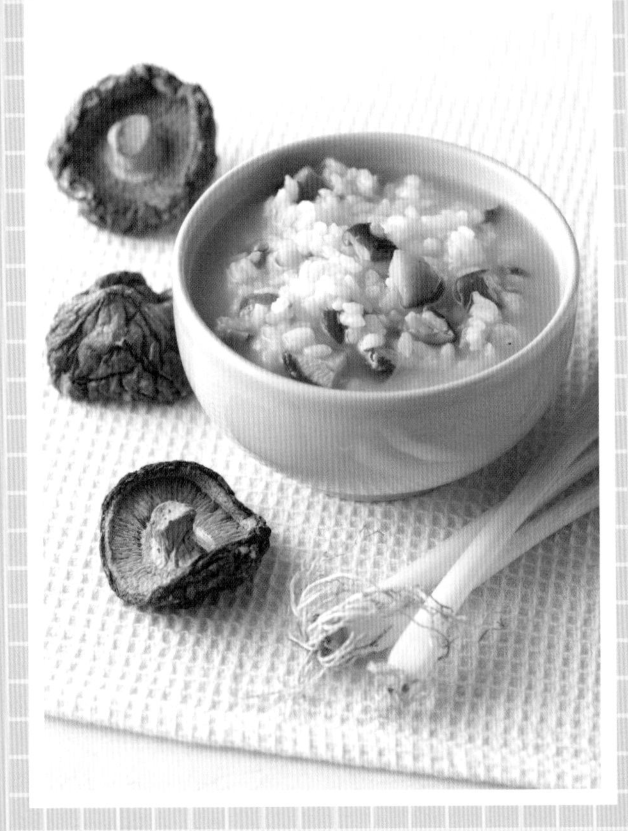

材料

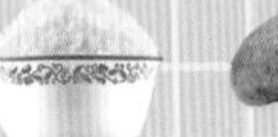
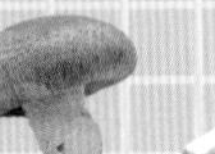

米	香菇	蔥花
1杯	5朵	5克

鹽巴
適量

烹飪步驟

1. 將白米掏洗乾淨後，用清水泡上大約半小時，然後再放入電鍋。
2. 在電鍋內加進足量清水，按下煮米鍵，等待生米煮熟成白米飯。
3. 香菇泡發、洗淨，切碎備用；蔥洗淨、切碎，放入茶葉袋之中。
4. 電鍋跳起之後打開電鍋蓋，丟入蔥花袋、香菇碎丁，蓋上鍋蓋。
5. 外鍋加水，將粥繼續熬至濃稠，並待香菇熟透，加鹽調味即成。

降降壓功效

- 香菇不僅美味可口，而且是一種屬於高蛋白、低脂肪的高人氣營養聖品。
- 香菇內所含的腺嘌呤、膽鹼、核酸類物質，具有降血壓、降血脂、抑制血清以及膽固醇等神奇功效。

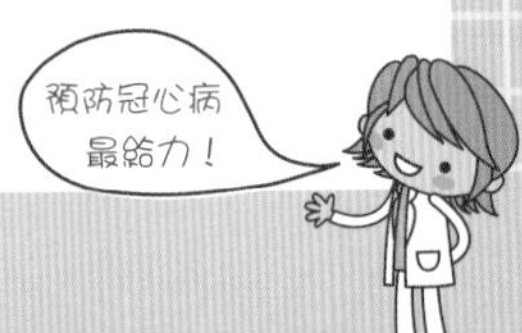

海帶野菜泥

利尿消腫，排除多餘水分

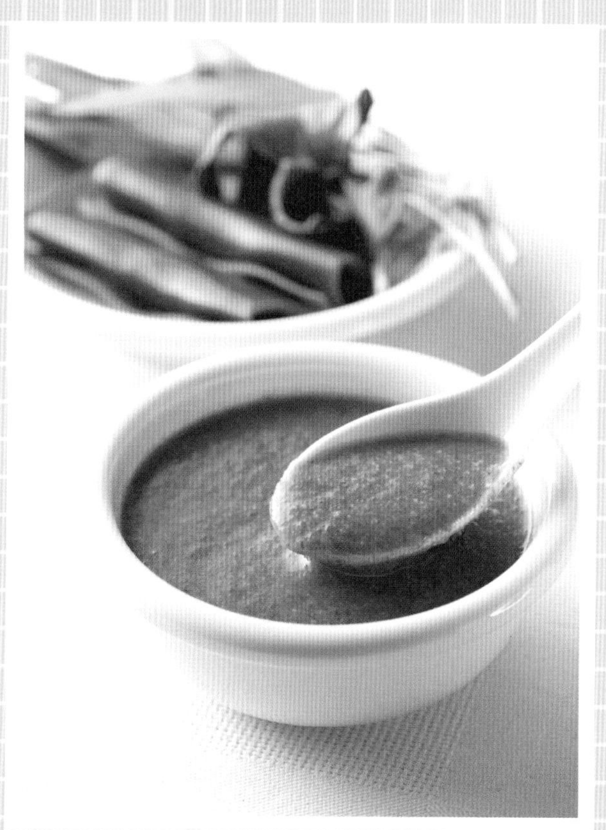

材料

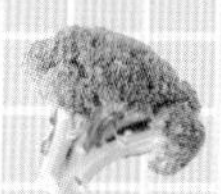

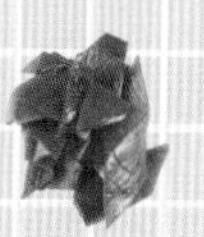

青花菜	海帶	高湯
3 朵	1/3 碗	適量

烹飪步驟

1. 煮一鍋滾水，將海帶芽丟入煮至散開，撈起來之後，放涼備用。
2. 將青花菜仔細沖洗乾淨，切成小朵入滾水汆燙至熟，撈起放涼。
3. 將上述食材依序放進果汁機中，插上果汁機的電源，準備攪打。
4. 依個人喜歡的濃稠度，加入適量高湯或開水，可以邊打邊加入。
5. 將青花菜、海帶芽共同打碎成泥狀，即可倒入碗中，慢慢享食。

降降壓功效

- 海帶內含豐富礦物質、褐藻膠與維生素C，能預防並治療血管硬化、高血壓、高血脂等代謝疾病。
- 海帶為碘及硒的重要來源，同時也含有豐富的膳食纖維，有助於血膽固醇的降低，可預防高血壓以及心血管疾病。

遠離心血管併發病！

綠豆薏仁湯

炎炎夏日，降壓解暑第一品

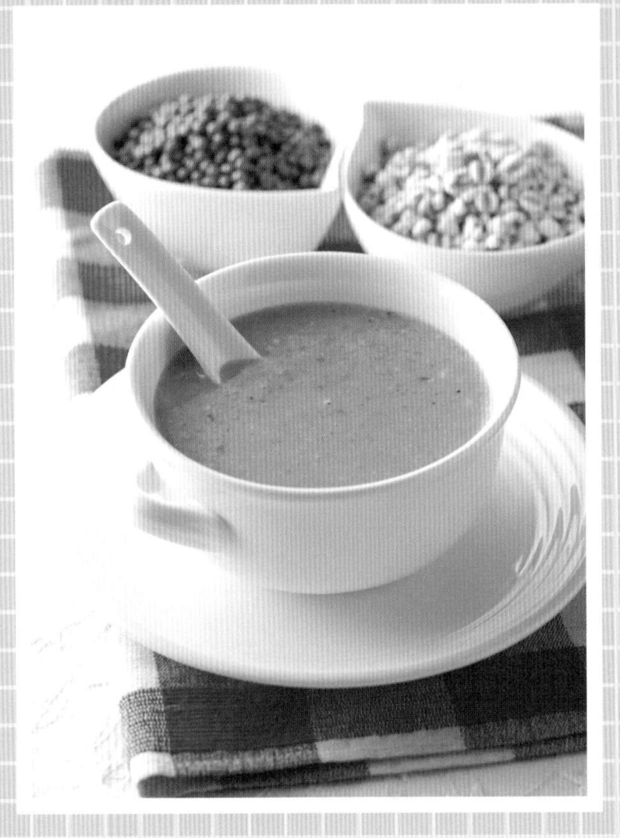

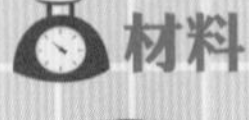

材料

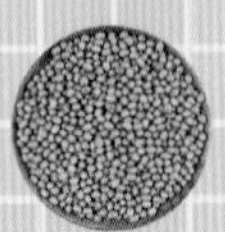

綠豆
1 大匙

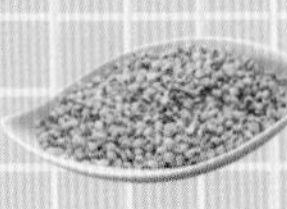

薏仁
1 大匙

冰糖
適量

細砂糖
適量

烹飪步驟

1. 將綠豆與薏仁放入電鍋，泡冷水，至少泡上4 小時（或一晚）。
2. 泡完之後，將水倒掉，加入全新的冷水，淹過食材高一些的高度。
3. 在電鍋外鍋放一米杯水，蓋上內鍋蓋、外鍋蓋，按下開關開始煮。
4. 把粗粒的冰糖打成粉狀；並且量取適量的細砂糖，置於容器中。
5. 電鍋跳起後悶 45 分鐘；吃吃看確認食材軟化，即可加入糖攪拌。

降降壓功效

- 綠豆與薏仁都是清熱解毒的食材，具有降血壓、降血脂的作用，適用於頭痛、頭暈，對高血壓患者來說，綠豆湯、綠豆薏仁湯都是很好的降壓食品。
- 吃綠豆可助排水及排走鹽分，降低血管壁壓力，令血壓稍降。

吃鹽巴不怕
血壓高！

冰糖燉蕉

甜上加甜，甜進心坎好滋味

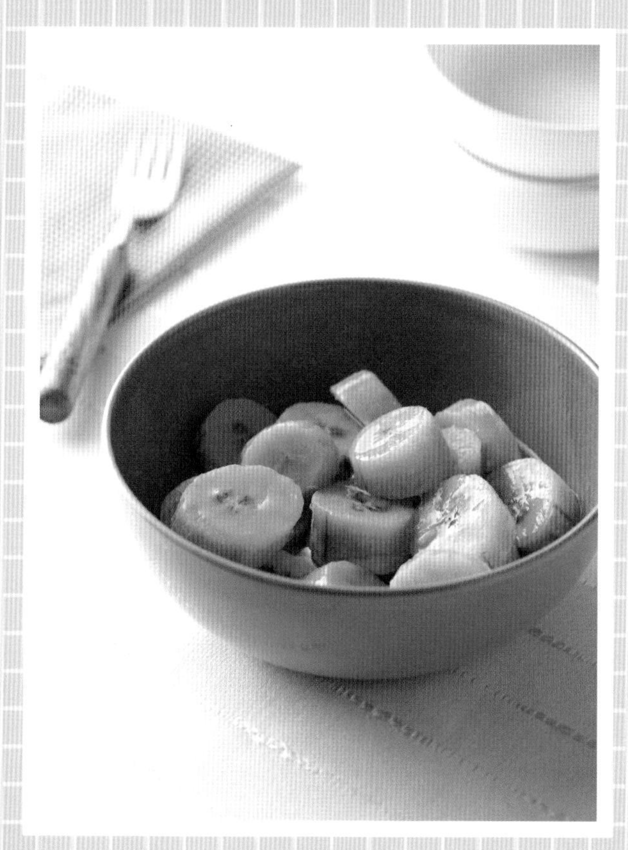

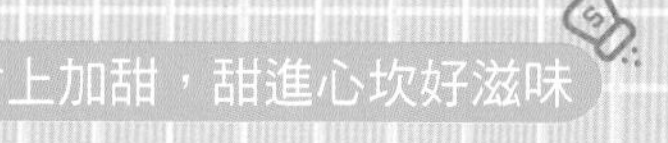

材料

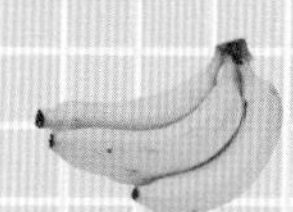

香蕉 2 根

冰糖 40 克

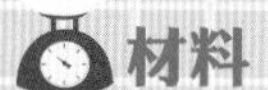

烹飪步驟

1. 剝除香蕉的外皮之後，用刀子將其切成一小塊一小塊的香蕉塊。
2. 將冰糖打成碎粒狀；或者是把冰糖放進塑膠袋內，用湯匙搗碎。
3. 把冰糖跟香蕉放在碗中，倒入適量水，大約淹過冰糖即可。
4. 整碗放入微波爐或者電鍋中加熱，等待冰糖融化在水中即可。
5. 取出，待香蕉稍稍降溫（不燙口的程度），即可趁熱沾取冰糖食用。

降降壓功效

- 香蕉的鉀含量十分豐富，每根香蕉約有400毫克左右的鉀，可平衡人體內多餘的鈉，改善由鈉引起的高血壓。
- 美國科學研究人員證實，連續一周每天吃2根香蕉，可使血壓降低10%。

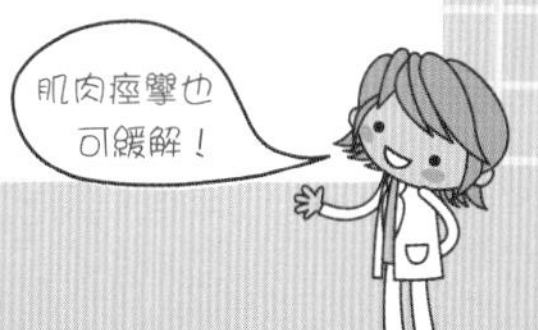

菊花山楂降壓茶

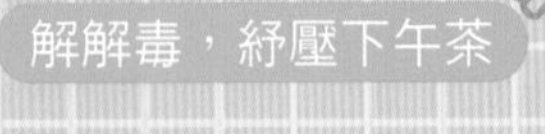

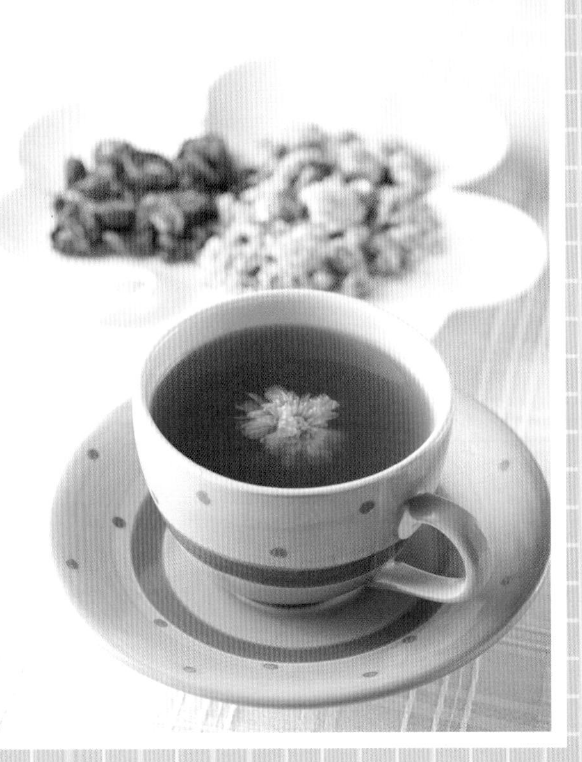

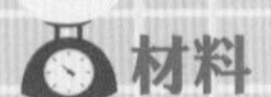

材料

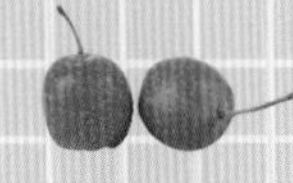

山楂
適量

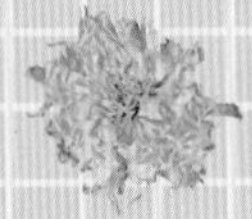

菊花
適量

冰糖
適量

烹飪步驟

1. 將所有需要用到的食材準備齊全之後，挑出所需要用到的份量。
2. 將原料放在濾網上，用清水稍微沖洗一陣子，清洗乾淨即可。
3. 把所有的食材放進一個茶壺裡面，沖入沸水，再蓋上茶壺的蓋子。
4. 將茶品悶上大約6～8分鐘，當茶水漸漸呈現淡淡金黃色即可。
5. 可直接飲用，亦可加入適量冰糖做調味，經常飲用來調降血壓。

降降壓功效

- 山楂可以幫助消化、擴張血管、降低血糖、降低血壓；經常飲用山楂茶，對於治療高血壓有顯著的輔助療效。
- 茶花可以平肝明目、清熱解毒，對高血壓、動脈硬化患者有助益，可以控制病情並且改善病情。

一花一果的
絕妙搭配！

白蘿蔔絲拌菜心

消消暑熱，提振食慾

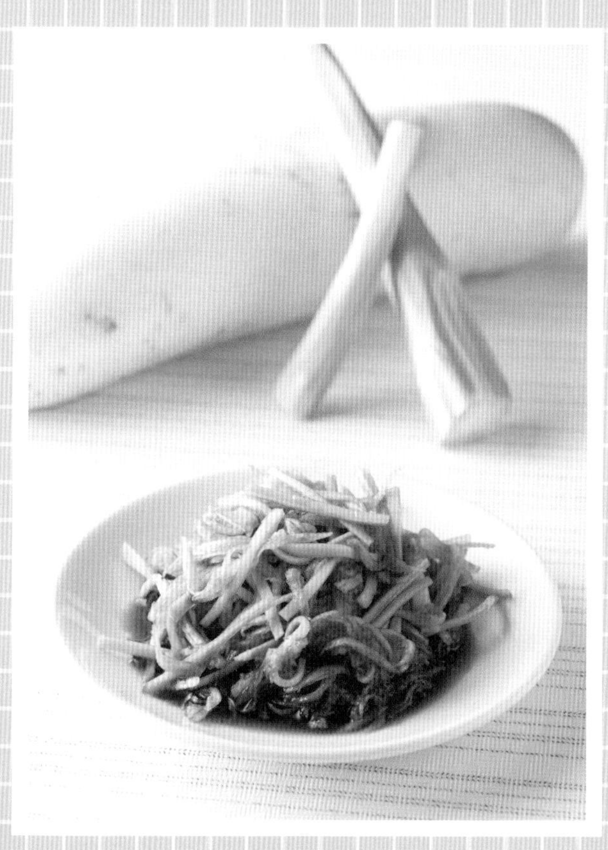

材料

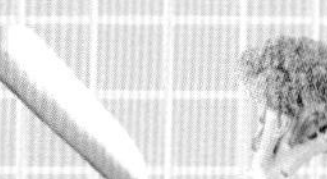

白蘿蔔 1/2 條	青花菜 菜心 1 塊	鹽巴 適量
糖 適量	辣椒 適量	

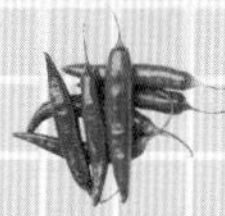

烹飪步驟

1. 切下青花菜花蕊，作為其它用途，將白蘿蔔、菜心、辣椒切成絲狀。
2. 取適量的鹽巴，塗抹在白蘿蔔絲、菜心絲的表面，再翻攪均勻。
3. 以鹽巴醃製，靜置一陣子以後，鹽巴有助去除食材多餘的水分。
4. 加入適量的糖與辣椒片，拌勻，再醃製 20 分鐘以後即可食用。
5. 放進冰箱中冷藏，辣辣甜甜的白蘿蔔絲拌菜心，美味可口最開胃。

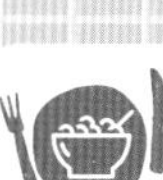

降降壓功效

- 白蘿蔔有淨化血管的功效，對安定血壓也有很好的作用，有助於控制血壓。
- 白蘿蔔含豐富鋅、木質素、維生素C，可以強化人體免疫功能，其中木質素、芥子油可以降低膽固醇，預防膽結石、高血壓、冠心病。

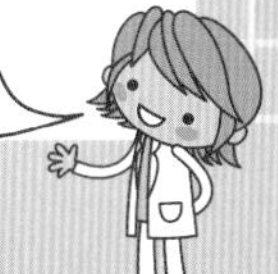

胡蘿蔔綜合果汁

高血壓患者每日必喝

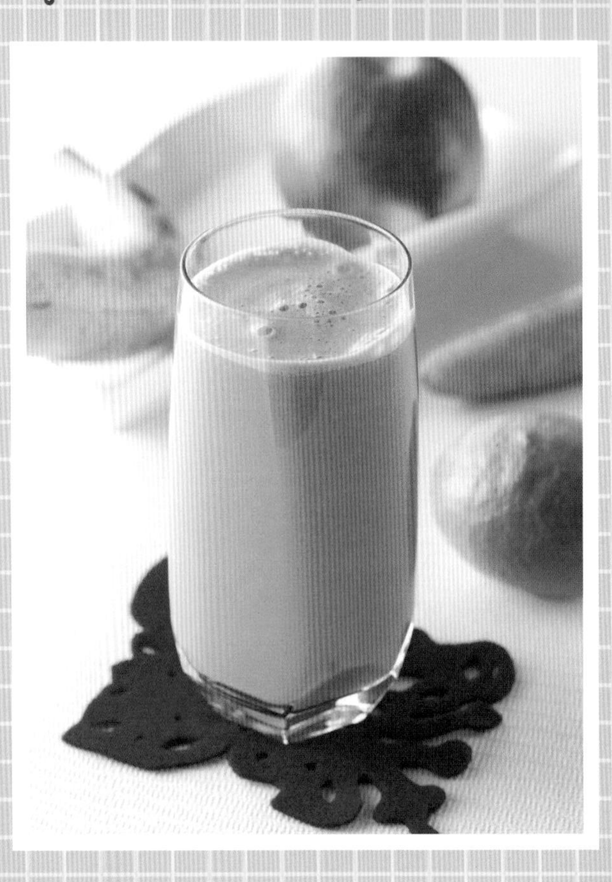

材料

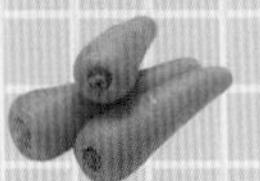
胡蘿蔔 1/2 條

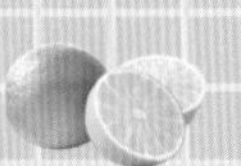
檸檬 1/2 粒

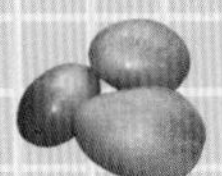
芒果 1 粒

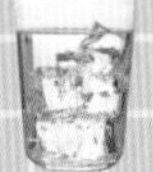
冷開水 100cc

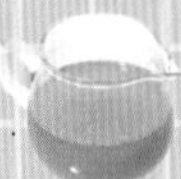
蜂蜜 2 大匙

烹飪步驟

1. 將胡蘿蔔削去外皮，切成小塊；將芒果剝去外皮，同樣切成小塊。
2. 檸檬去皮、去膜之後，留下半顆的果肉待用。
3. 將所有的食材丟進果汁機內，倒入冷開水攪打成為綜合果汁。
4. 調入蜂蜜之後，依個人喜歡的甜度再做調整。
5. 用濾網過濾掉渣渣，果汁倒入杯中即可享用。

降降壓功效

- 胡蘿蔔可增進新陳代謝、消除自由基，防止壞膽固醇氧化阻塞血管，維持血管暢通，減輕高血壓的病情。
- 胡蘿蔔中含有「琥珀酸鉀鹽」，是一種降血壓的有效成分。

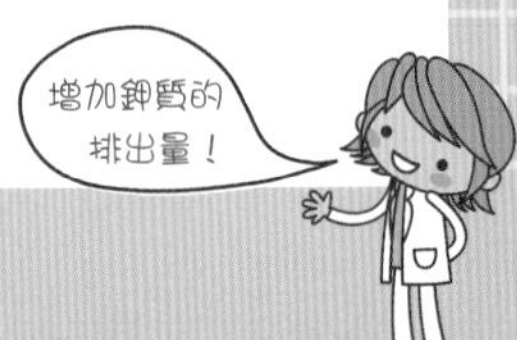

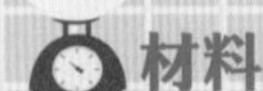

大蒜

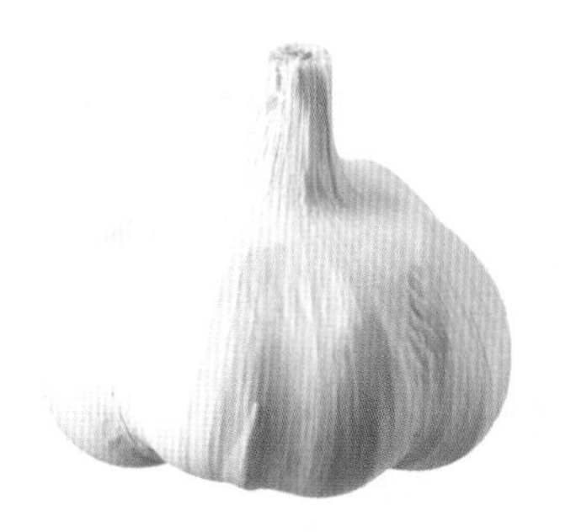

別名 蒜頭、大蒜頭、獨蒜、葷菜、紫皮蒜　**味性** 味辛、性溫

營養指數表（100g）

熱量	水分	蛋白質	脂肪	醣類
148 kcal	90g	6 g	0.5 g	6.5 g

膽固醇	粗纖維	膳食纖維	維生素 A	維生素 B_1	維生素 B_2
0 mg	1.3 g	2.1 g	300 μg	0.04 mg	0.07 mg

維生素 C	鈉	鉀	鈣	鎂	鐵
31.2 mg	17 mg	401 mg	181 mg	25 mg	1.7 mg

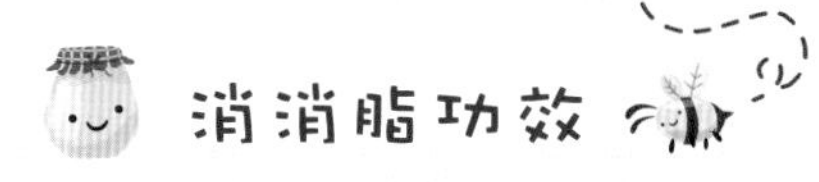

消消脂功效

1. 大蒜中含有蒜素，此成分能促進人體吸收維生素 B_1，促進毛細血管擴張、消除血栓、預防動脈硬化，增強腸胃和心臟的功能。
2. 大蒜中的蒜素及類黃酮素都能防止壞膽固醇囤積在血管壁，所以能夠降低血清膽固醇含量，同時也促進血液的循環、調整血壓值。
3. 常吃大蒜還能有效降低三酸甘油脂含量，並且能夠達到降血糖、降血壓的功效，而大蒜裡的硒，更能延緩細胞的老化。

飲食小叮嚀

- 大蒜醃漬時間不宜過久，以免破壞營養成分；大蒜加熱後，營養成分容易流失，如果希望治療感染類疾病的效果，大蒜以生吃為宜。
- 大蒜具有刺激性，會促使胃酸分泌，患有腸胃道疾病者不宜食用過多。
- 發芽的大蒜不具食療功效，最好不要食用發芽者。
- 鉛中毒者，宜食用大蒜；患有眼疾者、體質屬虛火旺者最好少食或禁食。

Corn

玉米

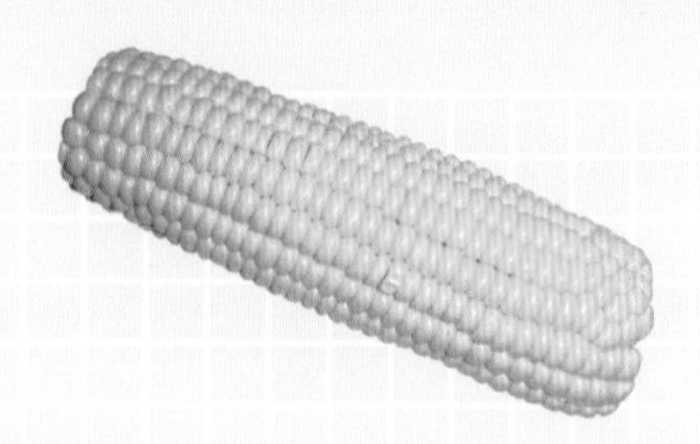

別名 包穀、番麥、玉蜀黍　　**味性** 味甘、性平

營養指數表（100g）

熱量	水分	蛋白質	脂肪	醣類
365 kcal	72.3 g	9 g	4.7 g	19.5 g

膽固醇	粗纖維	膳食纖維	維生素 A	維生素 B_1	維生素 B_2
0 mg	0.8 g	4.6 g	0 μg	0.07 mg	0.09 mg

維生素 C	鈉	鉀	鈣	鎂	鐵
0 mg	35 mg	287 mg	7 mg	127 mg	2.7 mg

消消脂功效

1. 玉米含有亞油酸、維生素 E 成分，能降低膽固醇、血脂肪。
2. 玉米可以調節血壓、血糖、高血壓及降低心血管疾病罹患率。
3. 玉米含有阿魏酸成分，能有效降低體內膽固醇含量，使血液中的壞膽固醇無法堆積於血管壁上，對於預防動脈硬化、血管硬化或阻塞具有極佳效果。

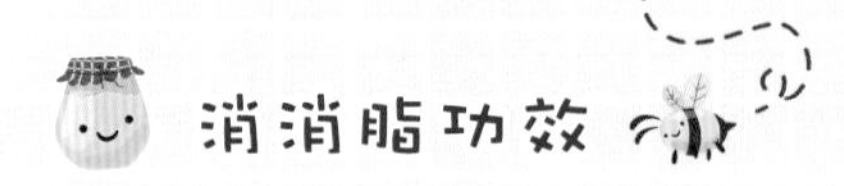

飲食小叮嚀

- 玉米內含有許多澱粉，熱量比一般蔬菜高，肥胖者不宜食用過量。
- 一般市售玉米極易殘留農藥，烹煮前最好以大量的清水沖洗。
- 玉米容易受潮、發霉，保存時最好先用保鮮膜密封再放入冷藏室。
- 發霉的玉米會產生黃麴毒素，不可食用。

芹菜

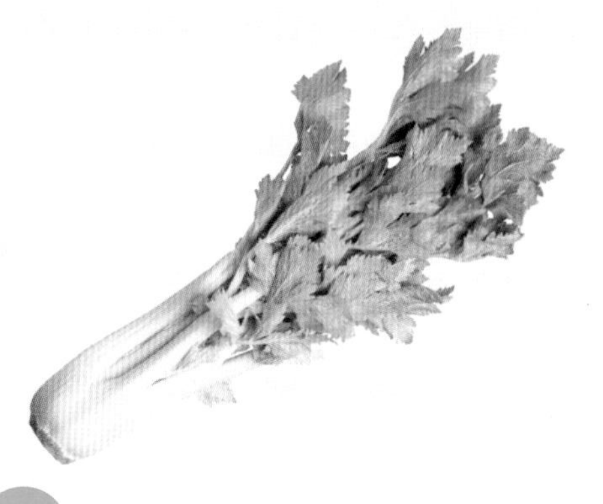

別名 西洋芹、旱芹、藥芹　**味性** 味甘苦、性涼

營養指數表（100g）

熱量	水分	蛋白質	脂肪	醣類
16 kcal	95 g	0.7 g	0.2 g	3 g

膽固醇	粗纖維	膳食纖維	維生素 A	維生素 B_1	維生素 B_2
0 mg	0.65 g	1.6 g	135 μg	0 mg	0.04 mg

維生素 C	鈉	鉀	鈣	鎂	鐵
3.1 mg	80 mg	260 mg	40 mg	11 mg	0.2 mg

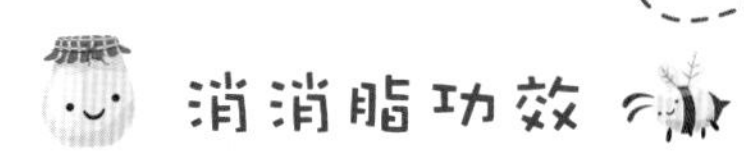

消消脂功效

1. 芹菜豐富的膳食纖維有助膽固醇與膽汁的排除，降低血液中的膽固醇含量。
2. 芹菜的根、莖含有豐富的鉀成分，具有利尿作用，可以維持血壓值。
3. 芹菜中有一種芹菜素，能抑制血小板凝結，防止血栓形成，保持血管暢通。

飲食小叮嚀

- 芹菜具有降血壓的功效，若本身血壓偏低，盡量少吃。
- 芹菜性寒涼，婦女坐月子期間不宜食用；體質虛寒、大病初癒者不宜食用。
- 芹菜含有利尿效用的鉀成分，鉀屬於水溶性營養素，加熱容易流失營養素，所以適合生吃或連湯汁一起食用。
- 由於腎臟病患者忌鉀，需注意芹菜的食用量。
- 芹菜葉中所含營養成分勝過葉柄，可連葉烹煮。

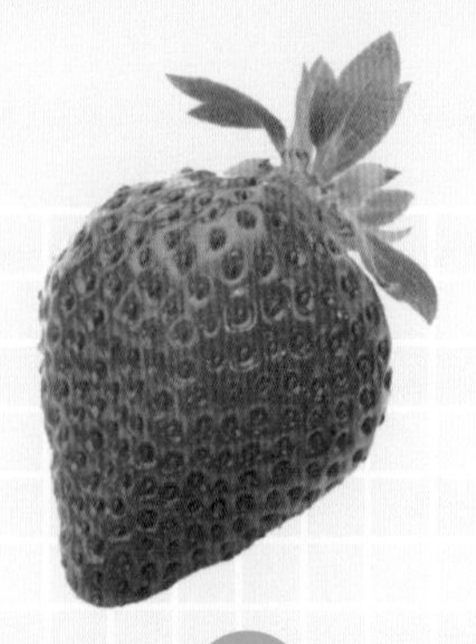

草莓

別名 野梅莓、地莓、洋莓、紅莓、洋莓果　**味性** 味甘酸、性涼

營養指數表（100g）

熱量	水分	蛋白質	脂肪	醣類	
32 kcal	90.95 g	0.7 g	0.3 g	7.68 g	
膽固醇	粗纖維	膳食纖維	維生素 A	維生素 B_1	維生素 B_2
0 mg	0.8 g	2 g	1 μg	0.024 mg	0.022 mg
維生素 C	鈉	鉀	鈣	鎂	鐵
58.8 mg	1 mg	153 mg	16 mg	13 mg	0.41 mg

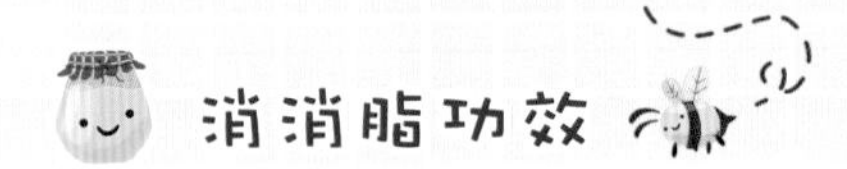

1. 草莓中的果膠成分可以吸附血液中的膽固醇，增加血脂肪的清除率，因此多多食用草莓具有降低膽固醇的功效。
2. 草莓中所含的維生素 C，可以預防高血壓與動脈硬化。
3. 草莓中所含花青素成分，具有抗發炎效果，可以降低罹癌機率。
4. 草莓中富含膳食纖維，可清腸整胃、增加糞便體積以利排除。
5. 經常攝取草莓，可幫助預防便祕、痔瘡和腸胃相關疾病。

飲食小叮嚀

- 草莓性屬寒涼，體質虛弱者、皮膚過敏者、腸胃不適者宜少吃草莓。
- 草莓中含有豐富草酸，草酸容易在體內形成結石，腎臟病患宜少食。
- 草莓與牛奶一起食用，容易影響消化，盡量避免。
- 未食用的草莓最好不要去蒂，才能保持鮮度與美味。

酪梨

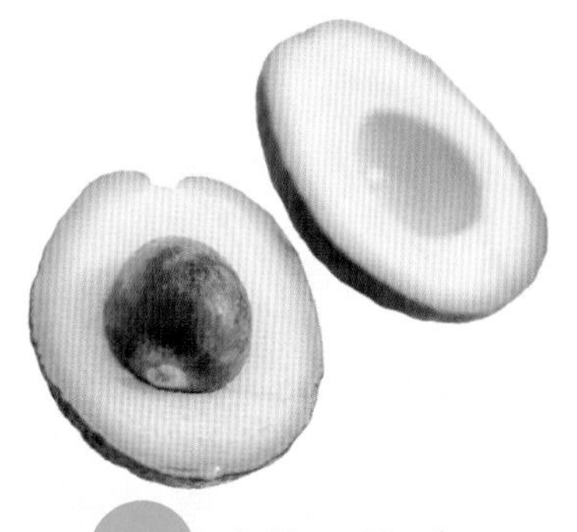

別名 鱷梨、牛油果、樂天果、油梨　　**味性** 味甘、性平

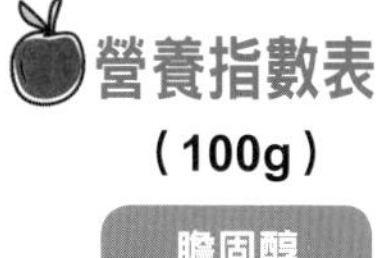

營養指數表（100g）

熱量	水分	蛋白質	脂肪	醣類
160 kcal	73.23 g	2 g	14.66 g	8.53 g

膽固醇	粗纖維	膳食纖維	維生素 A	維生素 B_1	維生素 B_2
0 mg	2.58g	6.7 g	64 μg	0.067 mg	0.13 mg

維生素 C	鈉	鉀	鈣	鎂	鐵
10 mg	4 mg	485 mg	12 mg	29 mg	0.55 mg

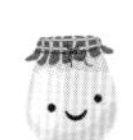

消消脂功效

1. 酪梨中的不飽和脂肪酸能降低血液中膽固醇含量，幫助預防心臟血管疾病。
2. 酪梨中含有 β－麥胚固醇等營養成分，能預防壞膽固醇堆積於血管壁上，經常食用酪梨，將有助於降低血液中的膽固醇含量。
3. 酪梨中富含的膳食纖維可以促進腸胃的蠕動，不但能事先預防便祕的問題，還能大大地降低大腸癌等疾病的發生率。
4. 酪梨中含有阿魏酸，能降低血液中的糖分含量，穩定血糖值。

飲食小叮嚀

- 酪梨為脂肪類食物，需要控制體重者應避免食用；食用酪梨以前，可以淋些檸檬汁，藉由檸檬的維生素 C，來分解酪梨中所含有的脂肪。
- 酪梨切開，與空氣相接觸之後，極易氧化變黑，最好盡快吃完它。
- 挑選酪梨的時候，盡量挑選顏色青綠、果實飽滿者為佳。

梨子

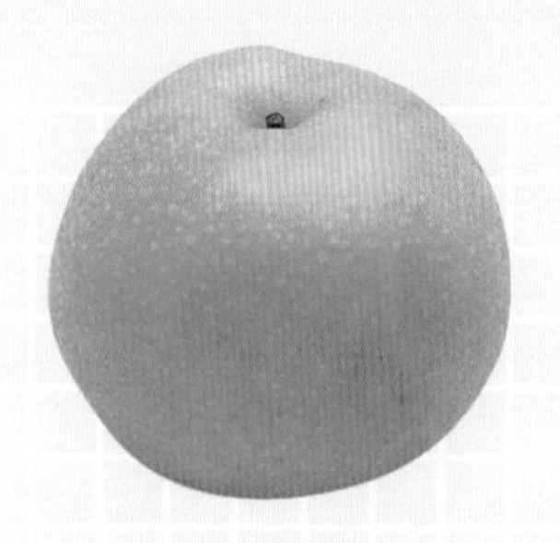

別名 快果、玉乳、果宗　**味性** 味甘，微酸，性寒

營養指數表（100g）

熱量	水分	蛋白質	脂肪	醣類
57 kcal	90 g	0.4 g	0.1 g	10 g

膽固醇	粗纖維	膳食纖維	維生素 A	維生素 B_1	維生素 B_2
0 mg	0.7 g	3.1 g	7.5 μg	0.04 mg	0.04 mg

維生素 C	鈉	鉀	鈣	鎂	鐵
4.3 mg	1 mg	116 mg	9 mg	7 mg	0.2 mg

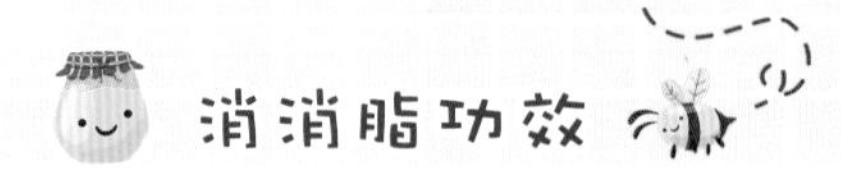

消消脂功效

1. 梨子中的可溶性纖維果膠，能降低體內膽固醇的含量，進一步可以緩解高血壓、心臟病和肝病患者常出現的頭暈目眩、失眠、多夢等症狀。
2. 梨子的鉀成分有助於體內細胞組織的正常運作，可以調節血壓。
3. 梨子中的果糖成分，可增加腸道蠕動。
4. 梨子中的維生素 C 能夠促進傷口癒合，提高人體免疫力。

飲食小叮嚀

- 梨子性寒，脾胃虛弱、體質虛寒、易腹瀉者不宜多食。
- 容易手腳冰冷者可以梨子搭配冰糖食用。
- 梨子搭配冰糖蒸煮，具有潤肺、潤喉效果。
- 已削皮的梨子容易氧化，盡快吃完為宜，如要久置，可以浸泡鹽水。

百香果

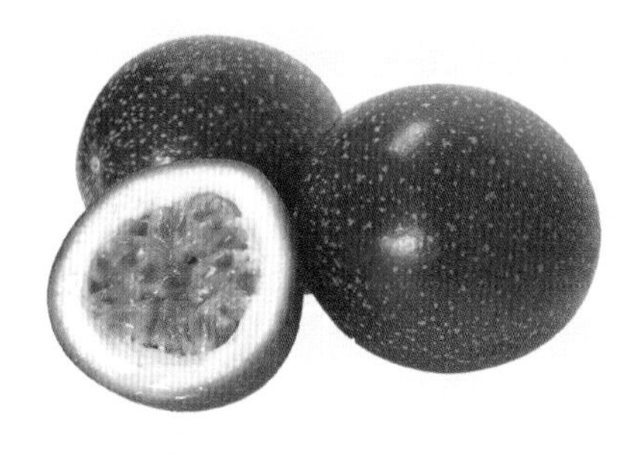

別名 時計果、西番果　　**味性** 味苦、性溫

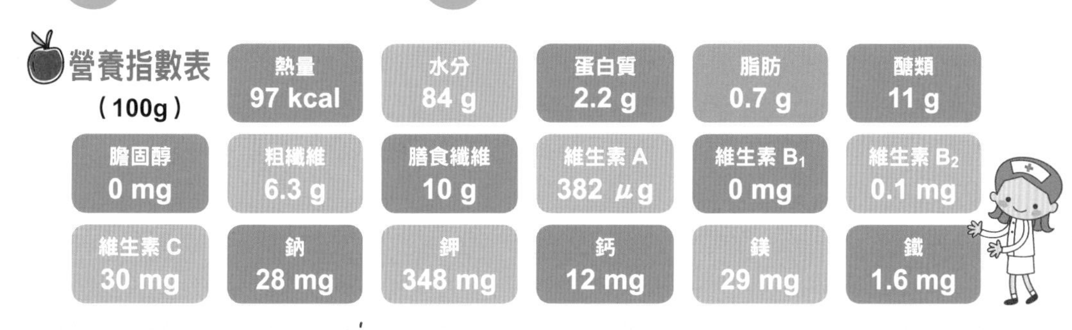

營養指數表（100g）

熱量	水分	蛋白質	脂肪	醣類	膽固醇
97 kcal	84 g	2.2 g	0.7 g	11 g	0 mg

粗纖維	膳食纖維	維生素 A	維生素 B_1	維生素 B_2	維生素 C
6.3 g	10 g	382 μg	0 mg	0.1 mg	30 mg

鈉	鉀	鈣	鎂	鐵
28 mg	348 mg	12 mg	29 mg	1.6 mg

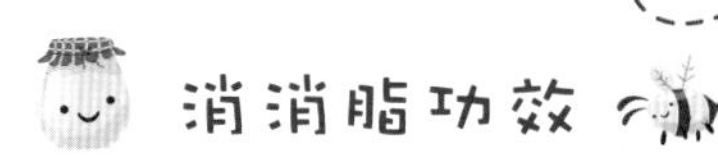

消消脂功效

1. 百香果含有人體所需 17 種胺基酸、類胡蘿蔔素和維生素，有降低血脂、降低血壓等等療效，可以有效治療高血壓的症狀。
2. 食用百香果能夠增加胃部飽足感，減少熱量的攝入，還可以吸附膽固醇和膽汁之類的有機分子，抑制人體對脂肪的吸收。
3. 百香果中含有鉀成分，能幫助利尿，協助排除體內多餘鹽分。

飲食小叮嚀

- 百香果為酸性食物，胃酸過多、胃及十二指腸潰瘍者不宜空腹食用，否則將使得上述種種與腸胃相關的病情更加重。
- 百香果含鉀成分，腎臟病與尿毒症患者不宜食用。
- 百香果中含有類胡蘿蔔素，吃多容易使皮膚變黃。
- 選擇百香果，盡量以果粒飽滿豐圓，沒有皺摺為佳。

Orange

柳丁

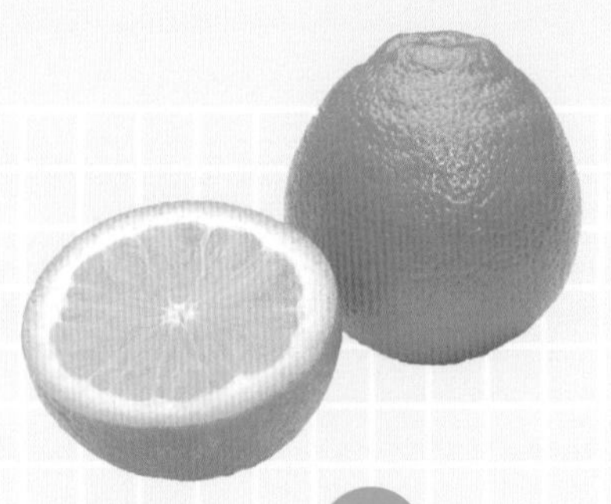

別名 鵠殼、金球、金澄、黃澄、澄子、柳橙　**味性** 味酸甘，性平

營養指數表（100g）

熱量	水分	蛋白質	脂肪	醣類	膽固醇
47 kcal	88 g	0.9 g	0.1 g	10.4 g	0 mg

粗纖維	膳食纖維	維生素 A	維生素 B_1	維生素 B_2	維生素 C
0.5 g	2.4 g	68 μg	0.06 mg	0.04 mg	53.2 mg

鈉	鉀	鈣	鎂	鐵
0 mg	181 mg	40 mg	10 mg	0.1 mg

消消脂功效

1. 柳丁中的果膠成分，能減少食物所含膽固醇被人體吸收，並預防壞膽固醇堆積於血管壁上，有助於預防中風及血管硬化等等疾症。
2. 柳丁中的鉀成分可促進鈉排出，降低血壓和膽固醇。
3. 柳丁中的膳食纖維能刺激腸胃蠕動，幫助消化，預防便祕。
4. 柳丁中的檸檬苦素能增加體內解毒效素的活性，讓身體更健康。
5. 柳丁中的維生素 C 具抗發炎功效，能增進體內造血機制，提升免疫力。

飲食小叮嚀

- 脾胃虛弱者不宜過量食用柳丁；飯前或空腹時不宜食用柳丁，容易傷胃。
- 吃完柳丁，最好立即清潔牙齒，以防牙齒受到酸蝕。
- 糖尿病患者最好不要食用柳丁。
- 蛋白質遇到果酸會凝固，影響消化，食用柳丁前 1 小時不要喝牛奶。

四季豆

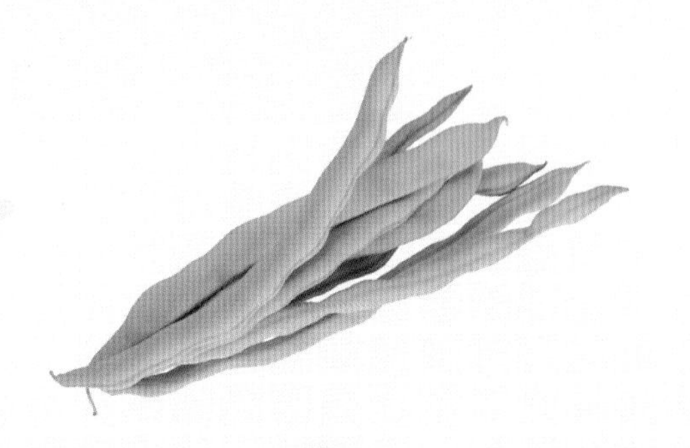

別名 敏豆、菜豆、雲豆、隱元豆、花雲豆　**味性** 味甘淡、性微溫

營養指數表（100g）

熱量	水分	蛋白質	脂肪	醣類
30 kcal	91 g	1.8 g	0.1 g	6.1g

膽固醇	粗纖維	膳食纖維	維生素 A	維生素 B_1	維生素 B_2
0 mg	1 g	3.4 g	33 μg	0.07 mg	0.08 mg

維生素 C	鈉	鉀	鈣	鎂	鐵
22 mg	6 mg	209 mg	37 mg	25 mg	1 mg

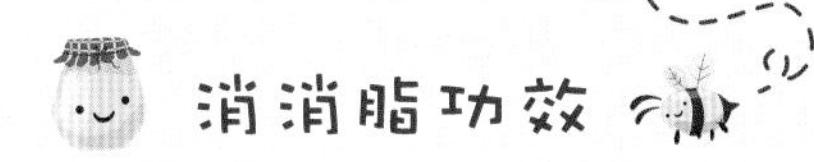

1. 四季豆的 β一麥胚固醇可吸收人體膽固醇，防止高血脂與心血管疾病。
2. 四季豆中的維生素 A 與 C 可以防止脂肪氧化，降低心血管硬化。
3. 四季豆所含皂素能增加膽固醇的排出量，有效降低膽固醇含量。
4. 四季豆所含的膳食纖維可以幫助排便，有便祕與腹瀉問題者可以食用。

飲食小叮嚀

- 大量攝取四季豆容易腹脹，需酌量食用。
- 四季豆中含有豆角毒素成分，可能造成溶血現象。
- 四季豆加熱後能夠破壞豆角毒素的毒性，食用前最好先煮熟。
- 四季豆屬於低升糖指數、高纖維含量的食材，有助於穩定血糖。
- 四季豆適合高血壓患者，亦適合糖尿病患者食用。

Bean Sprout

豆芽

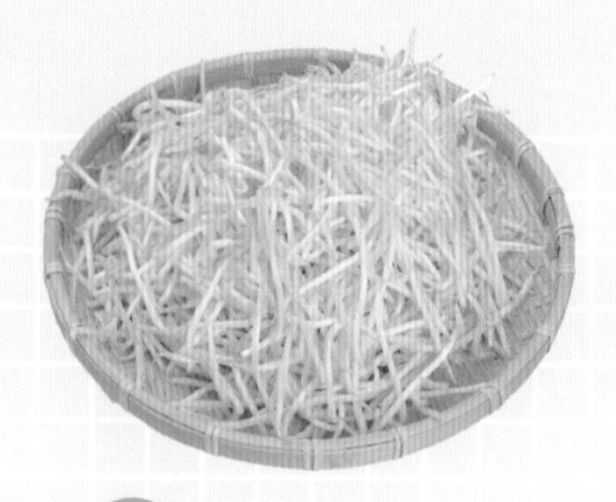

別名 巧芽、銀芽、銀苗、如意菜　**味性** 味甘、性涼

營養指數表（100g）

熱量	水分	蛋白質	脂肪	醣類
22 kcal	91.9 g	4 g	0.7 g	1.6 g

膽固醇	粗纖維	膳食纖維	維生素 A	維生素 B_1	維生素 B_2
0 mg	3 g	1.9 g	47 μg	0.12 mg	0.07 mg

維生素 C	鈉	鉀	鈣	鎂	鐵
8.2 mg	6 mg	79 mg	32 mg	27 mg	1 mg

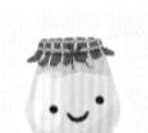

消消脂功效

1. 豆芽含水分量較多，具有排毒、抗氧化、提高機體免疫力的作用。
2. 豆芽富含粗纖維、膳食纖維，熱量較少，是便祕患者的健康蔬菜，有預防消化道癌症（食道癌、胃癌、直腸癌）的功效。
3. 多多食用豆芽菜，可以增進新陳代謝，對於膽固醇過高者有所助益；此外，豆芽還能清除血液中堆積的脂肪，防治心血管疾病。

飲食小叮嚀

- 豆芽膳食纖維較粗，不易消化，且性質偏寒，脾胃虛寒之人不宜多食。
- 建議豆芽菜下鍋之後要迅速翻炒，並且加一點醋，保存維生素 C 與水分。
- 挑選豆芽時，不必注重外貌，假如是顏色太白的豆芽菜，反而暗藏有使用藥物、螢光劑漂白之虞，建議消費者最好不要購買。

木瓜

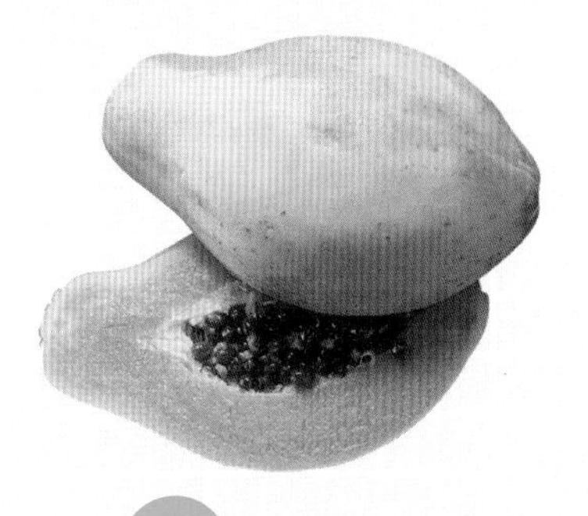

別名 鐵腳梨、海棠梨、番木瓜、番瓜　　**味性** 味甘、性平

營養指數表（100g）

熱量	水分	蛋白質	脂肪	醣類	膽固醇
42 kcal	85 g	0.5 g	0.3 g	13.5 g	0 mg

粗纖維	膳食纖維	維生素 A	維生素 B_1	維生素 B_2	維生素 C
0.6 g	1.7 g	285 μg	0.03 mg	0.4 mg	60.9 mg

鈉	鉀	鈣	鎂	鐵
8 mg	182 mg	20 mg	21 mg	0.3 mg

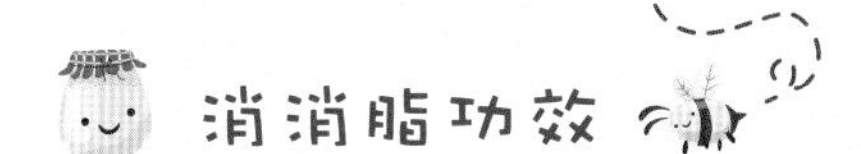

消消脂功效

1. 木瓜含有水溶性纖維，能夠降低血脂肪和血液中的膽固醇；此外，水溶性纖維還具有強心作用，可以預防高血壓與心臟病。
2. 木瓜果肉含有木瓜鹼，有消炎抗菌、降低血脂肪的功能。
3. 木瓜中的木瓜酵素能抑制發炎反應，可預防類風濕性關節炎。
4. 木瓜中的纖維素具有潤腸、通便效果，可以防止便祕。

飲食小叮嚀

- 因為木瓜具有潤腸、通便效果，有腹瀉毛病者不宜常食。
- 木瓜有助於改善婦女產後缺乳、乳汁不通等等問題。
- 若孕婦本身為易過敏體質者，則不宜多食或最好禁食木瓜。
- 未成熟的木瓜為綠色，可用報紙包起來放在陰涼處，過幾天就會變黃。

Jujube

棗子

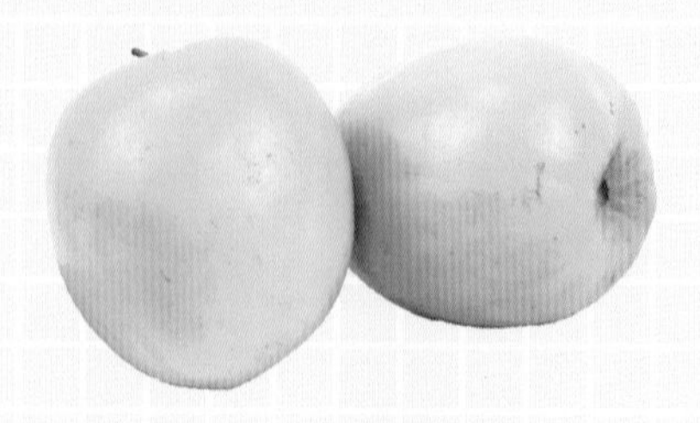

別名 蜜棗、印度棗、棗仔、毛葉棗、滇刺棗　**味性** 味甘澀、性平

營養指數表（100g）

熱量	水分	蛋白質	脂肪	醣類
79 kcal	87 g	1.2 g	0.2 g	11.1 g

膽固醇	粗纖維	膳食纖維	維生素 A	維生素 B_1	維生素 B_2
0 mg	0.5 g	1.8 g	12 μg	0.02 mg	0.02 mg

維生素 C	鈉	鉀	鈣	鎂	鐵
69 mg	3 mg	250 mg	21 mg	10 mg	0.5 mg

消消脂功效

1. 棗子中含有鉀成分，能降低膽固醇，還具有調節血壓的功效。
2. 棗子富含維生素 C，可以防止人體細胞氧化，並且能預防壞血病。
3. 多吃棗子可以預防壞血病，並促進血液循環，常吃能夠益胃生津。
4. 棗子是一種富含鐵質的水果，對貧血患者有益，可改善頭暈現象。

飲食小叮嚀

- 棗子的纖維質含量豐富，容易肚子脹氣的人應該忌食。
- 棗子不可與海鮮一起吃，否則容易引起腹部疼痛，傷及消化系統健康。
- 由於棗子中的鉀質含量偏高，腎臟病患者並不宜多食。
- 棗子含有山梨糖醇成分，不易讓小腸分解吸收，腹瀉者不宜多吃。

柚子

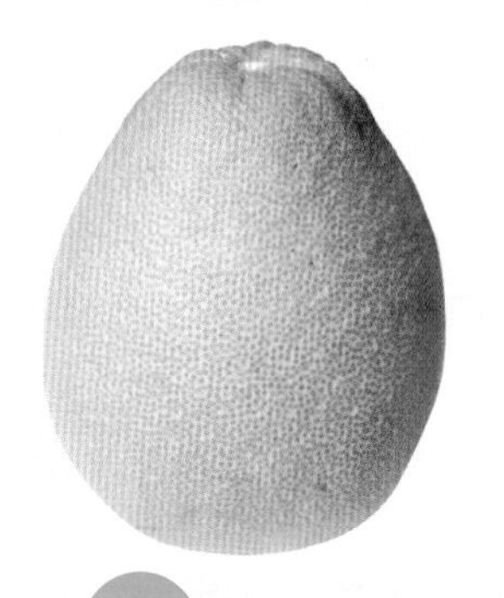

別名 柚子、香欒、雷柚、胡柑、臭柚　**味性** 味甘酸、性寒

營養指數表（100g）

熱量	水分	蛋白質	脂肪	醣類	膽固醇
38 kcal	91 g	0.8 g	0 g	10.5 g	0 mg

粗纖維	膳食纖維	維生素 A	維生素 B_1	維生素 B_2	維生素 C
0.3 g	1 g	2.4 μg	0.02 mg	0.02 mg	61 mg

鈉	鉀	鈣	鎂	鐵
1 mg	216 mg	4 mg	6 mg	0.1 mg

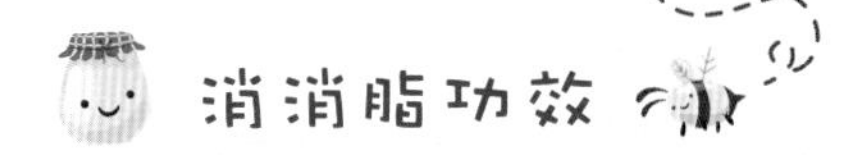

消消脂功效

1. 柚子富含維生素 P，能促進維生素 C 作用、改善微血管功能、增加冠狀動脈血流量、降低血脂及膽固醇，對心血管疾病及肥胖患者皆有所助益。
2. 柚子中的維生素 C 具有抗氧化作用，能降低血液中膽固醇濃度。
3. 柚子很適合中老年人食用，因為可以預防腦血管阻塞。
4. 柚子具有促進肝細胞再生和肝醣的合成作用，可以改善肝炎和肝硬化。

飲食小叮嚀

- 由於柚子是一種屬於寒性的水果，所以舉凡是體質虛寒者、腸胃功能不佳者、有腹瀉困擾者，都不宜食用過多的柚子。
- 柚子可以化痰止咳、消除腹部脹氣，舒緩慢性咳嗽等症狀。

紅棗 Red Date

整腸通便

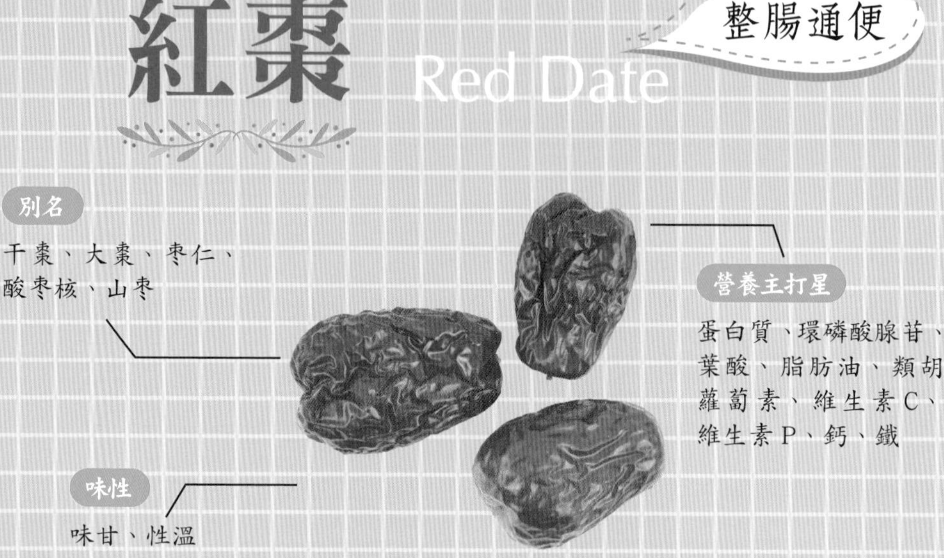

消消脂功效

1. 紅棗中含有較多的膳食纖維，膳食纖維這一種營養素，具有通便的作用；所以經常吃紅棗是絕對有助於緩解便祕現象的。
2. 常常食用紅棗的人群，在統計上很少罹患膽結石，因為紅棗中富含的維生素C能夠使人體內多餘的膽固醇轉變為膽汁酸。
3. 紅棗是護肝的中藥材，它能提高人體免疫力，抑制癌細胞，並促進白細胞的生成，降低血清膽固醇，提高血清蛋白，進而保護肝臟。
4. 紅棗中的黃酮類化合物，有鎮靜降血壓的作用。

飲食小叮嚀

- 棗皮纖維含量很高，不易消化，一次吃得太多容易胃脹。
- 紅棗的含糖量偏高，不適合糖尿病患者長期進補，以免造成血糖增高；罹患蛀牙者亦不宜多食，否則會使得齲齒更加嚴重。
- 紅棗不宜與高蛋白質的食物一起吃，例如海鮮、奶製品……等等，它容易讓蛋白質凝結成塊，導致人體不容易吸收。

大黃 Rhubarb

稀釋血液

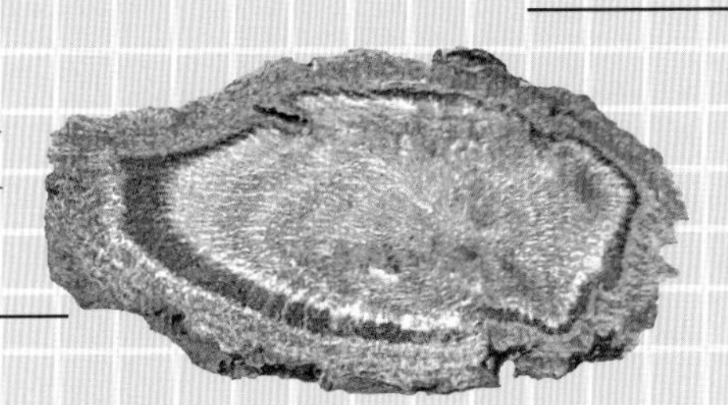

別名

黃良、酒軍、川軍、馬蹄黃、南大黃、生將軍、生大黃、西大黃、川大黃、火參

營養主打星

大黃素、大黃酸、大黃鞣酸、醣類、蘋果酸、檸檬酸

味性

味苦、性寒

消消脂功效

1. 大黃的活性物質白藜蘆醇能抑制膽固醇的吸收，有降低血壓、降低血清中膽固醇等功效，可以避免老年人的血管堵塞、硬化。
2. 大黃中的兒茶素有稀釋血液的功能，可以減少脂肪的沉積。
3. 大黃具有擴張血管的作用，能改善高血脂、冠心病等病症。
4. 大黃能刺激腸胃蠕動，改善排便不順的情形。
5. 大黃具有通便、活血、祛痰、健胃整腸等功效。
6. 大黃能抑制真菌與病毒在體內的作用，可以提高免疫力。
7. 大黃具有利尿消腫的作用，能排除體內多餘的水分及鹽分。

飲食小叮嚀

- 大黃容易刺激子宮收縮，也容易使骨盆充血，因此，女性在生理期期間或懷孕期最好不要服用；哺乳期婦女、氣血虛弱者也避免服用大黃。
- 脾胃虛弱者宜謹慎服用大黃。

杏仁 Almond

化痰止咳

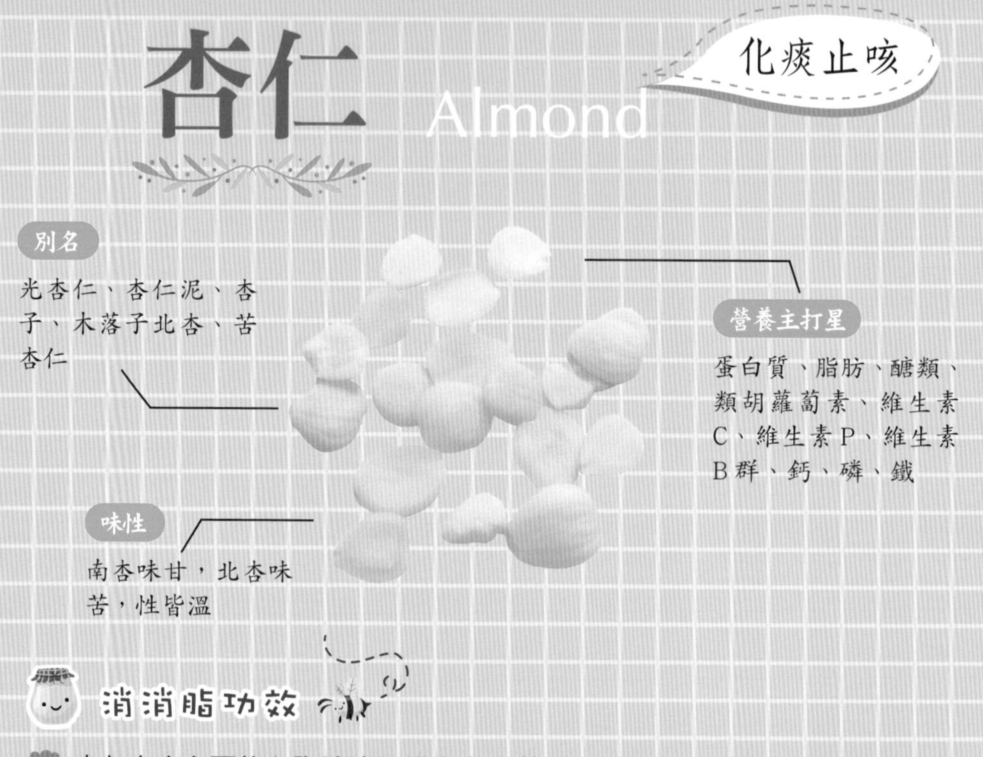

消消脂功效

1. 杏仁中含有不飽和脂肪酸及維生素 E 等成分，可以降低血液中壞膽固醇濃度，而不影響好膽固醇濃度；攝取越多，降低膽固醇的效果就越明顯。
2. 杏仁可以預防罹患心血管疾病，並且可以降低疾病復發率。
3. 杏仁可以用來止喘、祛痰，改善支氣管炎、氣喘、感冒等症狀。

飲食小叮嚀

- 杏仁微苦，若是服用過多，可能會導致心悸，需謹慎服用。
- 食用前須先浸泡在水中好幾遍，加熱煮沸，使得有毒物質溶於水中，若出現頭暈、嘔吐、呼吸困難或有昏迷現象，可能為中毒現象，宜就醫治療。
- 腸胃虛弱或常有腹瀉症狀者宜謹慎服用。
- 一般多與其他藥材搭配熬煮，而不單獨使用。

何首烏 Polygonum Multiforum

滋補肝腎

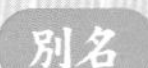

別名

首烏、夜合、野苗、交藤、夜交藤根、地精、馬肝石、紅內消

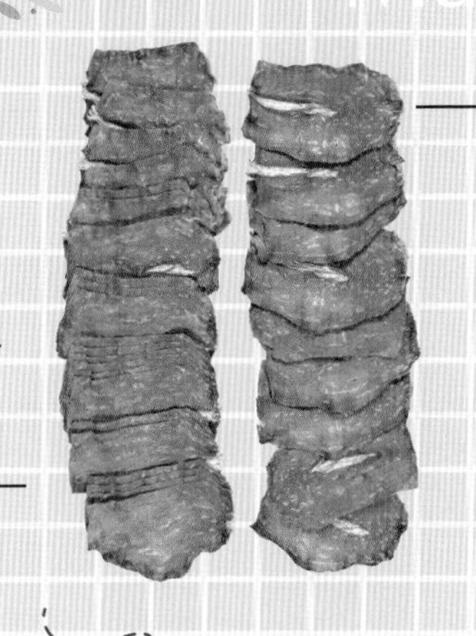

營養主打星

卵磷脂、大黃酚、大黃素、大黃酸、膳食纖維、醣類、鉀、鈣、鐵、錳、鋅、銅

味性

味甘澀、性微溫

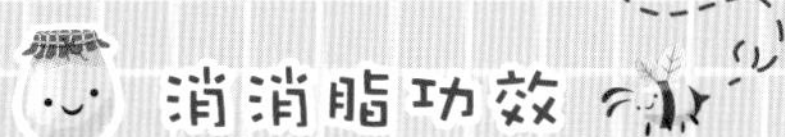

消消脂功效

1. 何首烏能加速脂肪代謝，有助於降低血液膽固醇，阻止膽固醇在肝內沉積，使得血管暢通，改善動脈硬化症狀。
2. 何首烏具有潤腸、通便效果，有助於改善大便祕結的現象。
3. 何首烏能預防掉髮、延緩白髮生長、治腰膝酸軟無力之症。
4. 何首烏具有解毒、滋補肝腎等功效。

飲食小叮嚀

- 痰多者、習慣性腹瀉者忌用何首烏。
- 何首烏中含有鞣質成分，遇鐵容易變色，甚至會使得何首烏的藥性減弱，所以在煎煮何首烏時，最好不要使用鐵製器皿。
- 何首烏是高血脂患者可以常食用的中藥材。
- 服用何首烏，要避食白蘿蔔，不然會影響藥效。

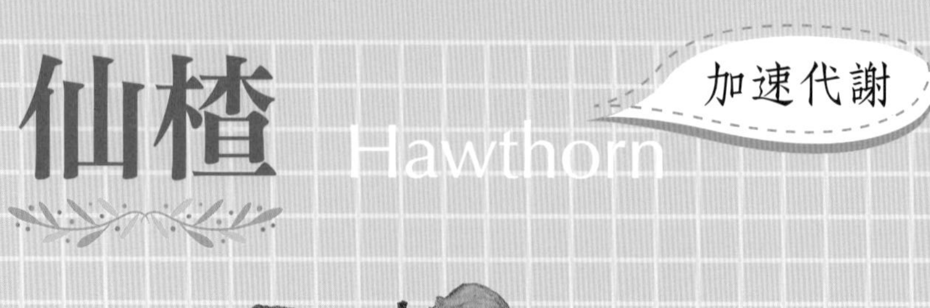

別名

山楂、山楂果、紅果、酸楂、胭脂果、綠梨

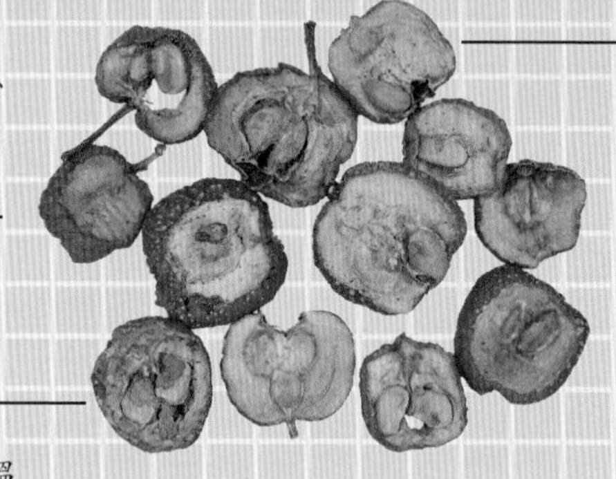

營養主打星

尼克酸、蛋白質、脂肪、醣類、膳食纖維、類胡蘿蔔素、維生素C、鈣、磷、鐵

味性

味酸甘、性微溫

消消脂功效

1. 仙楂可以降血脂、促進胃液和胰液分泌，有助代謝。
2. 仙楂中含有槲皮素、矢車菊素等成分，具有降血脂的功效。
3. 仙楂所含的黃酮類成分具有降血壓、擴張血管等功效。
4. 常食仙楂，有助於血壓的控制，也能改善高血壓的症狀。
5. 仙楂能增加胃中酶類、胃液的分泌，有助消化並能增進食慾。
6. 仙楂富含維生素 C 與類胡蘿蔔素，抗氧化的效果甚佳，能夠避免細胞因為氧化而受損，並且維持人體內各臟腑組織的健康。

飲食小叮嚀

- 市面上販售的仙楂糖主要是除去仙楂酸苦口感後加工製成，營養價值較低，且糖分較多，尤其是糖尿病的患者不宜多食用。
- 脾胃虛弱者需謹慎食用仙楂；胃、十二指腸潰瘍者忌用仙楂；久病體虛者宜謹慎服用仙楂；孕婦須忌用仙楂，因為仙楂具有收縮子宮的作用。

開胃涼拌芹菜

高纖食品，消脂消腫幫手

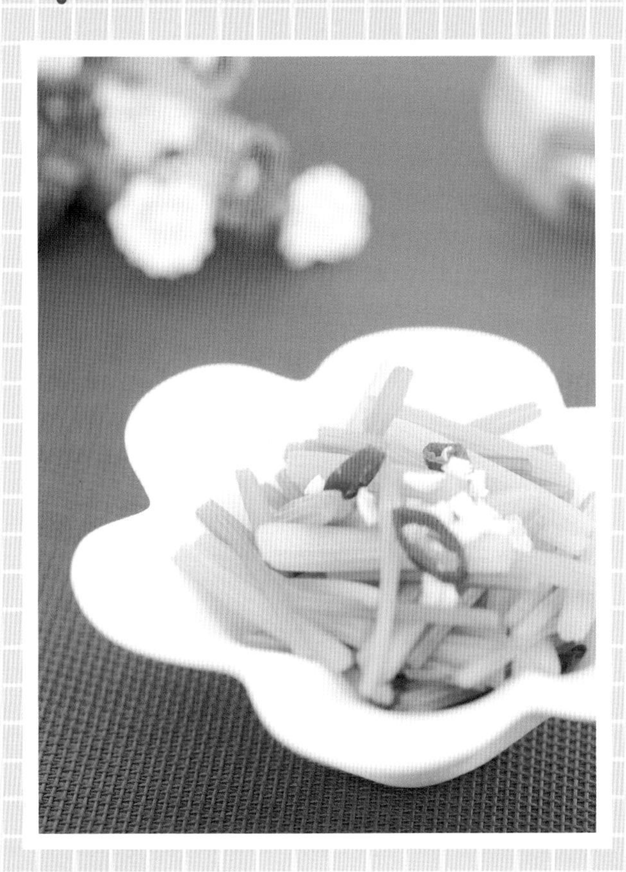

材料

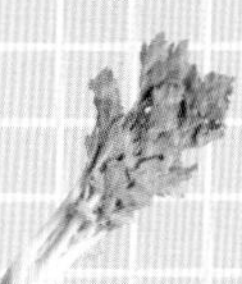

西洋芹 2根

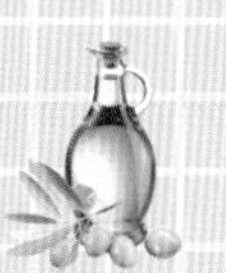

橄欖油 3匙

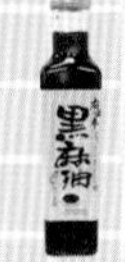

麻油 3匙

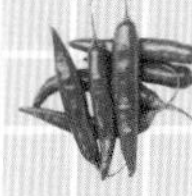

辣椒 1/2條

鹽 適量

糖 適量

烹飪步驟

1. 除去西洋芹兩邊的粗纖維以後，再將其切成大約5公分的長條型。
2. 將小紅辣椒清洗乾淨，切成小辣椒片備用。
3. 煮一鍋滾水，將芹菜段放入滾水中汆燙，幾秒鐘之後即可撈起。
4. 快速將撈起的芹菜段放到冷水裡面浸一浸，待其溫度冷卻下來。
5. 把橄欖油、鹽、糖、辣椒片和麻油攪拌均勻，淋上芹菜即可。

消消脂功效

- 芹菜一身都是寶，根、莖皆含豐富的鉀質和膳食纖維，可以幫助膽固醇與膽汁的排除，降低血液中的膽固醇含量。
- 芹菜有助於利尿、降低血脂肪、軟化血管，並且維持血壓值正常。

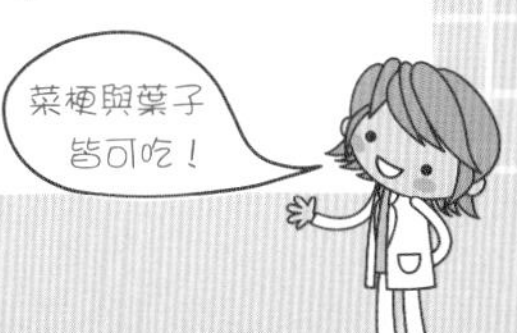

黃金甜玉米串

懶人省時料理，即刻蒸煮

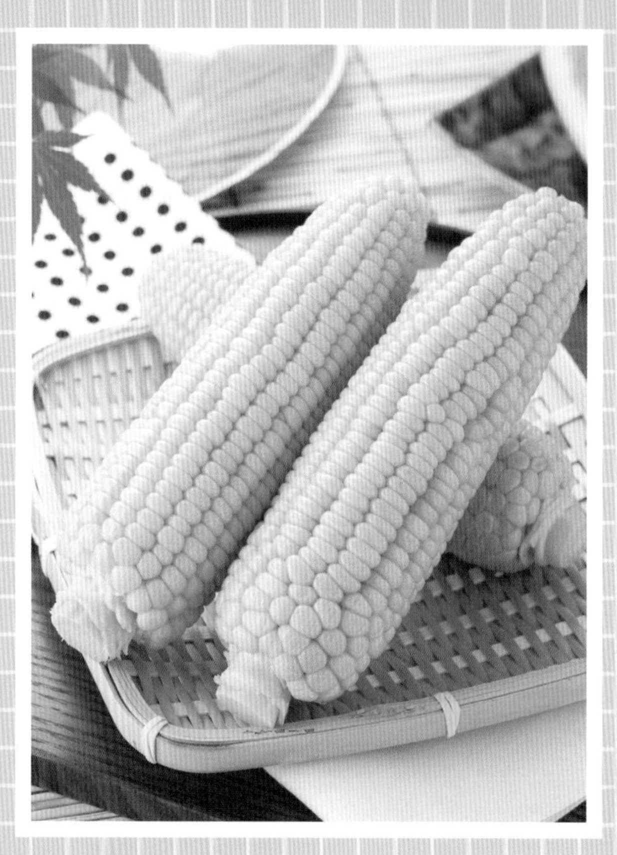

材料

玉米	鹽巴
3 根	少許

烹飪步驟

1. 將玉米最外層的厚皮剝掉，不要把外皮全部剝掉，留最內層的兩層薄皮。（這種方式可以防止玉米煮得太乾）
2. 將玉米沖洗乾淨之後，再把玉米放入清水中，水量要蓋過玉米。
3. 等水煮開之後，大約再煮 7 ～ 9 分鐘，注意千萬不要煮得太久了。
4. 煮好的玉米馬上取出瀝乾，不要讓它泡在水裡，否則味道會流失。
5. 把玉米一根根瀝乾後，在表層略灑點鹽巴，塗抹均勻，就完成了。

消消脂功效

- 玉米豐富的類胡蘿蔔素，可以預防細胞老化，也能防止細胞病變。
- 玉米所含的卵磷脂、亞油酸與維生素 E 成分，可以預防冠心病、細胞衰老及大腦功能退化等症狀。

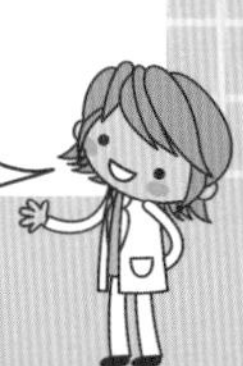

低卡玉米圓餅

不怕膽固醇，嘴饞小零食

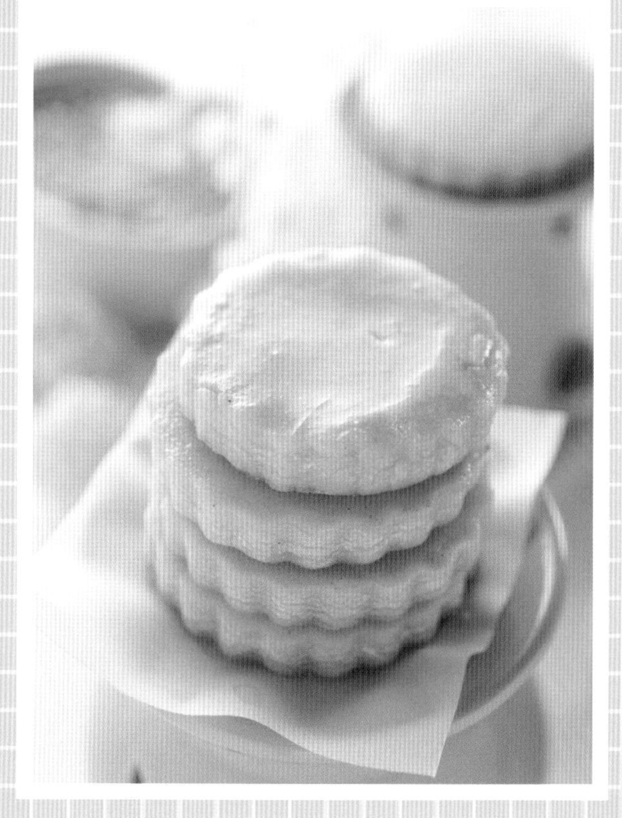

材料

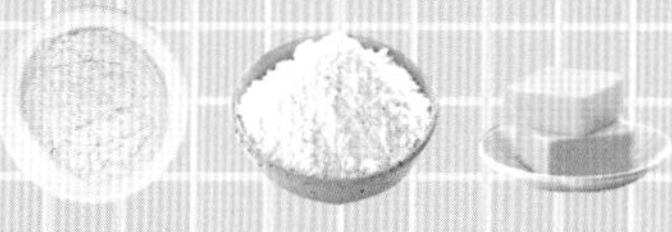

低筋麵粉	玉米粉	奶油
85g	85g	85g

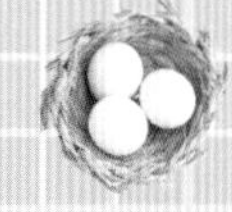

糖粉	鹽巴	熟蛋黃
40g	1g	2 顆

烹飪步驟

1. 用打蛋器將奶油打至融化。（可以用吹風機一邊吹熱，加速其軟化）
2. 加入鹽巴與糖粉，打發至體積膨脹；用麵粉篩篩入蛋黃，攪打。
3. 低筋麵粉與玉米粉混合在一起，加進奶油裡，用手揉勻成麵糰狀。
4. 麵糰包保鮮膜冰一小時，取出，揉成小圓球擺上烤盤，再壓扁。
5. 烤箱預熱至 170 度，放入餅乾烤 15 分鐘，微微出現焦黃色即成。

消消脂功效

- 玉米能降低血清膽固醇、血脂肪，避免動脈硬化、血管阻塞，可以預防高血壓及心血管疾病。
- 玉米中豐富的膳食纖維，可以降低膽固醇的增加，減少動脈硬化發生率。

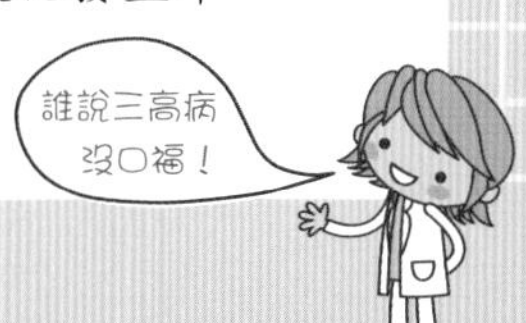

木瓜鮮牛乳

減重飲品，飽足感一百分

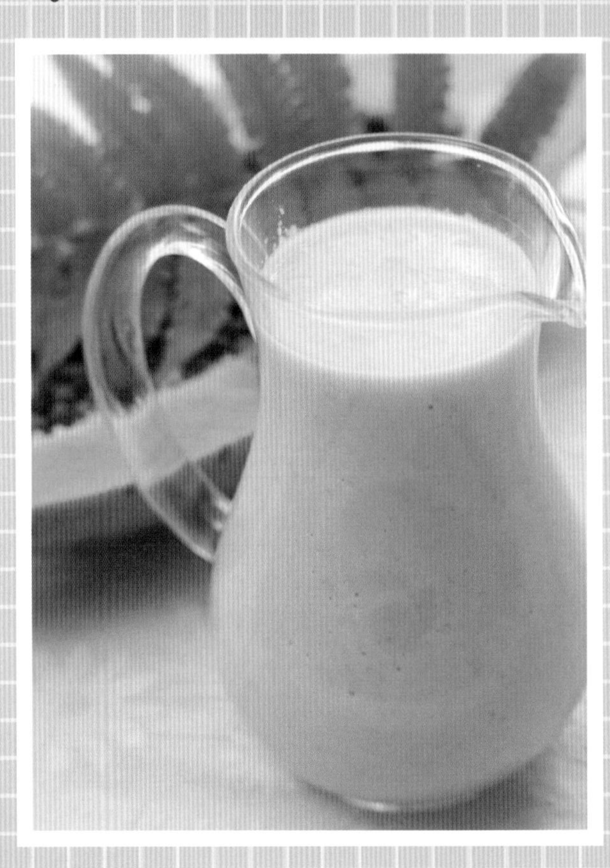

材料

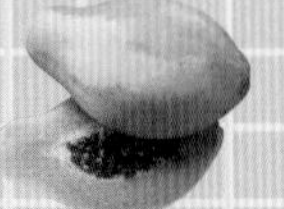

木瓜 1顆

鮮奶 700cc

細砂糖 適量

烹飪步驟

1. 取一顆摸起來軟軟的熟成木瓜，沖洗乾淨。
2. 削掉木瓜皮之後，將木瓜用刀子對半剖開，也挖除木瓜中心的籽。
3. 接下來，將木瓜的果肉用水果刀切成一小塊一小塊的方塊狀。
4. 將適量的木瓜方塊與鮮奶、砂糖放入果汁機裡面，按下攪打鍵。
5. 攪打完成之後，用篩子過篩濾掉多餘的泡泡與渣渣，即可飲用。

消消脂功效

根據研究，木瓜萃取物能抑制總膽固醇、低密度脂蛋白膽固醇（壞膽固醇）和三酸甘油酯，具有提升高密度脂蛋白膽固醇（好膽固醇）的作用，適合高血脂患者減重時食用。

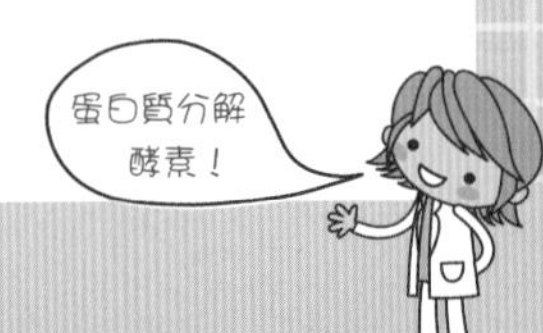

車前草紅棗茶

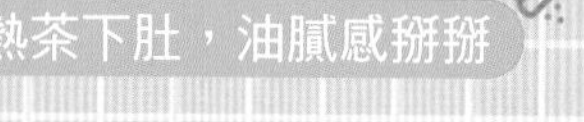

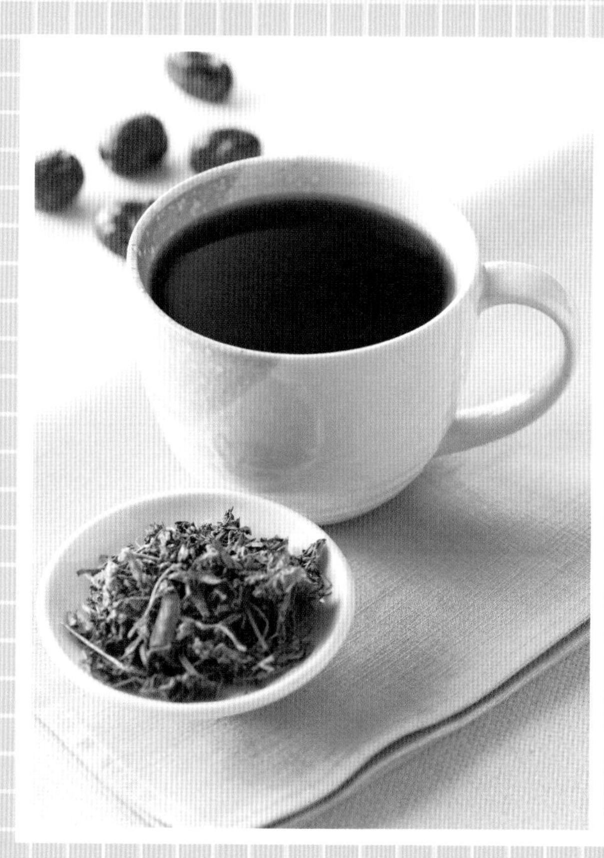

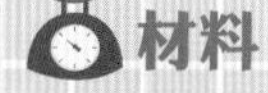

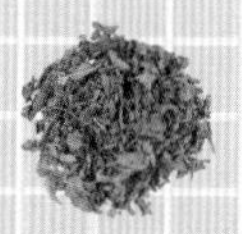

車前草
200 克

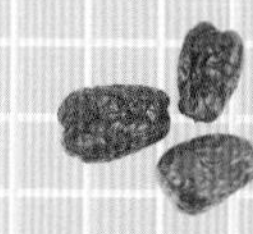

紅棗
30 克

烹飪步驟

1. 用天秤量取需要的車前草（乾品）量，放進碗裡面，備用。
2. 將紅棗一顆顆用刀子給切開，挖出其中的籽，紅棗籽不須丟棄。
3. 盛裝大約 1500cc 的水，置於火爐之上，用大火燒煮至沸騰。
4. 沸騰以後，丟進紅棗、紅棗籽，再次煮滾，轉為小火煮 20 分鐘。
5. 倒進茶壺中，將紅棗籽撈起來丟棄，即可享用「車前草紅棗茶」。

消消脂功效

- 每日於不同時段飲用，一日飲用大約 3 茶杯的量，7 日為一個療程。
- 車前草有降血壓、降血脂、治療急性肝炎和急慢性支氣管炎等功效。
- 糖尿病患者並不適合此療法，患有糖尿病禁止飲用車前草紅棗茶。

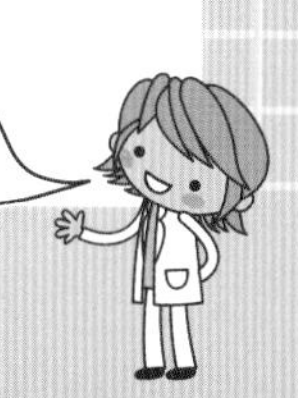

百香果芒果汁

養心臟，顧血管，人不老

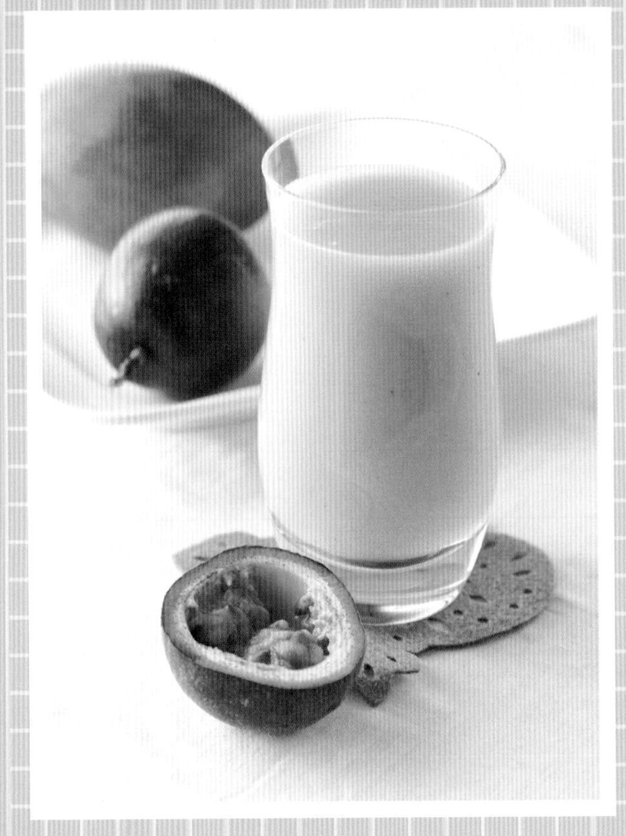

材料

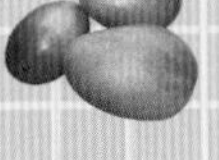
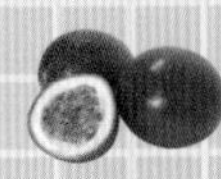
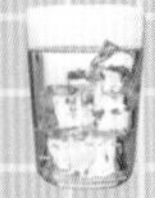

芒果	百香果	開水
1 顆	2 顆	250cc

烹飪步驟

1. 將芒果洗乾淨，用水果刀切成塊狀（或者去皮之後再切成塊）。
2. 將百香果的頂部用刀子切開來，並且利用湯匙撈取出裡面的料與汁。
3. 將芒果小塊與適量的開水倒入果汁機內，接著蓋上果汁機的蓋子。
4. 按下果汁機開關，攪打成芒果汁以後，再倒入百香果的料與汁。
5. 將成品倒入杯中，用小湯匙攪拌均勻，即可好好享用百香果芒果汁。

消消脂功效

- 百香果含豐富的維生素和纖維素，吃百香果可增加胃部的飽腹感，減少多餘熱量的攝入，抑制人體對脂肪的吸收。
- 腎衰竭、腎功能不全者，或是長期洗腎的患者，並不宜飲用本飲品。

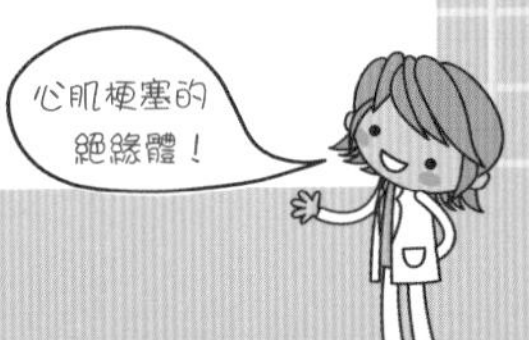

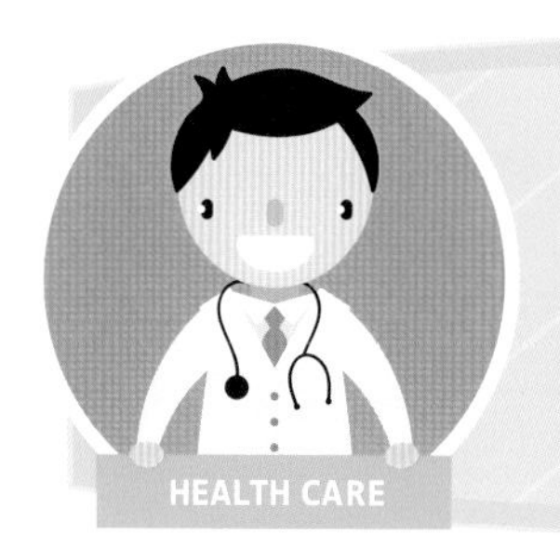

運動療法，照護心血管健康

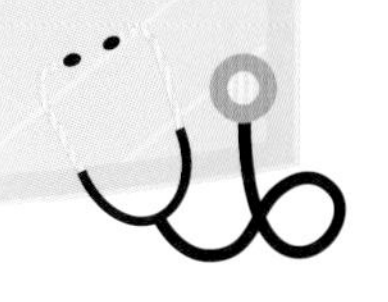

運動療法，並不是指一些特別的體育運動和競技，它是根據患者的年齡和體力，選擇慢跑、健走、游泳、瑜珈、體操等適合的日常運動，以此來達到控制血糖、血壓、血脂肪的多種目的。運動療法與飲食療法、藥物療法一樣重要，共同為三大療法。

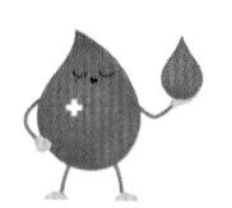

陽光、空氣、水、運動是健康四大泉源

法國哲學家伏爾泰有一句名言：「生命在於運動。」「醫學之父」希波克拉底也曾講過那麼一句話：「陽光、空氣、水和運動，是生命和健康的源泉」。也就是說，假如人們想得到生命和健康，就離不開陽光、空氣、水，也離不開運動的好習慣。

現代醫學則認為，決定人體健康的四大基石是：「合理膳食，適量運動，戒煙限酒，心理平衡」。運動不僅有益於常人，也是三高病患者治療中的一項重要手段。

在體育鍛鍊中找回元氣

對於三高病患者來說，運動療法是很重要的一個治療方法，尤其是對於老年患者和肥胖患者而言，更是甚為重要。

適當的體育鍛鍊，主要有以下三個方面的益處：

運動有益於增強體質

適度、持久，而且有規律的運動，可以增強患者的運動能力和體力。

運動有益於維持正常體重

運動可以加快體內脂肪的分解速度與代謝速度，減少人體脂肪的堆積，讓各部位的肌肉組織更多地利用脂肪酸。

運動有益於控制血糖、血壓、血脂

運動，可以使身體組織對於胰島素的敏感性增強，讓體內的糖代謝恢復平穩；進而也對高血壓、高血脂的調節有所幫助。

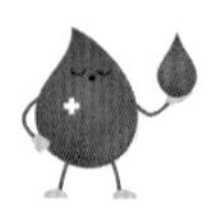

餐後 2 小時是鍛鍊的「黃金時刻」

對身患疾病的人來說，運動是一把雙刃劍，恰到好處的體育鍛鍊能夠幫助患者穩定病情，讓身體儘快得到康復；如果鍛鍊的時間不對，運動量不合適，那麼對於健康也可能是雪上加霜。

關於三高病患者的鍛鍊時間，一般來說，在早餐或者晚餐後 2 小時最為合適，又以餐前運動最不適合。餐前鍛鍊的危害是：引起血糖值的波動；過早運動，可能導致延遲進餐，而延遲進餐則會導致血糖過低，或者因為運動不能按時服藥而導致血糖過高，或者讓血糖先低後高。所以，糖尿病患者的運動時間最好是在用餐之後。

但是，如果餐後馬上進行運動的話，另一方面則會對消化系統產生不良的影響。所以，運動時間最好抓在餐後 2 小時為最佳時刻。

對於東方家庭來說，晚餐時間一般都比較晚，很多民眾在吃完晚飯之後，不是看報紙就是看電視，很少進行體育活動，其實，這樣子特別不利於血糖的降低，或者體重的減輕。

此外，三高病患者要避免突擊式的鍛鍊，萬萬不可三天打漁，兩天曬網，因為這些運動方式都會對身體產生負面影響。

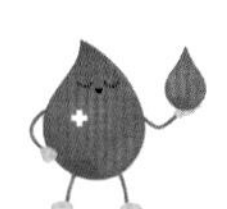

飯後散步，好處數不清

實驗證明，飯後散步對於血糖控制是一種最安全、有效的運動療法。如果以每小時3000公尺的速度步行，每分鐘大約要走上90～120步，機體代謝率可以提高至48%，這對於糖尿病患控制血糖是相當有益的。

飯後散步除了能提高心肺功能和降低血壓之外，還有預防改善肥胖、高血糖、高血脂等其他生活習慣病的效果。此外還有預防腰疼、活化大腦、預防和改善抑鬱症等等效果。

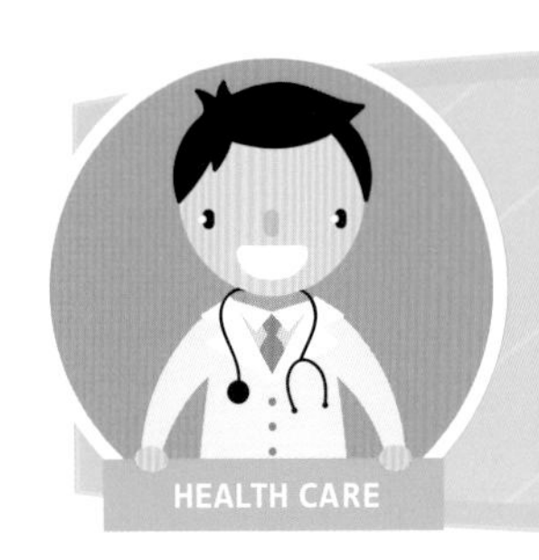

三高病患的運動 Tips

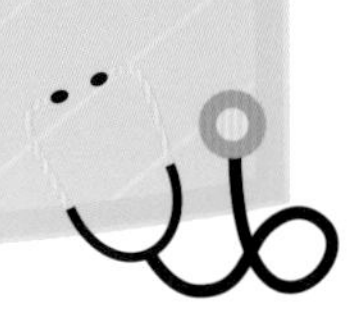

罹患三高者，建議透過適合自己的有氧運動，讓血壓、血糖以及體重慢慢地下降。患者應該要定時、定量運動，飯後 2 小時開始，每次運動 30 ～ 60 分鐘，一週的運動頻率則最好維持在 3 次以上。

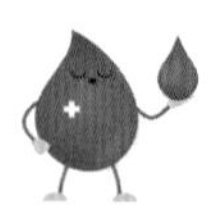

有氧運動為主，無氧運動為輔

運動有多種類型，大體可分為「伴隨身體移動的運動」和「身體保持靜止，只是肌肉活動的運動」這兩種。伴隨身體移動的運動是在氧氣供應充足的情況下進行的，因此稱為「有氧運動」；而腹肌鍛鍊、俯臥撐、投擲等這些在相對靜止的狀況下進行的運動，稱為「無氧運動」。

三高病患者應該以從事有氧運動為主，例如：健走、慢跑、游泳、騎自行車、做韻律操、跳繩等等，都是符合要求的。

而無氧運動只需在整個的運動療法中占 5% 左右就可以了，並且在運動時要儘量防止運動傷害。

有氧運動讓血管變得健壯

進行有氧運動時，這類運動共同的特徵是一邊呼吸一邊運動，使用全身肌肉來運動，血管內膜受到血流的刺激，製造出「一氧化氮」，這種物質有緩解血管緊繃、擴張血管的作用，可以促進血液循環。

研究表明，有氧運動有使血壓降低的效果。有高血壓症狀的人，一天進行 30 分鐘的心搏數為每分鐘大約 120 下的有氧運動，1 ～ 2 週的時間之內，血壓就會自然而然地調降下來。

掌握運動強度

一般來說，運動量可以分為輕度、中度和強度三大類：

輕度運動包括散步、做家事、步行、打太極拳、騎自行車……等。每次運動的時間可以長達 20 ～ 30 分鐘。

中度運動有慢跑、快步走、上下樓梯、釣魚、老年體操……等，每次的運動時間可以持續 10 分鐘左右。

所謂的強度運動，則包含了跳繩、長跑、爬山……等等，每次的運動時間約莫只可以持續 5 分鐘左右。

對於患有三高病的中老年人，一般適合輕度和中度運動；每日活動 2 ～ 4 次就能夠達到鍛鍊效果；輕度運動每日 2 ～ 3 次，每次大約鍛鍊 30 分鐘；中度運動每日 1 ～ 2 次，每次大約鍛鍊 20 分鐘。

運動強度要從小到大，循序漸進。在運動之初，要進行小負荷的適應性鍛鍊，隨著身體對運動的適應，逐漸加大運動強度和運動。

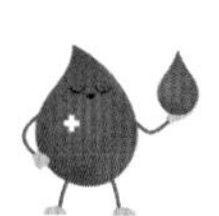

高血糖患者運動 Tips

- 糖尿病患者可以參加所有正常人能夠負荷的體育活動。
- 對於身體肥胖、體重過重的病人，應選擇不負重的運動項目，像是游泳、騎腳踏車，都是所謂的不負重鍛鍊，以減少由於體重過重而造成的足部損傷。

- 不要在空腹時運動，運動時應該隨身攜帶巧克力等糖果，一旦出現低血糖情況時，可以立即食用，有助於緩解症狀。所以要在運動前、運動中、運動後隨時監測血糖。
- 糖尿病患者訂定的運動目標必須在能力範圍內、可行度高，否則對於病情的幫助不大。
- 糖尿病患者的運動強度不宜太強，進行高強度運動時，容易使血糖發生快速變化，甚至造成低血糖的情形發生。因此建議患者以中等強度的運動為宜。
- 「第一型」糖尿病患者運動量不宜太大，時間也不宜過長。
- 「第一型」糖尿病患者進行運動治療時，雖不能改善糖分代謝的過程，但可以維持身體的運動能力和健康水準。
- 高血糖患者運動時，一定要在專業醫生指導下進行，並且與胰島素治療相結合。
- 不同類型的糖尿病患者所需要的運動量不同。
- 「第一型」糖尿病患者可採用持續時間較短且重複次數較多的方式，例如：每次運動 20 ～ 30 分鐘，每日重複 1 ～ 2 次。
- 「第二型」糖尿病患者應採取持續時間較長的活動方式，盡可能消耗能量，每次時間以 40 ～ 60 分鐘為宜。
- 如果做長時間的運動，要定時補充醣類，運動後 24 小時內要增加食物的攝取，因為運動期間以及運動後，組織會增加葡萄糖的吸收利用，所以要適量的補充營養。
- 糖尿病患者千萬不要獨自一人運動，也要避免在胰島素作用的最高點運動，並且要隨身攜帶糖尿病識別證。

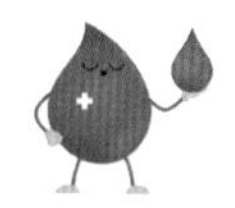

高血壓患者運動 Tips

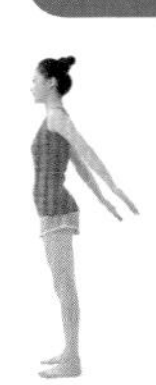

- 人體在運動當中因為肌肉在活動，所以需要更多的氧氣和營養，而輸送這些養分的血液量會增加，造成血壓的暫時性上升，但是若能在安全標準下持續運動，長期的運動結果仍然會使高血壓下降。
- 持續一整年適度的運動，不僅可以降低血壓，同時也能夠降低因為高血壓所造成的心臟損害。
- 對於目前尚未被診斷出有高血壓或心臟病的人，定期運動有助於降低高血壓的發生機率，而非定期運動者，根據醫學統計，則有約高達 35%的機會罹患高血壓。
- 年輕時經常在運動的人，到了年紀大後，也要繼續維持運動的習慣，因為運動會使心壓下降，當年齡增長時，比較不容易產生高血壓，所以應該要思考自己可以長期實行的運動類型。
- 高血壓合併左心室肥大的患者，運動時則具有高度的危險性，務必需要避免過量的運動。
- 輕度及中度高血壓患者若能正確控制血壓，參加體能競賽等活動通常是無害的，不過最好避免密集度很高的訓練。
- 高血壓患者要避免過度激烈的運動，像是網球、排球、籃球等都會提升運動中的血壓，而這也是發生腦出血的原因。
- 當高血壓患者疲勞過度時，需要花費較長的時間才能恢復，而且激烈運動通常無法持久，所以盡量避免。
- 高血壓患者要防止瞬間用力的運動，像是舉重這種瞬間用力的運動一定要絕對避免，因為這種發聲用力的方式將會引起腦中風的危險。
- 高血壓患者要嚴禁運動強度過強的動作，但也要避免運動強度太弱的運動，因為強度太弱的的運動無法強化血管，對降低血壓是沒有幫助的；所以測測運動後的心搏數，一分鐘如果在 100 下以內，而身體也沒有出汗，就不能算是運動。

- 高血壓患者儘量避免無氧運動，無氧運動是憋住氣猛地發力的一種運動。由於暫時的停止呼吸，給特定肌肉強大的負荷，會使血壓升高。無氧運動包括短距離賽跑、舉重、引體向上、俯臥撐、腹部肌肉鍛鍊等，無論上述哪種運動都不適合高血壓患者。
- 打高爾夫雖然不是無氧運動，但是也不推薦給高血壓患者。
- 高爾夫雖然運動量和運動強度很低，對血壓和脈差不太高的球友是有效的，但是對血管則幫助不大。
- 高血壓患者要注意運動當中，若有側腹痛、頭痛、噁心、感覺疲勞時，一定要停止運動，休息一下，假如依然覺得不舒服，應該立刻就醫。

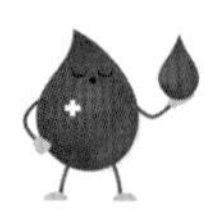

高血脂患者運動 Tips

- 運動的類型與時間長度和降低血脂的效果有很大的關係。由於長期從事有氧、溫和的運動，心臟和肺部可以輸送足夠氧氣至細胞，讓肌肉有較充足的氧氣供應，使血液中脂肪順利轉化為能源，進而達到改善血脂的效果。
- 一般可採用心跳速率公式計算作為運動量調整的依據，公式為：（220 －年齡）×60%～ 90%，例如：40 歲的人在運動時可達最大心跳速率為 220 － 40 ＝ 180 次 / 分鐘。因此剛開始熱身時，先從最大心跳速率的 60%（108 次 / 分鐘）開始，上限則維持最大心率的 90%（162 次 / 分鐘）即可。

- 高血脂患者每天運動的時間必須達 30 ～ 60 分鐘才能真正達到降低血脂肪的效果。
- 高血脂患者的運動必須得要持之以恆，因為剛開始運動的幾天只是消耗血中的糖分，等到一星期過後，高密度脂蛋白膽固醇指數便會增加，三酸甘油脂則會降低，直到大約一個月後，低密度脂蛋白膽固醇及總膽固醇指數就會開始下降。
- 高血脂患者要增加每天的活動量，尤其是用腦過度的腦力勞動者和退休的老年人，一定要堅持運動，而且要每天定時定量地運動。
- 高血脂患者可以進行長距離的步行、快走、慢跑，持續地運動可以消耗體內儲存的多餘脂肪，進而促使沉積在動脈血管壁的膽固醇轉移到肝臟，進行分解代謝。
- 高血脂患者若有合併輕度高血壓、肥胖、糖尿病、冠心病等，一定要先詢問過醫師之後，才開始實施運動計畫。
- 若高血脂患者伴有重度高血壓、心臟病、糖尿病或是嚴重的肝腎功能不全者，則應該禁止運動，等到上述的症狀較為改善後，再考慮適當運動。

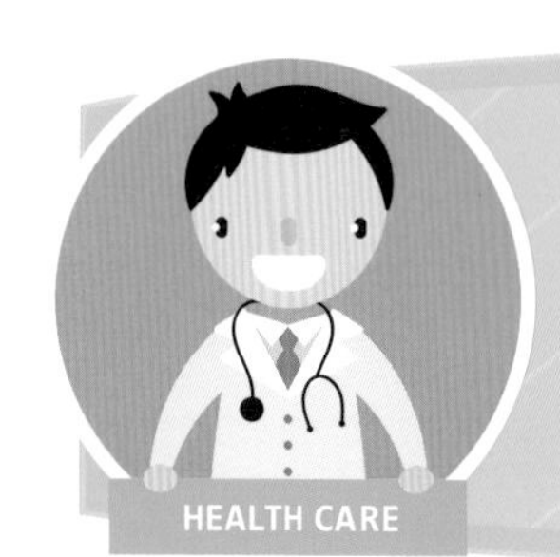

適合三高的運動 ①散步

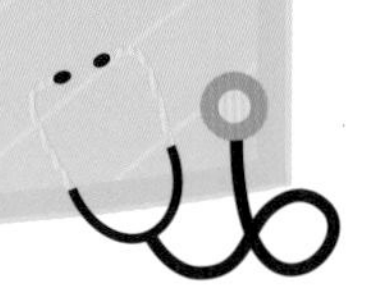

散步是三高病患者的最佳運動選擇，首先，可以從1000步開始，再逐漸增加步數。為了避免因為散步而引起的肌肉和關節疼痛，掌握正確的散步姿勢相當重要。

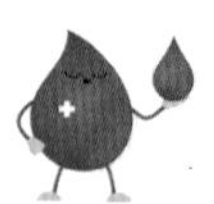

散步是一種安全、簡便、持久的運動

散步是不需要道具、不用特別注意場地就能簡單進行，且大部分人都能安全進行的運動，也是最適合三高患者進行的有氧運動。

散步只需準備一雙合腳舒適的運動鞋，即使是一直對運動感到不擅長的人也能輕易開始。由於散步時可以配合自己的身體情況來調節速度和步數，因此作為照護心血管的運動療法是很優越的。

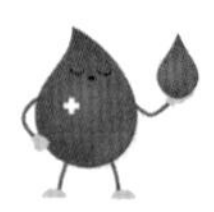

慢慢增加運動頻率

散步時，一次的標準時間為30～60分鐘。如果每天都散步，與之相應的健康效果也會提高，但是禁止勉強散步，最初以每週3天以上為目標。適合散步的時間段是血壓穩定、氣溫穩定的午後。

有報告指出，中老年人每天走6000～8000步就能得到一定的運動效果。如果突然設定很高的目標，會對腳部和腰部造成負擔，可以首先從3000步左右開始，逐漸增加步數。

每天增加 1000 步

地鐵、計程車、私家車……各種代步工具的出現，導致我們大多數人每天步行的機會越來越少。如果上班的地點離家不遠，那麼在上班途中可以騎自行車或者步行，儘量不坐車，也不騎電動車；如果上班的地方離家比較遠，那麼，可以坐一段公車後步行一段路程。

雖然每個人一天中踩出的步數有很大的差異，也會因為年齡、工作、生活方式等因素使得每天的步數產生很大的變化。但是有關研究已經指出，一天走 10000 步是為最理想的狀態。

但是，突然以 10000 步為目標的話，對於不習慣走路的人會對其心臟造成負擔，也會使膝蓋等疼痛，因此我們應該循序漸進地進行。

首先用計步器來確認自己一天的步數，倘若沒有達到一天 10000 步的標準，那麼在自己現在的步數上每天增加個 1000 步（換算成時間大約為 10 分鐘），逐漸增加到 10000 步。

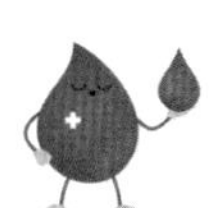

姿勢重於步幅、速度

開始散步時，不要拘泥於步幅和速度，最重要的是要以正確的姿勢開始走路。記住關鍵的一點，請做肚臍下面的肌肉用力和臀部肌肉下意識地用力這兩個動作；這樣上半身自然伸直，膝蓋也變得筆直。

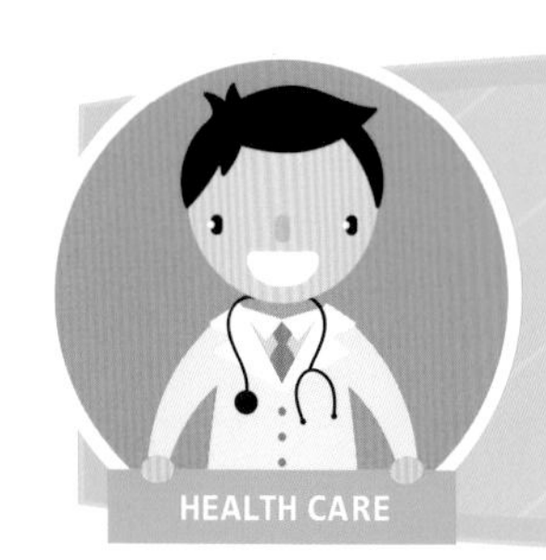

適合三高的運動②慢跑

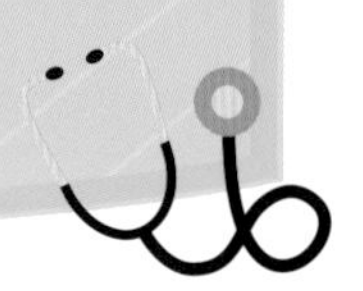

除了散步以外，慢跑同樣是適用於三高患者的有氧運動。慢跑的速度與平時走路的速度相同，時速為 4km ～ 5km。由於散步的速度約時速 6km，因此慢跑的前進速度要比散步來的慢。

慢跑鍛鍊心肺功能

雖然一般的跑步會用到叫做快肌的肌肉，這種肌肉是無氧運動時常被使用到的肌肉，能夠產生更高的速度，當你動作需要爆發力時會用到它們。但使用快肌的過程中，疲勞物質容易聚集，而慢跑卻不會用到這種快肌，所以慢跑時疲勞物質不會聚集，而是經過長時間適度的刺激，會分配給全體肌肉，因此會使末梢血管擴張，血壓降低。

慢跑方法很重要

慢跑開始之前，先進行 5 分鐘的準備動作，充分活動肢體的各個關節。倘若高血壓患者不做準備運動就開始慢跑，心臟從安靜的狀態下突然加大負擔，會使得其供血不足，唯恐出現胸悶等不適症狀。

步行開始，逐步過渡到慢跑，不要突然起跑，接著採取慢跑和步行相交替的方式進行，以感覺不難受、不喘粗氣、不頭暈為標準。一般來說，最高心率以每分鐘 120 ～ 130 次最為適宜。

慢跑時最好能用鼻子進行呼吸，呼吸深長而均勻，要與步伐有節奏地配合，避免用嘴呼吸，以免引起噁心、嘔吐、咳嗽等症。慢跑中一旦出現呼吸困難、胸痛、心悸、腹痛等症狀時，應立即減速，慢慢停止跑步。情況嚴重時，要及時到醫院進行檢查治療。

跑步結束前，要逐漸減慢速度，改為步行，切忌突然停止，以免身體出現各種不良反應，此外，不宜在慢跑之後立即就餐。

居家也可進行的運動療法

進行慢跑的練習時，我們最好穿寬鬆、舒適的運動服，要選擇乾淨、舒適、通風的場地，亦可選擇環境符合的操場或跑道。

練習慢跑的最佳時間點，是清晨或者是傍晚，這是因為早晨起來人的身體略有些僵硬，這時我們可以從不負擔的速度開始，練跑完之後，可使筋骨舒暢，讓人一整天都處於良好的精神狀態中。

很多上班族選擇慢跑的時間點是下班以後，傍晚時，身體較早晨靈活得多，亦不需要再留存體力，這時候可以微微加快跑步的速度，選擇在此時慢跑，則可以消除累積一天的疲勞。

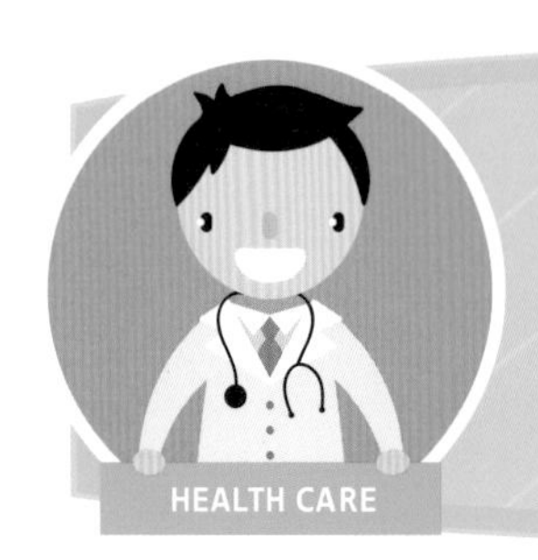

適合三高的運動 ③游泳

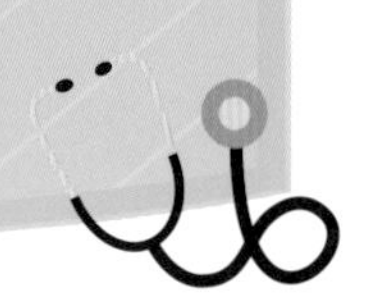

游泳是對降血壓、控制血糖與血脂效果很好的有氧運動。游泳優點是能使用到全身的肌肉，能夠利用水的浮力，因此不會過度疲勞，高齡者和有殘疾的人也可以很容易的進行。

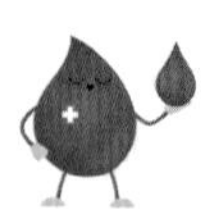

游泳可以改善血管功能

專業游泳池的水溫一般低於人體體表溫度，因此剛入水時水溫會對皮膚有冷刺激，令血管強力收縮。當人體適應水溫後，血管轉而又會逐漸舒張。等到進行一定時間與強度的游泳運動後，血管會再一次的收縮。

像這樣反復的收縮與舒張，可以大大改善血管的功能，促進血液的再分佈。同時，游泳時身體取水準位，會減輕心臟的負擔，對於治療高血壓有著相當大的幫助。

選擇環境至關重要

一般高血壓患者應儘量選擇室內溫水游泳池進行鍛鍊，這樣可以避免陽光長時間照射，且水溫基本上恆定於 26 ~ 30℃，而上岸後的室內溫度較高，這些均對高血壓患者的身體有好處。

同時，游泳過程中以均勻的中慢速度為宜，時間則不要過長，初學者每次不應超過 1 小時，長期鍛鍊者每次不超過 2 小時。

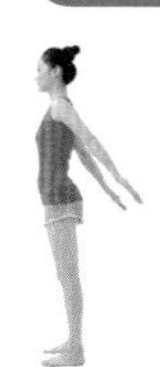

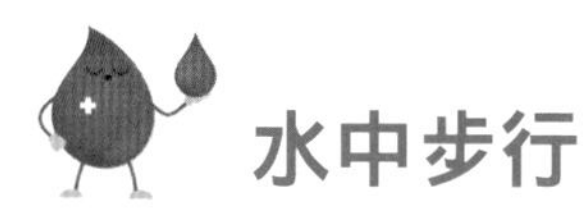

水中步行

水中步行是近年來新興而起的一種運動，它不同於難度較高的游泳，是即使不會游泳的人也能輕易完成的運動，對於不擅長游泳和身體狀況不好的人來說，水中步行這項運動非常適合。

此外，由於水的浮力，減輕了腳和腰的重力，比在陸地上走路容易很多，非常適合肥胖、腰痛患者和膝蓋易受損的人群。

由於臉部不碰到水，水中部行的安全度比游泳高，通過水的阻力運動，運動效果也相對提升。不僅如此，水中步行還避免了游泳過程中所產生的憋氣以及運動強度過大而造成的血壓升高。

水中步行會刺激「心房性鈉利尿激素」的分泌，這種激素具有擴張血管的作用。運動時，由於肌肉收縮，靜脈血回到心房。心房血液增加時，就會分泌心房性鈉利尿激素，將「血液太多了，要減少一些」的信號從心臟送達整個身體，使血壓平穩下降。

在水中行走的姿勢是很重要的，感覺到水的阻力，姿勢最好是稍稍向前傾；走的時候盡可能地張開雙腿，腿要儘量向上，著地時要腳底全部著地；膝蓋向左右打開，不要左右搖晃。

而水中步行的運動時間，一次以 15 ～ 30 分鐘為標準，患者必須視自身的體力狀況去做調整，切記勿逞強。

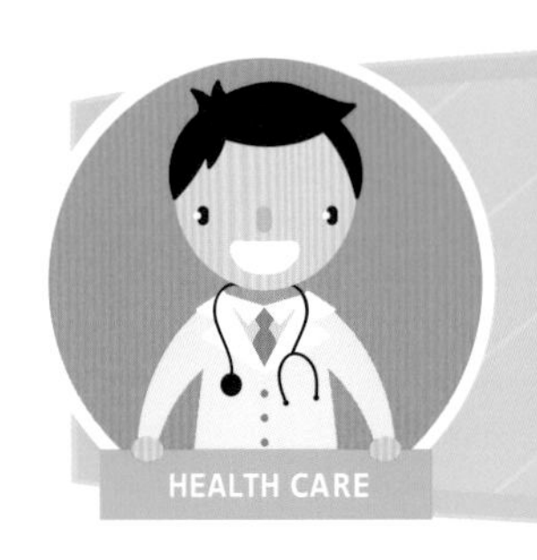

適合三高的運動
④瑜珈、體操

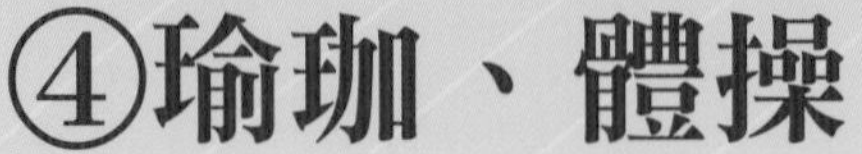

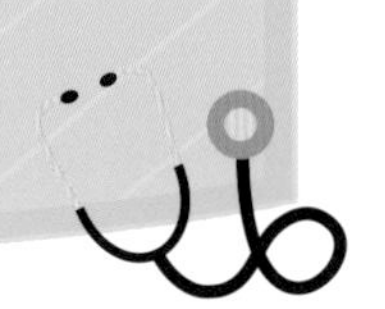

瑜珈與體操皆是一種能幫助我們協調身體的行之有效的運動，可用於治療各種身心疾病。它最大的特點就是具有實踐性、科學性和邏輯性，男女老幼都可以練習修煉瑜珈與體操。

最適合中老年人的伸展運動

人一旦上了年紀，血管和骨頭就會變得很脆弱，身體的活動也很不靈便，老年人在進行運動療法時，為了不給身體帶來任何負擔，要特別小心。如果沒有意識到上述這些條件，而去從事與年輕人一樣的運動，不僅不能長時間堅持，而且很容易造成運動傷害。

因此，老年人在選擇運動的時候，為了避免身體損傷，首先就要選擇慢走、體操或是瑜珈這種低強度的專案，它們在時間上也不要求過快，對身體的柔韌性也沒有特殊的規定。不僅可以放鬆自我、舒緩壓力，改變內在情緒，還可以鍛鍊身體，在治療身體功能性疾病方面也發揮著重大作用。醫學研究證明：瑜珈可預防高血壓、冠心病、前列腺疾病，還可降低愛滋病、癌症等慢性疾病所產生的疼痛，同時提高人體的免疫力。

有鑑於瑜珈或體操的功效如此神奇，眾多醫師皆推薦高齡三高患者多多從事，無論男女都可隨意進行練習，它可以讓我們延展手臂和腿部，既保證了三高病患平時鍛鍊要求的強度，又確保了老齡族群的安全！

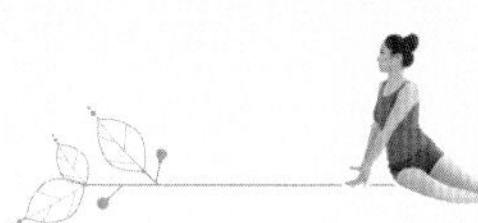
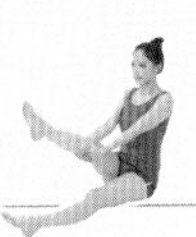
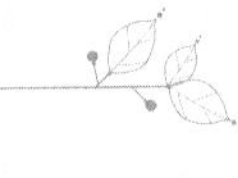

〔適合三高的健身操〕

上半身扭轉

左邊轉轉，右邊轉轉，拉伸腰部肌肉。

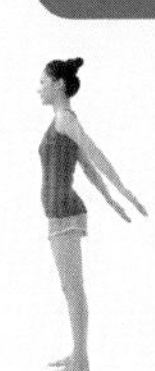

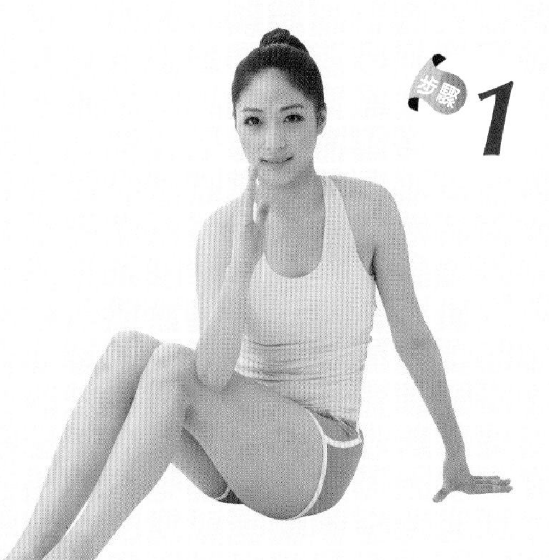

步驟 1

將手肘靠在對側膝蓋

吐氣，腰部往右邊扭，將左手肘靠在右膝蓋外側的位置，避免重心不穩，右手扶在後方地板上。

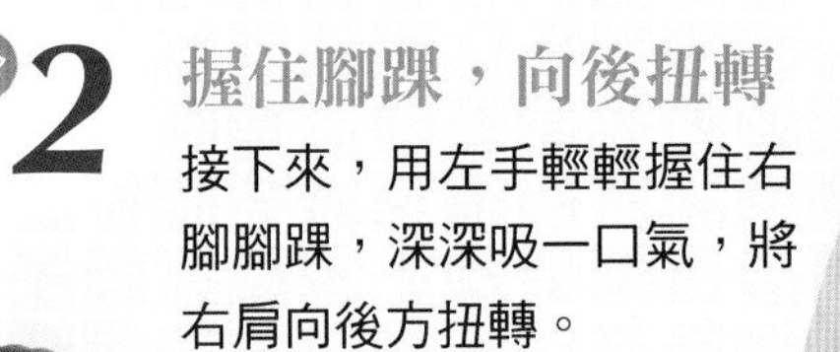

步驟 2

握住腳踝，向後扭轉

接下來，用左手輕輕握住右腳腳踝，深深吸一口氣，將右肩向後方扭轉。

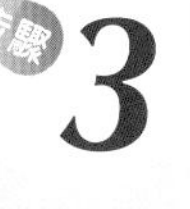

步驟 3

將手背緊貼於腰際

注意，此時右手臂要向後貼在腰側，停留15個呼吸的時間之後，換邊進行停一套動作。

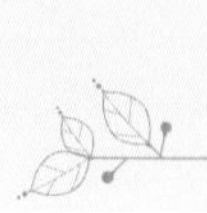 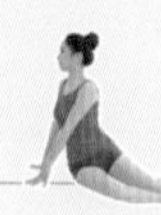 〔適合三高的健身操〕 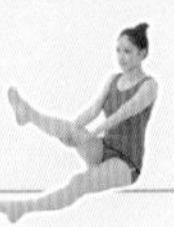 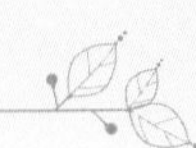

擴胸伸懶腰

深深吸氣，穩定吐氣，
將胸腔中的混濁廢氣一吐為快！

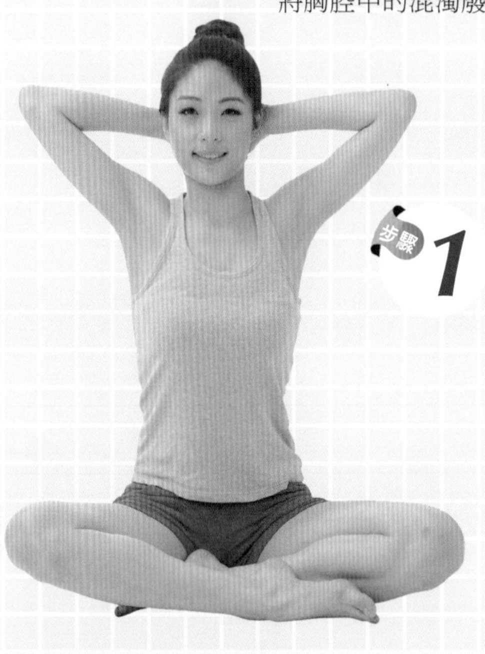

步驟1 盤腿，雙手交握於頭後

採取盤腿坐姿，原地吸氣、吐氣數次，當呼吸平順，將雙手向後延伸至頭部後方，彼此互相緊緊扣住，並且放鬆肩膀，讓肩胛骨向下穩定住。

步驟2 左右拉伸頭後的雙手

吸口氣，右手帶著左手往右下方移動，使左手肘朝上，此時將後腦輕輕往後躺，大約停留5個呼吸，吐淨胸中氣息，換邊動作。

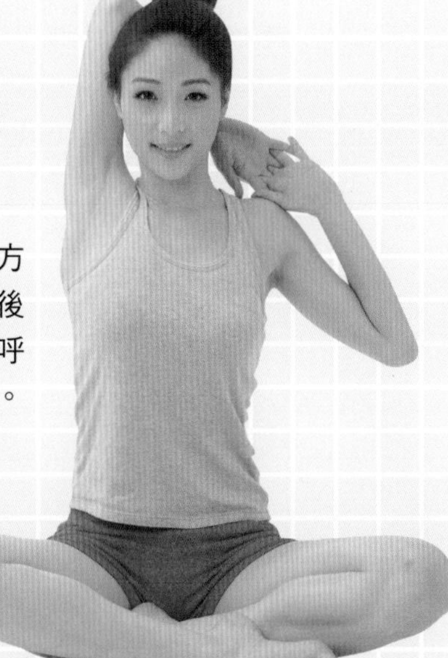

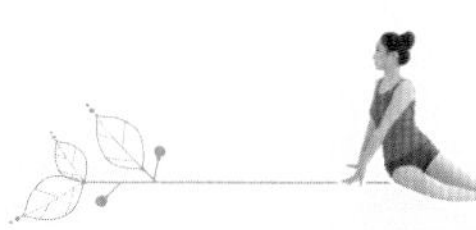
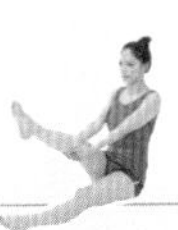
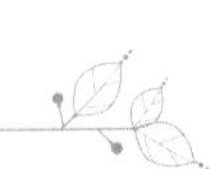

〔適合三高的健身操〕

企鵝搖擺式

模仿可愛企鵝，搖晃身軀。

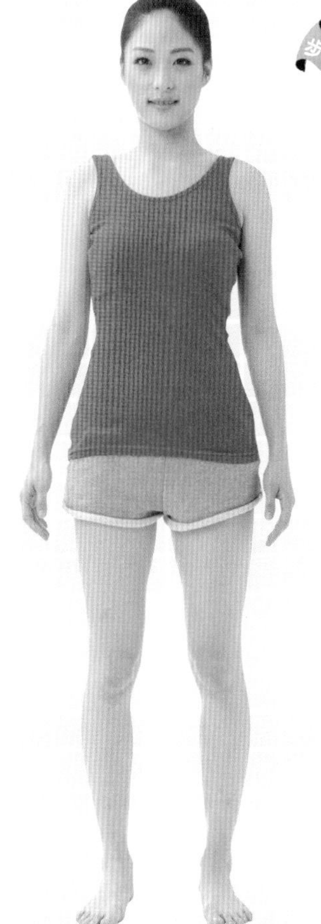

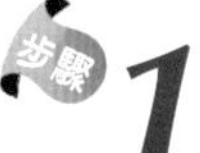

站姿，雙腳打開，雙手貼身側

採取站立姿勢，將兩腳張開，約莫與肩膀同寬即可，雙手則自然垂放於身體的兩側，準備開始數「1、2、1、2」。

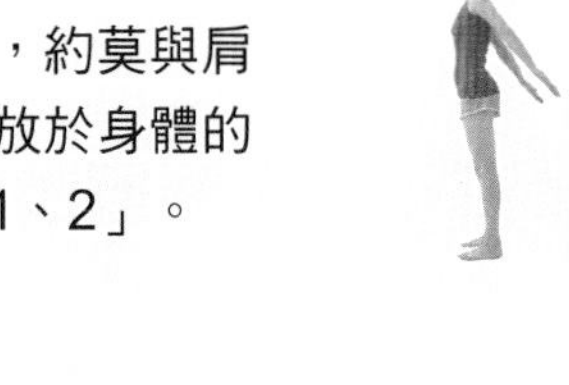

雙手像盪鞦韆一般前後擺動

數1的時候，兩隻手平行朝後方伸直（注意膝蓋得保持直立不彎曲）；數2時，則回到準備動作，共做30次；要確實感覺到肩胛骨的收縮，才代表動作正確！

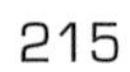

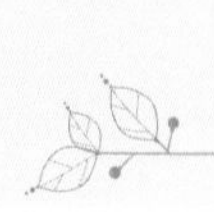
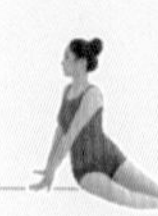

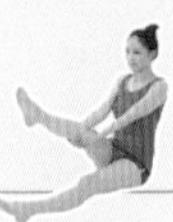
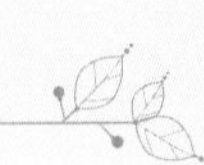

懸空抬單腳

收緊腹部肌肉，抬起腿兒，
感覺身體微微發熱，促進血液循環。

步驟 1

坐姿，雙腳併攏，手肘打直放在身體後側

採坐姿，雙腳伸直併攏，雙手放在身體後，手指頭朝向臀部，延伸頸椎。吸氣時，肩膀向後，吐氣時，將肚子往內縮，手肘打直。

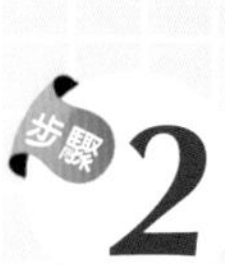
步驟 2

腳尖抬高向前延伸，將臀部帶離地板

將臀部連同身體帶離地板，右腳腳尖向前伸並抬高，此時腳掌向下壓，吸氣時再拉高，吐氣時則向下壓，重複3次。接著讓身體回到地板。左右一次為1回，共做5回。

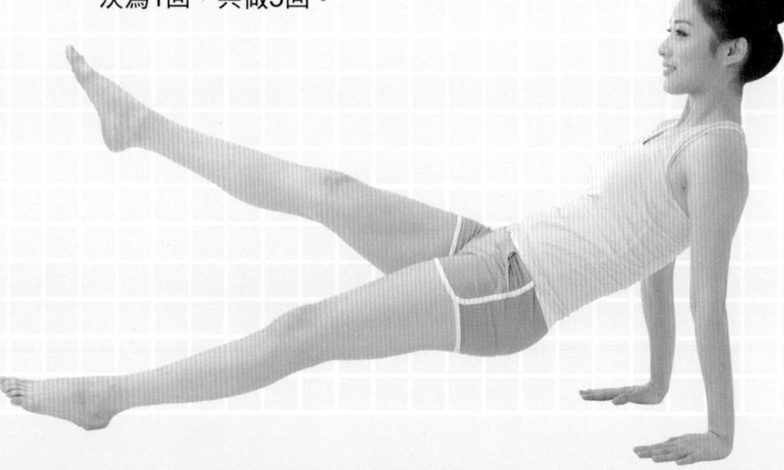

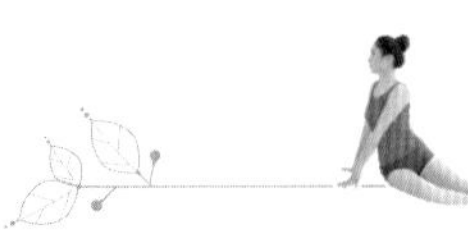

〔適合三高的健身操〕

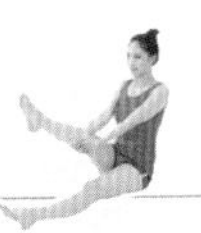

美人魚扭腰

婀娜多姿的美人魚姿態，
以零負擔的簡易體操為健康加分。

步驟1 坐姿，雙腳打開，與臀部同寬

採坐姿，膝蓋彎曲約90度，雙腳腳掌踩於地面，兩腿張開比臀部略寬，雙手放在臀部後方支撐，挺直上半身。

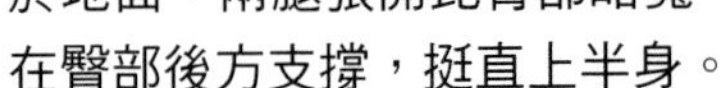

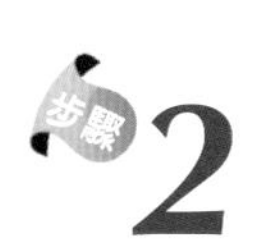

步驟2 上半身向後方扭轉，直到轉不過去

將膝蓋往一側倒下，貼地面但兩腿不要交疊，上半身往後方扭轉，雙手放在地上穩定身體，注視前方，停留3～5個呼吸，換邊扭轉。

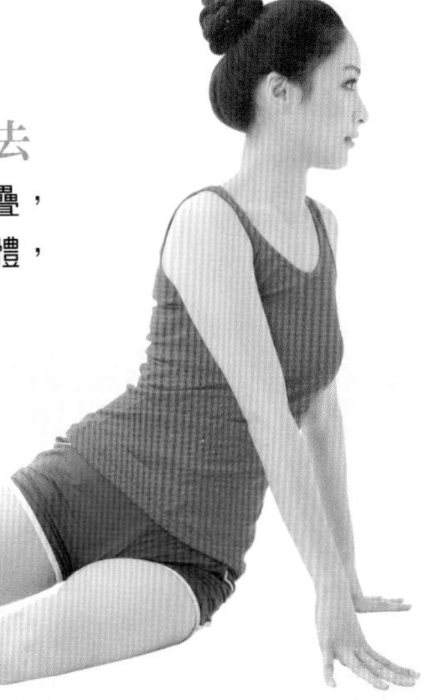

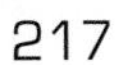

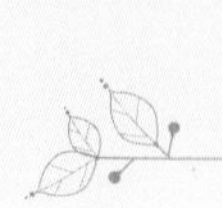
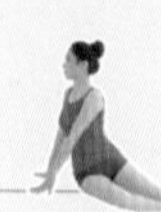
〔適合三高的健身操〕
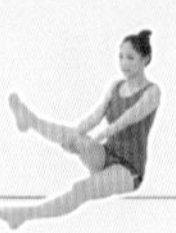

超人飛翔式

延展四肢，想像自己在天空中翱翔，
直到汗流浹背，完成一回合的有氧輕量體操。

步驟1 將毛巾捲放在腹部下，採取趴姿

採趴姿，小腹要微收，將毛巾捲一捲之後，把毛巾確實地擺放在腹部正下方；深深吸上一口氣，肩膀向下，穩定肩膀，雙腳則伸直拉長，接下來慢慢把氣吐光。

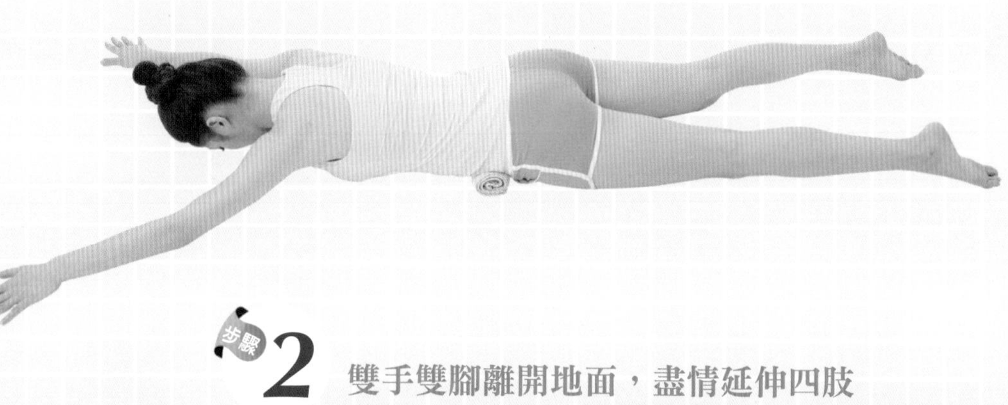

步驟2 雙手雙腳離開地面，盡情延伸四肢

吸氣，手往前伸長，雙腳伸直離開地板，伸展呈飛翔狀；吐氣，將手腳慢慢放回地板上，重複吸氣、吐氣共5次。最後吐氣，身體放鬆趴在地板上。

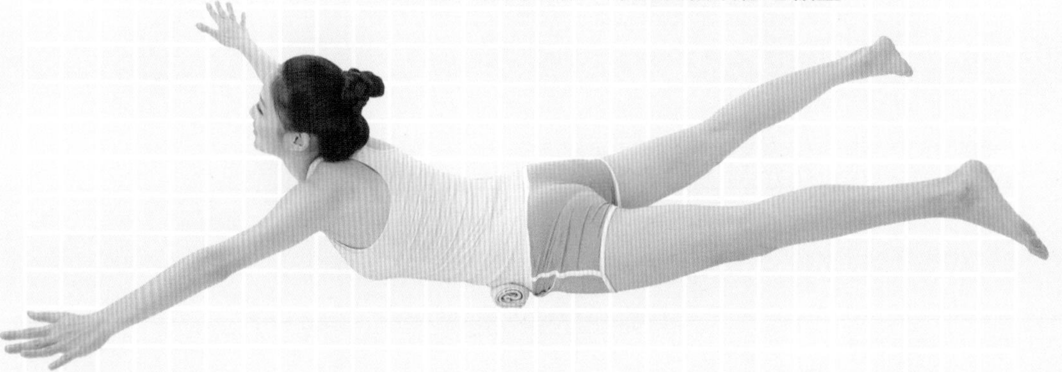

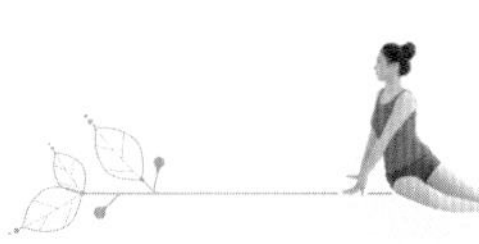

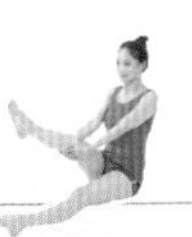

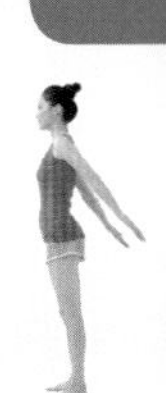

海豹抬頭式

該如何進行腹部肌肉的拉伸呢？快模仿海豹，
看似輕而易舉的體操姿勢，給你扎扎實實的痠痛感。

步驟1 半趴姿，手肘貼地，抬起上半身

採半趴姿，手臂靠向身體兩側，手肘彎曲貼地，肚子往內縮以保護腰椎，臀部及腿後側往後拉長，吸氣時肩胛骨向下穩定。

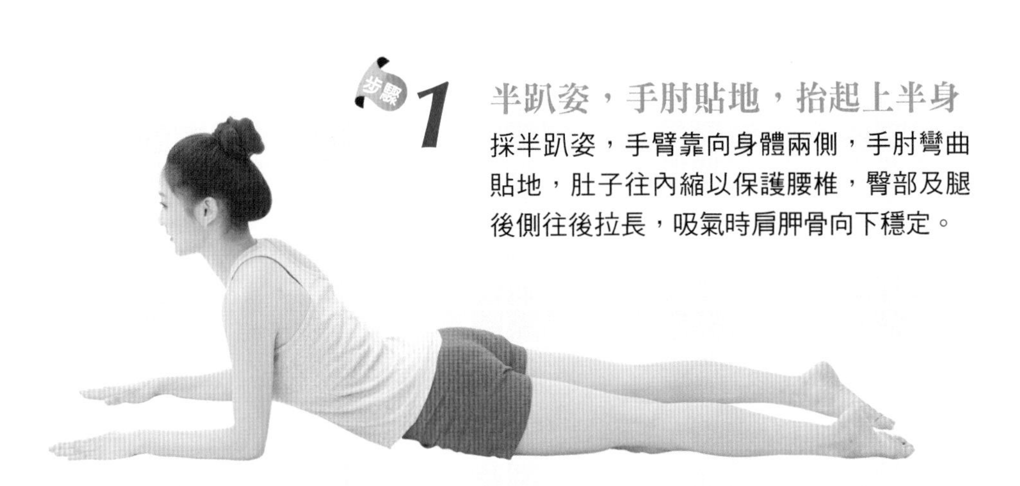

步驟2 抬起上半身，感覺腹部肌群緊繃

吐氣，肩胛骨往下滑，順勢帶起上半身；盡可能地將身體往上抬，腹部肌肉拉緊，維持30秒，放鬆5秒，再進行下一次。

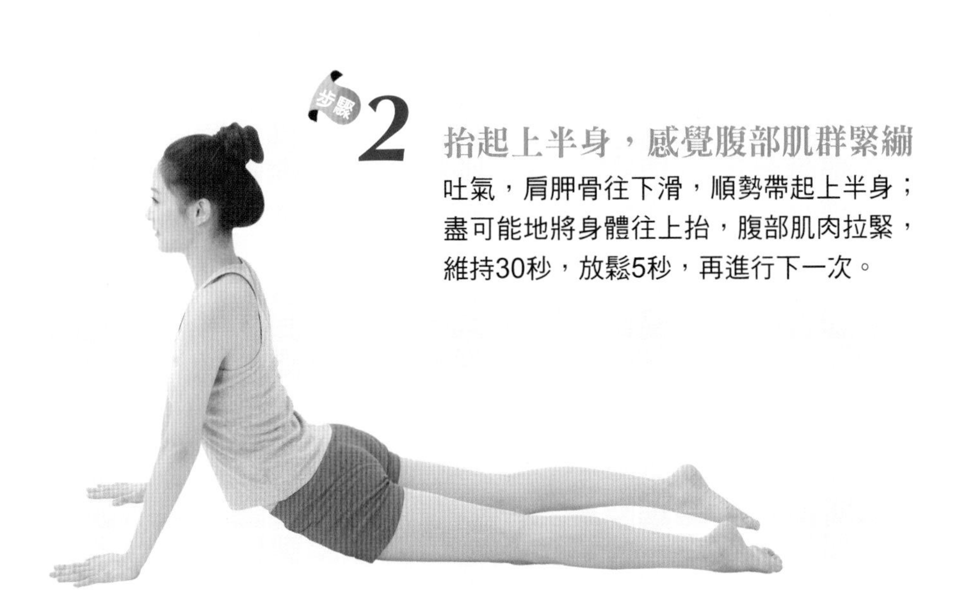

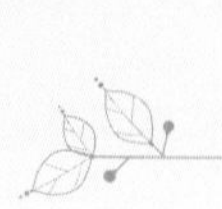
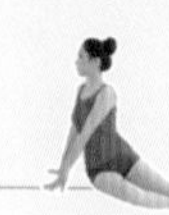

〔適合三高的健身操〕

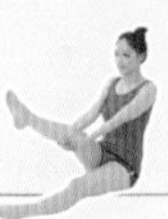
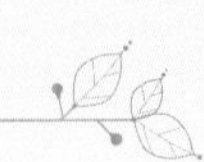

貓咪伸展式

在仰頭、低頭之間深呼吸，
雙重鍛鍊背部肌肉與腹部肌肉。

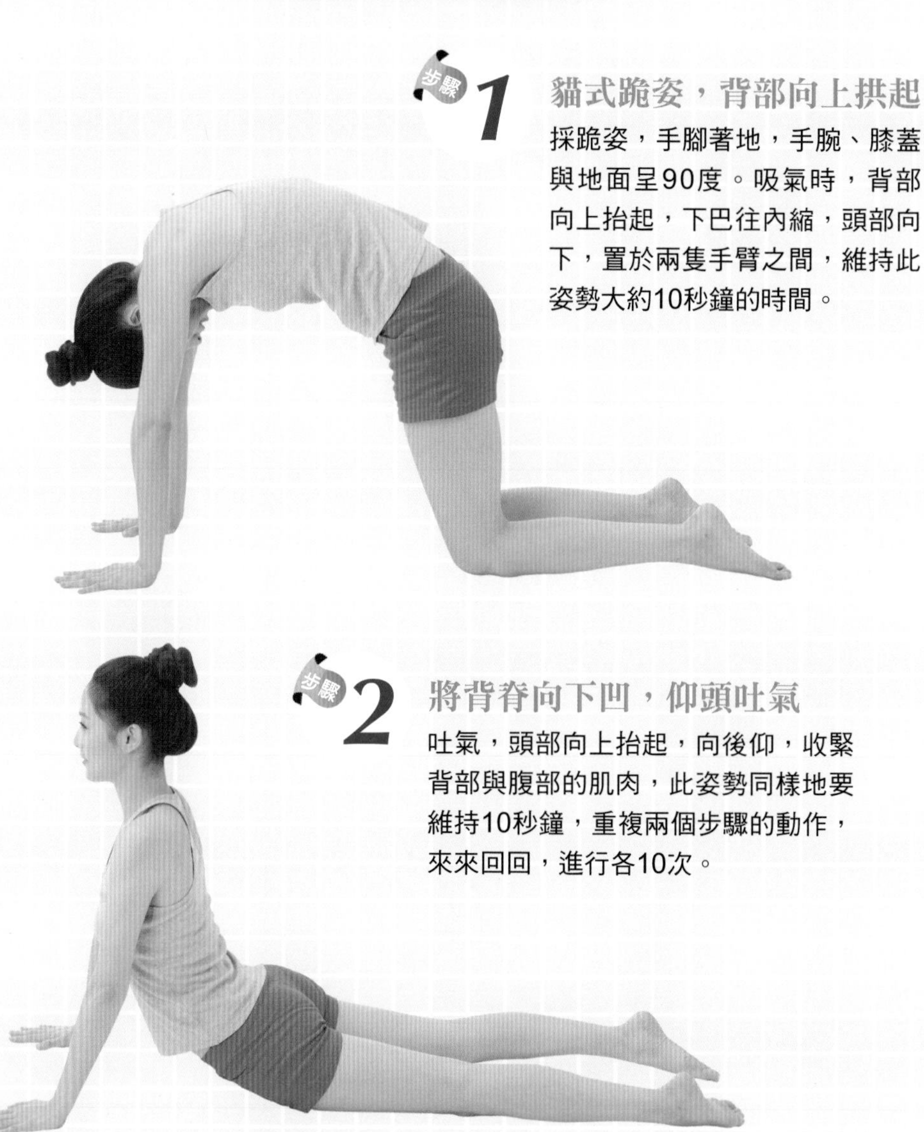

步驟1 貓式跪姿，背部向上拱起

採跪姿，手腳著地，手腕、膝蓋與地面呈90度。吸氣時，背部向上抬起，下巴往內縮，頭部向下，置於兩隻手臂之間，維持此姿勢大約10秒鐘的時間。

步驟2 將背脊向下凹，仰頭吐氣

吐氣，頭部向上抬起，向後仰，收緊背部與腹部的肌肉，此姿勢同樣地要維持10秒鐘，重複兩個步驟的動作，來來回回，進行各10次。

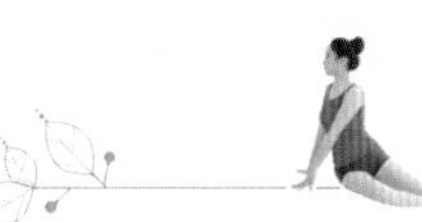
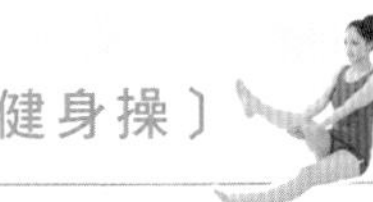
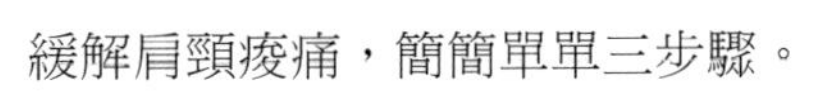

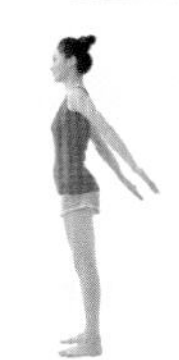

小雞擺肩式

緩解肩頸痠痛，簡簡單單三步驟。

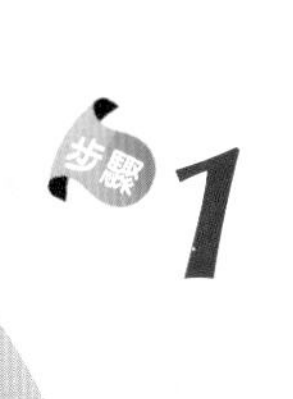

1 坐姿，雙腳打開，雙手叉腰

採取坐姿，將雙腳打開，寬度超過肩膀寬，同時將膝蓋彎曲，雙手反掌插在腰際處，呈現出小雞翅膀的樣子。

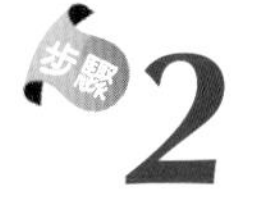

2 將手肘置於膝蓋內側

手掌與腰際處不分離，將其中一邊手肘置放於膝蓋內側，並將另一邊手肘也放在膝蓋內側，便可以進行下一個動作。

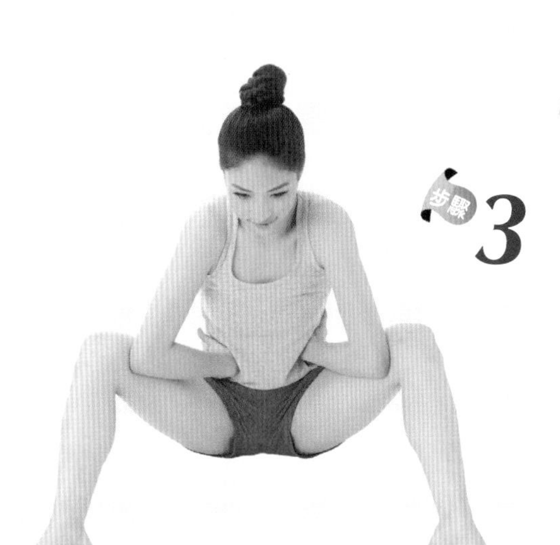

3 低頭看肚臍，後頸肌肉緊繃

吸氣，脊椎延伸向上，吐氣時，放鬆脖子，視線看向肚臍，停留10個呼吸。最後一次吸氣時抬頭，視線看向正前方；吐氣，回到準備姿勢。

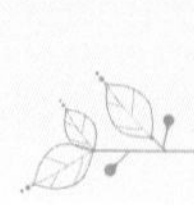
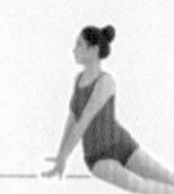

〔適合三高的健身操〕

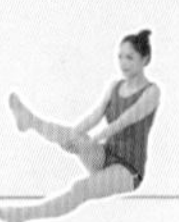

縮肚體前彎

肚子出力！試試進階版的仰臥體前彎。

步驟 1 躺姿，雙腳彎曲，雙手互相平行伸直於胸前

採躺姿，雙手打開與肩同寬，雙手向前伸直，彎曲膝蓋，腳掌緊貼地面。吸氣，下巴微往內收，手臂繼續延伸。

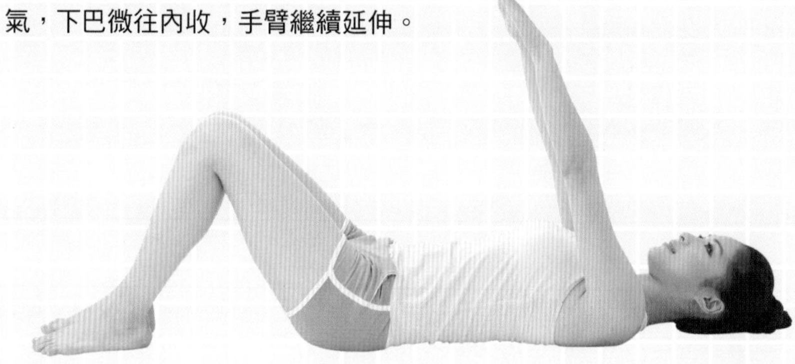

步驟 2 肩膀離地，雙手碰觸膝蓋上方

吐氣，肚子往內縮，猛地拉起上半身，雙手輕摸膝蓋上方，視線落在大腿中間，吸氣停留，直到撐不住，回到準備姿勢。

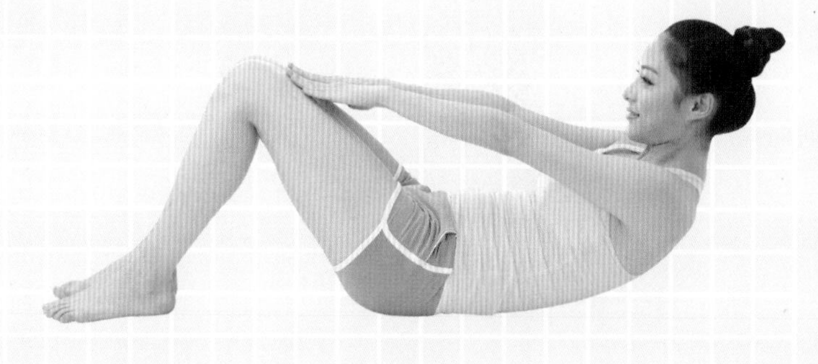

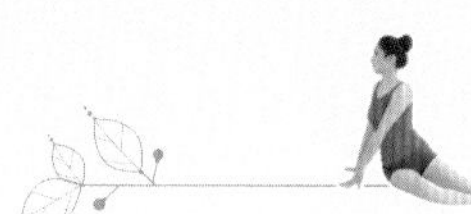
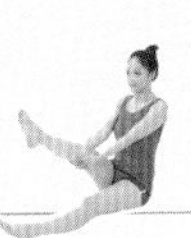

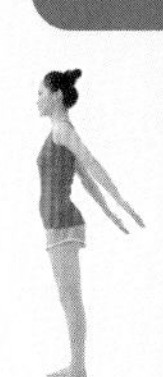

椅子健康操

讓椅子陪你一起動、動、動。

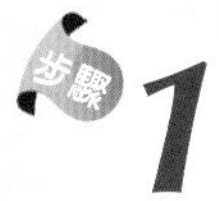

步驟1 面對椅子，手扶椅面，雙腳打開站立

面對椅子站立，雙腳打開，大約取肩寬的2～3倍寬，手臂伸直撐在椅子上，上半身向上方伸展，收緊臀部與腹部，深深呼吸。

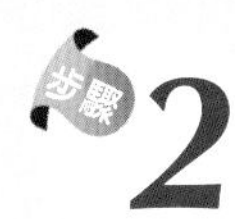

步驟2 把其中一隻腳向上勾起

慢慢地吐氣，將上半身往某側扭轉，同側腳掌順勢向上勾起，充分拉伸腿部肌群。

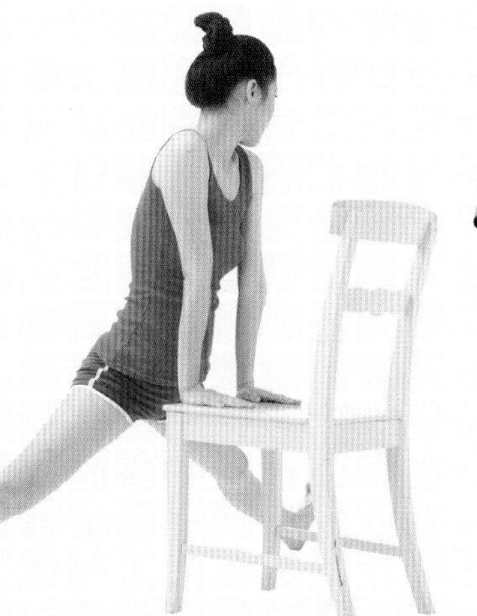

步驟3 腳掌放回地面，換另一腳勾起

吸氣，將勾起的腳掌放回地板上，緊貼地面；接著吐氣，上半身向另外一側扭轉，另外一側腳掌也同時勾起。一左一右為1回，總共做5回即可。

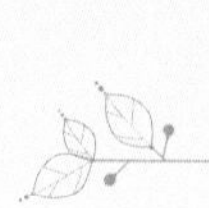
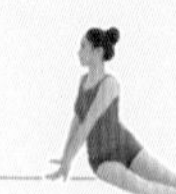

〔適合三高的健身操〕

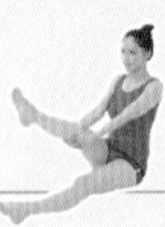
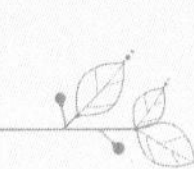

跪姿伏地挺身

一下一上，意志力堅強的女孩兒，
每日慢慢增加次數，感覺自己的肌耐力進步！

步驟1 跪姿，雙手撐地，膝蓋著地

雙膝併攏跪在地面上，接下來將雙腳抬起，俯身向前，雙手著地與肩膀同寬，保持背部挺直，並且注意收緊臀部。

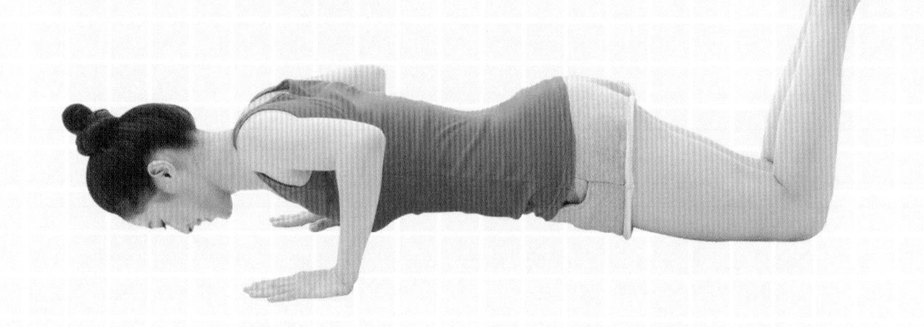

步驟2 彎曲手臂，讓胸部碰觸地面

手臂慢慢彎曲，支撐住身體的重量，向下，直到胸部觸及到地面，維持此姿勢，默數大約3秒鐘的時間。

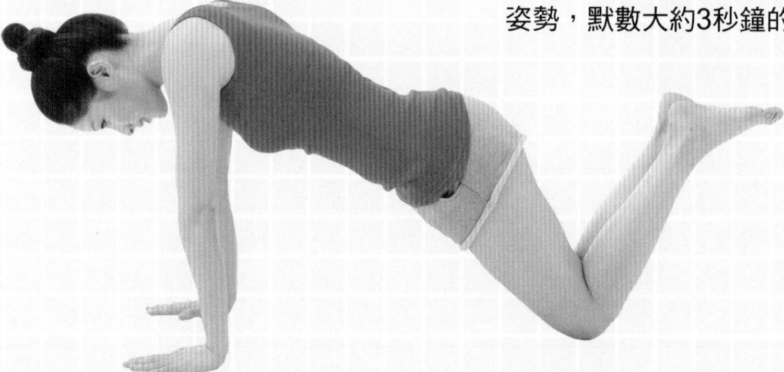

Hyperglycemia
Hyperlipidemia
Hypertension

Chapter 3

預防篇

早發現早治療

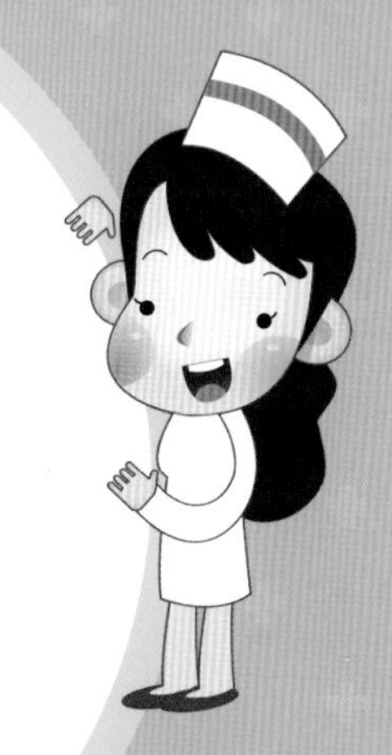

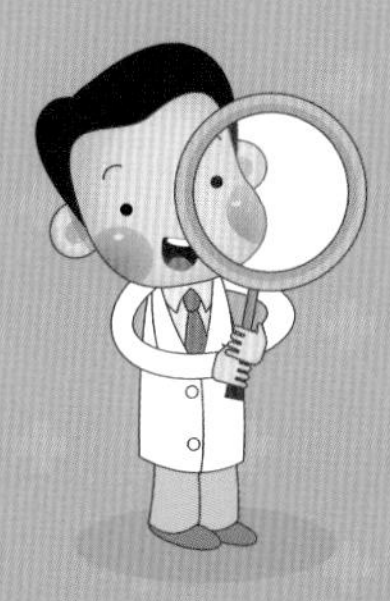

適合三高病患者的健檢項目有哪些？該如何挑選一間好的健檢中心？關於血糖、血壓、血脂，還有血液中的各種數值，怎麼樣的範圍是屬於異常的？養成固定檢查及記錄的好習慣，對自己的健康指數一目瞭然；看懂健檢單上的健康密碼，解讀醫生不分享的數據祕密；簡易自我診斷法大公開，就在內文中！

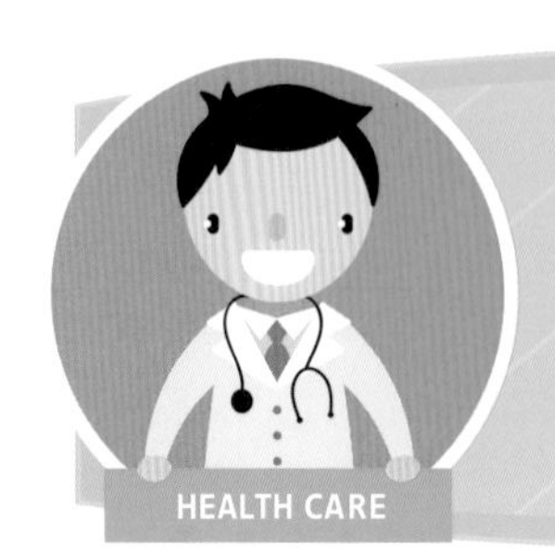

三高健康檢查，揪出異常數值

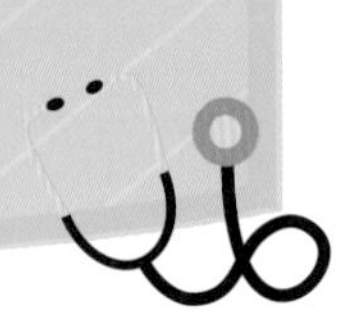

許多疾病在初期並無症狀，因此才有無力回天的隱憂，如果能藉由精密儀器和經驗豐富的醫師，為自己的健康把關，預防疾病發生，甚至發現初期病兆，這不正是所謂的預防守門員嗎？

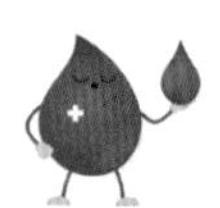

健康把關的第一道防線

老齡化的社會已經來臨，在各類慢性疾病充斥的現代，疾病的預防更是極為重要。所幸「預防醫學」的概念已經逐漸被大眾所接受，因此，各大醫院、健檢中心、醫學研究中心與社區醫療單位，皆已陸續加入健康與疾病防治網絡，對於各類疾病研究、癌症預防、中老年疾病防治、社區預防醫學、優生保健、營養諮詢、疾病篩檢進行深入研究，並且開放諮詢的管道，希望能夠將預防醫學之觀念廣為推行。

在預防醫學的環節中，健康檢查被當作是為健康把關的第一道防線，也是發現健康出現問題最重要的守門員。目前的健康檢查類別，依檢測單位的不同與民眾身分的差異可分為健保健檢、老人健檢、勞工健檢與專業健檢中心。由於預防醫學觀念日漸普及化，提供專業而完善服務的健檢中心成為近年來民眾接受度極高的健檢選擇。

狹義的預防醫學為健康檢查，目前國內預防醫學推廣單位包括健保局、國民健康局、各級醫療院所以及健檢中心，推廣健檢內容多為個人身高體重與視力的檢測、血液與尿液等生化檢驗及子宮頸癌抹片篩檢。

坊間健診中心和醫院健康檢查中心琳瑯滿目，許多醫院和健檢中心都推出健康檢查的套裝行程，從數千元到數十萬元都有，但是在做健康檢查前，應該先向醫師諮詢溝通，瞭解自己的身體狀況，再針對個人不同的需要選擇，有時只需要一般性檢查就已足夠；若有家族史疾病背景、特殊疾病等狀況，應該在諮詢時一併告知醫師，由醫師建議適合的檢查項目，往正確的方向做檢查，才能掌握病症的核心。

預防始終勝過治療

健康檢查是為了要「早期發現、及早治療」，預防勝於治療的觀念十分重要，定期做健康檢查，可以觀察自己身體的改變與狀況，再根據這些變化及情況調整生活作息，作好完善的健康規劃與疾病預防。糖尿病、高血壓、心臟病等慢性疾病，都可以藉由健康檢查篩檢出來，只要早期發現，盡快得到適當的治療，就可以有效阻止病情惡化。

許多疾病在發生初期不一定有臨床症狀，舉例來說，在台灣相當普遍的 B 型肝炎、C 型肝炎就與肝硬化、肝癌有著明顯的關係，經由定期檢查胎兒蛋白及腹部超音波，便可以篩檢出早期的肝癌，經過手術或栓塞治療，預後的效果會比肝癌末期再治療還好；而早期的胃癌可能完全沒有任何一絲絲症狀，卻可以經由胃鏡檢測去找出病症，如果沒有透過事先檢查與預防，等到出現貧血、食慾不振、體重減輕等症狀時，通常已經發展到末期階段，此時的治療和預後就不如早期了。

民眾平時就該注重身體的保健，尤其台灣人的生活步調越來越快，競爭壓力也越來越大，加上美式速食文化盛行，對心臟血管與高血脂症疾病等的影響不可忽視，近年來慢性病患年齡層有下降的趨勢，更顯現健康檢查的重要。

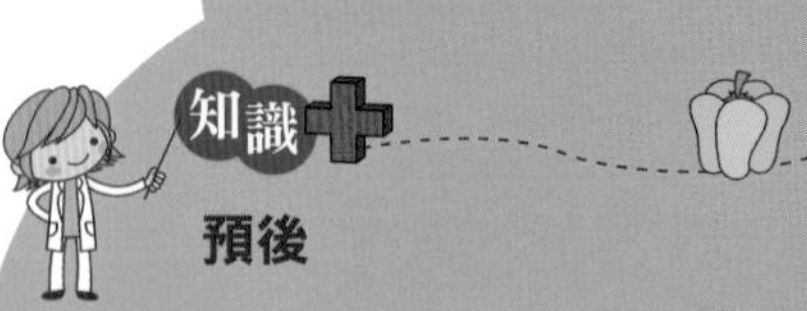

預後

醫學上對一種疾病的了解，除了其病因、病理、臨床表現、化驗及治療方法等，疾病的近期和遠期恢復或進展程度也很重要。如果病患依照醫生建議，疾病復發率就會降低，這就是「預後較好」，反之，則稱為「預後較差」。

誰該做健康檢查？

通常接受健康檢查的人，是為了找出身體有哪些異狀產生，像是高血壓、高血糖、高血脂檢測，才能達到早期發現、早期治療的效果，再加上現代人多半都很養生，很多人都有健康檢查的概念，不過若是身體的特定器官已經出現異狀，應該要直接去看相關科別，而不是進行健康檢查。

當身體出現莫名盜汗、疲倦、體重急速下降、皮膚枯黃黯淡、排便習慣改變、大量掉髮、牙齦出血……等異常現象，就需要尋求醫師們的協助，進一步安排相關檢查；像是屬於肥胖型體質、體重異常減輕、倦怠乏力或有癌症、高血脂、糖尿病家族病史等，或是所居住的地區具有B 型、C 型肝炎感染狀況，都應該列為健康檢查的重點對象。

大致說來，20 歲時應該要做一次例行的抽血檢查，項目包括血糖、血液常規、肝功能、B 型肝炎和 C 型肝炎、膽固醇、三酸甘油脂、尿酸、腎臟功能，作為個人健康檔案；而 30 歲時，建議做一次全身檢查，詳細了解身體狀況；到了 30 ～ 40 歲之間，最好每 2 ～ 3 年做一次健康檢查，來掌握自己的身體現狀；一旦超過 40 歲，就必須每年做一次全身健康檢查，隨時追蹤個人的身體情況。

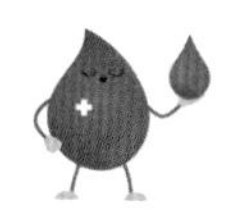

如何挑選健檢中心？

防患於未然的觀念已經深植人心，健康檢查也成為近年來醫療產業最為熱門的需求，但是該如何挑選好的健檢中心呢？

醫院提供的健檢項目較為一般性，多數民眾得在初步檢查報告結果出爐後，再對應相關專科門診，花費時間較長；健檢中心能視受檢者需求，量身打造完整檢查流程與項目，例如：精密儀器檢測、特殊病灶檢查等，同時也能根據個案提出完整檢查報告、建議與後續追蹤。

大家還是要找有口碑、有信譽的健檢中心的經驗。完善的健檢中心必須能提供民眾私密、安全、溫馨與人性化的檢查空間，也會評估顧客的個人、家族病史、生活型態再給予建議，而不是一味地推銷產品，並妥善安排健檢流程，再由專業醫師擔任儀器操作、檢查報告判讀、綜合性的解說，而不是只有逐項報告等，還要做好後續追蹤服務與轉診建議。如果具備了以上幾點，相信你所選擇的健檢中心，就是一間完善的健檢中心了。

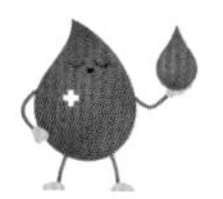

如何解讀健檢數據？

在健檢報告出爐後，總是有許多的數據、參考值，都有代表的意義，也能解讀出個人的身體狀況。雖然醫院或健檢中心有專業的醫護人員為大眾解釋報告結果，但不少人對手中的健康檢查報告仍然一知半解，甚至很多人可能有在門診接受檢查的經驗，但是卻對於疾病的判讀卻不甚了解，接下來的篇章，將列出高血糖、高血壓、高血脂分別需要健檢的項目，以及專業健檢中心所提供的幾項標準數值，供讀者參考。

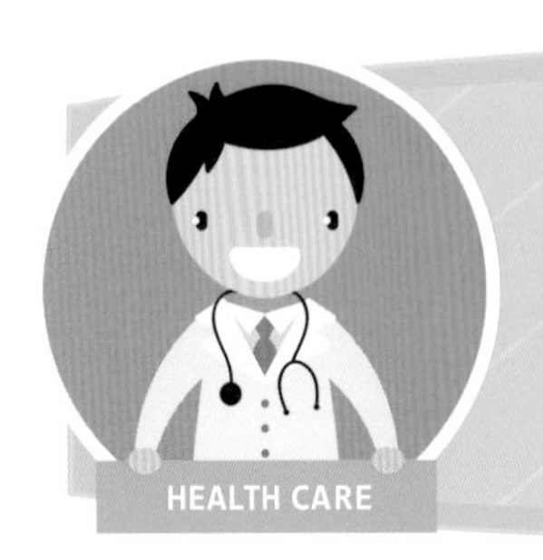

如何檢測尿糖？

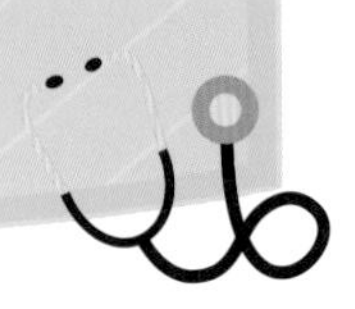

檢查糖尿病有多種方法，可以依據糖尿病的表現，可以依據血糖，也可以依據美國糖尿病協會提出的用糖化血紅蛋白診斷糖尿病。除此之外還有尿常規、血胰島素、血胰升糖素、血C-肽濃度、肝功能、腎功能、血脂、血液黏稠度等等檢查手段。

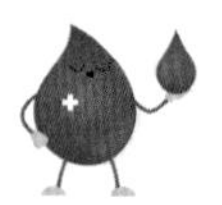

mmol/L 與 mg/dl 的意義

我們在醫院進行有關糖尿病的一系列化驗中，總能看到這樣的單位，例如：「mmol/L」或是「mg/dl」，這些單位究竟是什麼意思呢？它們所表示的內容是相同的嗎？

mmol/L（毫摩爾 / 升），mg/dl（毫克 / 分升）是現行的兩大單位系統，分別稱為濃度、品質單位。「mg/dl」就是我們以前使用的傳統單位，「mmol/L」是國家推行的法定計量單位，它是以物質濃度為基礎的國際單位制（SI 制）。

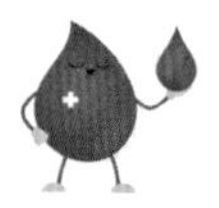

自我進行尿糖的檢測

尿糖是指尿中含糖量，普通人的尿糖值一般為「陰性」（用「–」表示）。糖尿病患者由於血糖偏高，很容易尿液中含糖，因此稱之為「陽性」（用「+」表示）。

為了預防糖尿病，合理調節血糖，必須掌握自己的身體狀況，可以簡單地在家進行尿糖檢測，以此來掌握糖尿病的發病情況。

尿糖試紙測量法：

- 首先，將尿糖試紙放入盛有自己小便的容器內。
- 取出之後，略微等待片刻，等待試紙吸進尿液。
- 30 秒之內，與試紙包上標有的不同尿糖色值來進行互相比色，找出最接近的色調，來確定尿糖的含量。

尿糖的可能誤差

值得注意的是，在居家用糖尿試紙自我檢測尿糖，是會有誤差值的，有些糖尿病患者在血糖不是很高時，尿糖可能也為陰性。尿糖陰性的糖尿病可見於以下兩種情況：

- 空腹血糖高於 7.0mmol/L（126mg/dl）：當人體的血糖水平處在這個水準的時候，尿糖就有可能會呈現為陰性。
- 老年人血糖超過 11.1mmol/L（200mg/dl）：老年人，特別是有動脈硬化的老年人，腎糖閾可能升高，尿糖也可能是陰性的。

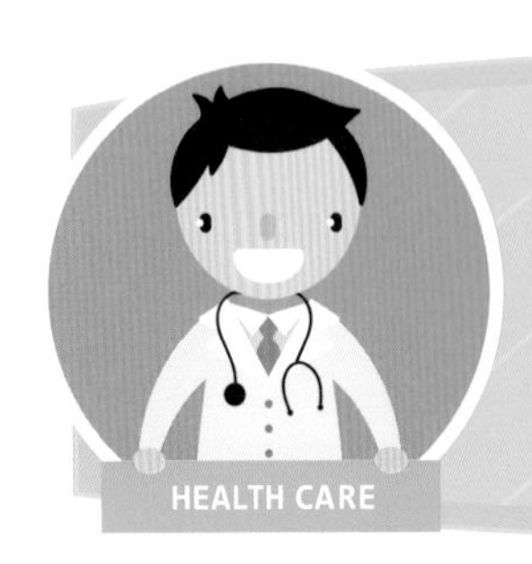

第二型糖尿病的體重監測

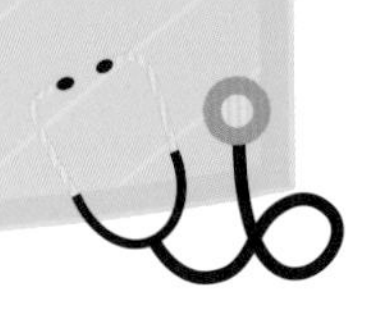

肥胖是發生第二型糖尿病的一個危險因素，糖尿病的發生與肥胖的持續時間和最高肥胖程度密切相關。因些，第二型糖尿病自我管理的第一步是「體重監測」。

避免體重超標或過輕

所謂體重管理，說得簡單點就是「管理好自己的體重」。

它是通過飲食的調節、良好的生活作息、適當的運動來實現的，並不是依靠簡簡單單的「不吃飯」和高強度的運動。

實際上，控制體重的概念，其實就是要求我們瞭解自己一天之內應該獲得多少熱量，然後合理地安排飲食，以獲得均衡的營養。

第二型糖尿病血糖稍高的患者，平時要盡力將體重控制在正常範圍內；因此，嚴格的控制體重，避免過胖，是第二型糖尿病很重要的功課。

不僅如此，每日檢測體重也是判斷飲食療法和運動療法是否有效的重要指標。糖尿病患者要養成按時（每天早上起床後）測量體重的習慣。

但是，對於某一些患者來說，短時間內體重的驟降，也未必就是一件好事。如果體重急劇下降，有可能預示著健康異常、病情惡化，遇到這種情況時，要立刻與主治醫生溝通。

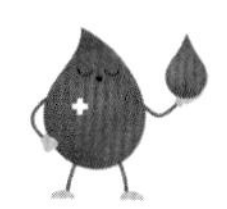

肥胖與糖毒的潛在聯繫

肥胖者因暴食導致血糖升高，加之胰島素抵抗性明顯，不易使血糖降低。血糖經常處於較高狀態的人，細胞吸收血液中葡萄糖的能力也會降低，最終導致血糖完全不能下降，這就是所謂的「糖毒性」。

據相關統計，超過標準體重 20% 以上的肥胖者，比普通人患糖尿病的概率至少高出 3 倍。肥胖者極易因內分泌失調而引發各種疾病，尤其是糖尿病、高血壓和血脂代謝異常等這幾類常見病。

肥胖會造成血液中胰島素分泌過度，尤其是嚴重的肥胖患者，空腹的時候，其血糖濃度很高，再加上進食之後胰島素的分泌緩慢，所以便造成血糖值升高的現象；而胰島素分泌過度及胰島素作用減低，正是造成糖尿病、高血壓等三高疾病的首要原因。

此外，肥胖者大多伴有血脂濃度過高的症狀，血脂太高會影響身體中膽固醇流至肝臟的速率，並且有誘發心臟病的可能，容易形成血管的粥樣硬化，誘發心肌梗死等疾病。

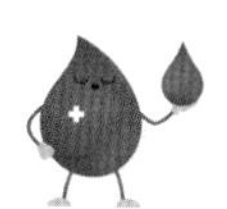

審視體重，控制血糖

肥胖者一般情況下比體重正常的人食量大，進食後血糖上升幅度也大，而且在飯後和飯前會吃零食，因此沒有足夠的時間來降低血糖。

胰腺中的 B 細胞，在血糖升高期間，也會繼續分泌胰島素，進食後血糖太高，無論如何都返回不到原來的狀態。如果血糖在 4 ～ 6 個小時之內持續升高，B 細胞就會疲勞。如果這種狀況長期持續，B 細胞分泌胰島素的功能就會下降。

因此，將體重嚴格地控制在一個合理的範圍之內，是每一位糖尿病患者或者是健康的人都必須要高度重視的問題。

也就是說，無論屬於第一型還是第二型糖尿病，每天都應該利用家裡的體重秤來隨時監測自己的體重變化，做到心中有數。

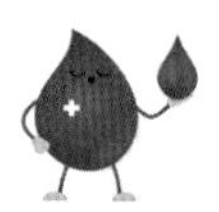

您的健康指標「年度健康檢查」

有潛在糖尿病致病因素的人，患有肥胖症（BMI 為 25 以上）的人、患有高血壓（收縮期血壓 140mmHg 以上，舒張期血壓為 90mmHg 以上）的人，家族中有患糖尿病史的人，妊娠糖尿病患者或分娩過巨大胎兒的人，均容易罹患糖尿病。

已經患有糖尿病的人，或者是血糖已漸漸步入糖尿病範圍者，在初期階段也不會有任何自覺症狀。由此可知，我們如果想要通過自覺症狀來瞭解自己是否為糖尿病易感體質，這幾乎是不可能的；因此，建議在 40 歲之後，每年接受一次健康體檢，方為上策。

定期的健康檢查，應該包括飯後的尿糖檢測和血糖檢測，如果檢查血糖時「空腹血糖」超過 126mg/dl，那麼患有糖尿病的可能性就很高。

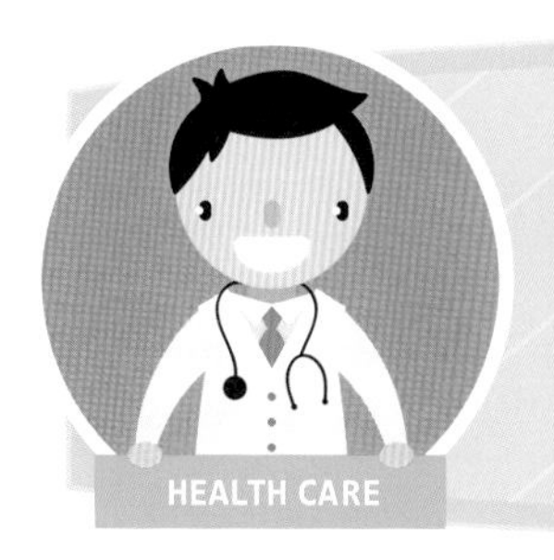

糖尿病的必要檢查：尿液常規

尿常規是醫學檢查中「三大常規」專案之一；它對於糖尿病和泌尿系統疾病的篩查有著重要的價值。隨著科學技術的不斷發展，尿常規的內容越來越豐富，檢查項目已經由傳統的檢查發展到現在的十多種方法，並且也已經進入了全自動的儀器化檢測時代。

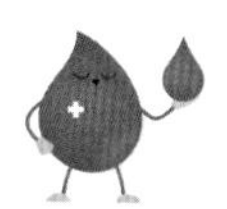

尿液的健康篩檢

驗尿是人人幾乎都做過的檢查項目，它是醫院住院或門診病患相當重要的例行檢查，可以篩檢腎臟、輸尿管、膀胱或尿道的病變，是大大小小的醫院中最常見的檢驗項目之一。

尿液常規檢查最主要的用途，是對於腎臟或泌尿系統疾病的診斷，與對於此類疾病治療效果的評估，以及針對某些全身性疾病、代謝性疾病，例如糖尿病、內分泌疾病……等病變的篩查。

讀懂尿常規的縮寫字

提起尿常規，那一行行的英文縮寫卻實在是讓病患有些不知所云。其實，只要我們弄明白每個英文縮寫的含義，再加上簡單的醫學知識，我們也能清楚的瞭解自己的健康狀況。

尿常規的英文縮寫		
SG：尿比重	PRO：尿蛋白	BIL：尿膽紅素
pH：尿酸鹼度	GLU：尿葡萄糖	ERY：尿紅細胞
LEU：尿白細胞酯酶	KET：尿酮體	BLD：尿潛血
NIT：尿亞硝酸鹽	UBG：尿膽原	2+：兩個加號“++”
NEG：陰性	norm：正常	150/ML：每微升 150 個
RBC：紅細胞	WBC：白細胞	0.75g/L： 每升尿液中含 0.75g 被檢物質
3～5/LP： 每低倍鏡視野檢出某種成分 3～5 項	3mmol/L： 每升尿液中含有 3mmol 被檢物質	

- 尿酸鹼度：尿液的酸鹼度與飲食有密切的關係，多吃蔬菜、水果，則尿液易呈鹼性，反之，食用肉類過多時，則可能呈酸性。
- 尿亞硝酸鹽：尿亞硝酸鹽正常的參考值應該為陰性。若是呈現陽性，則多見於膀胱炎、腎盂腎炎等。
- 尿蛋白：尿蛋白正常參考值為陰性。若呈陽性則多見於急慢性腎小球腎炎、急性腎盂腎炎等。
- 尿葡萄糖：尿葡萄糖正常參考值為陰性。若呈陽性多見於糖尿病、甲狀腺機能亢進、胰腺炎等疾病。
- 尿酮體：尿酮體正常參考值為陰性。若呈陽性見於糖尿病酮症、妊娠嘔吐、腹瀉等病。

- 尿膽原：尿膽原正常參考值為弱陽性。陽性見於溶血性黃疸、肝病等。陰性見於梗阻性黃疸。
- 尿膽紅素：尿膽紅素正常參考值為陰性。陽性多見於膽石症、膽道腫瘤。
- 管型：管型是在腎小管內形成的，呈管狀。它的出現對腎臟疾病診斷具有重要意義。
- 紅細胞鏡檢：正常人尿液內應該沒有紅細胞。
- 白細胞鏡檢：正常人尿液內可含有少量白細胞。

尿葡萄糖 GLU：檢測糖尿病最直接的方式

檢查尿糖是發現糖尿病最簡單的方法，因為糖尿病是引起糖尿陽性最主要的原因；尿糖檢測不僅簡單又快捷，而且對於糖尿病患者來說，絲毫沒有任何疼痛感。

尿糖呈現陰性，切莫疏忽大意

雖然尿糖在多數情況下能反映血糖水準，但是尿糖和血糖畢竟不是同一種物質，因此也會有例外，這時尿糖就不能很好的反映血糖的水準。這是因為，首先，尿中排糖一般要超過 150mg/dl 時，尿糖才呈陽性。而正常人每天從尿中排出的葡萄糖少於 100mg，一般的定量試驗無法檢出，因此尿糖呈現陰性，這樣就會誤診。

另外，有些糖尿病患者在血糖不很高的時候，尿糖可能為陰性，若僅用尿糖來篩選糖尿病患者，也可能會發生漏診的情況。

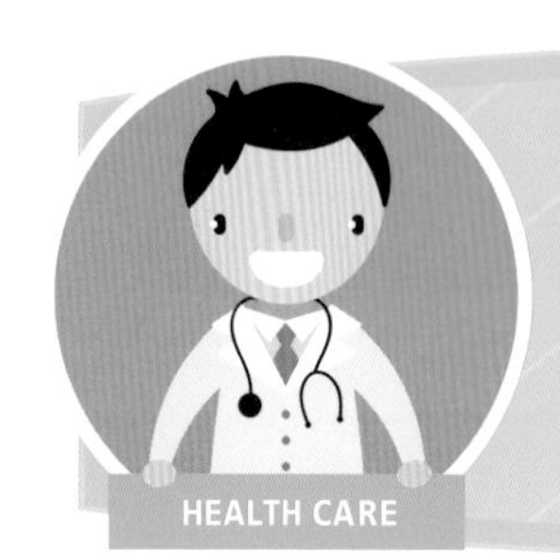

糖尿病的必要檢查：血糖

在前一頁中說明的尿糖檢測具有操作便利、能及早掌握糖尿病危險信號的優點。由於尿糖值並不能完全反映血糖的情況，所以它作為瞭解糖尿病狀況的資料還不夠充分。

最具權威性的血糖檢測

為了能夠早期發現並治療糖尿病，在目前的健康檢查中，大多會抽取血液來檢測血液中的葡萄糖（即血糖值）。

血糖不僅對於糖尿病的確診有重要意義，而且對正在接受治療的患者的血糖調節狀況也是很重要的資料之一；從糖尿病的檢測一直到治療的各個階段，血糖的檢測都是必不可少的步驟。

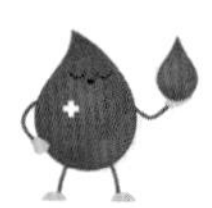

空腹血糖值

測血糖必須在空腹狀態，這點非常重要。處於空腹狀態時的血糖是糖尿病診斷的重要依據，因為這時的血糖水準不僅沒有加上飲食負荷時基礎狀態下的血糖水準，而且也能較好地反映病人的基礎胰島素水準，所以定期查驗空腹血糖是相當必要的。

正常人的空腹血糖一般低於 6.1mmol/L（110mg/dl），超過這個數值，就可以算是血糖升高或者空腹血糖受損（IFG），如果空腹血糖大於或者等於 7.0mmol/L（126mg/dl），那就可以確定為糖尿病了。

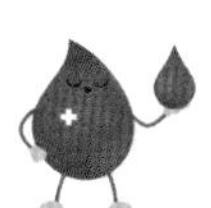

餐後 2 小時血糖值

部分第二型糖尿病患者的空腹血糖值可能不高，甚至血糖的數值正常，可是在用餐後 2 小時，血糖卻升得很高，遠遠超過了用來診斷糖尿病的標準，由此可知，診斷糖尿病餐後 2 小時的血糖數值，遠比空腹時候的血糖數值來的更為精確。

預檢測餐後血糖，應該從吃第一口飯時開始計算時間，這樣測出來的餐後 2 小時血糖的數值，才是比較準確、可靠的。

一般來說，正常人在餐後 2 小時，血糖值不應該超過 7.8mmol/L（140mg/dl），如果超過就要視為血糖升高。當餐後 2 小時血糖超過了 11.1mmol/L（200mg/dl），那基本上可以確診為糖尿病。

糖尿病的診斷基準

	空腹血糖值（mg/dl）	餐後血糖值（mg/dl）	糖化血紅蛋白（HbA1c）
無異常	<110	<140	<5.6
需要引起注意	110 ～ 126	140 ～ 200	5.6 ～ 6.5
需要就診	>126	>220	>6.5

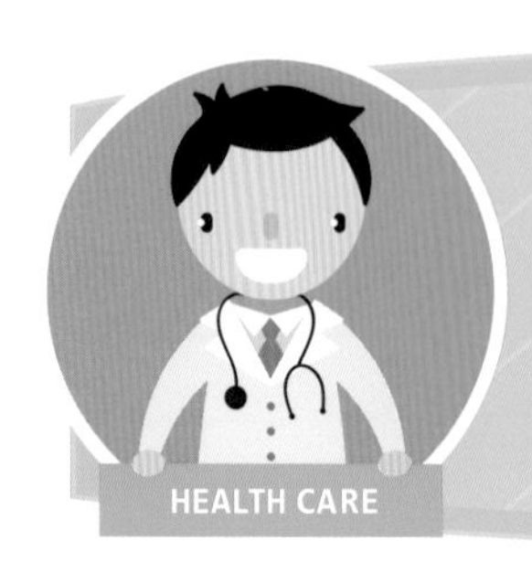

糖尿病的必要檢查：糖耐量

糖耐量就是人體對葡萄糖的耐受能力。如果糖耐量試驗在服糖後2小時血糖介於7.8～11.1mmol/L的話，就表明機體糖耐量能力減低，也就是說身體對糖的吸收和利用比正常人差了，即糖耐量受損。

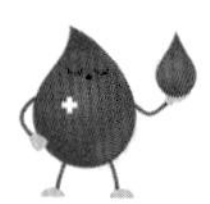

口服葡萄糖耐量試驗

當病患被告知要做「糖耐量試驗」（口服葡萄糖耐量試驗，OGTT），往往一頭霧水，對該試驗的目的、步驟、注意事項可能並不了解，如果未得到醫師詳盡的指導，可能會影響到數據準確性。

其實，糖耐量試驗是診斷糖尿病的一種實驗室檢查方法，大部分是運用在懷疑患有糖尿病，但單憑血糖化驗結果又不能確診的患者。

此外，對於已經確診為糖尿病的患者，有必要針對其血糖分泌峰值、胰島素分泌功能等全面瞭解時，也要做糖耐量試驗。

年過40歲，長期攝入高熱量飲食、缺乏運動的族群，屬於糖尿病高危人群，他們很有必要去查查糖耐量。因為這個年齡段有許多「工作狂」，他們一忙起來就容易忽視自己的健康，等到感覺身體不適甚至出現併發症才去檢查，這時候往往已經患上了糖尿病。

糖耐量試驗的具體方法

糖耐量試驗，在臨床上一般進行口服葡萄糖耐量試驗，在英文中簡稱為 OGTT。它是通過在增加了人體內的糖負荷之後，再檢查血糖，從而提高糖尿病檢測率的一種方法。同樣它也是需要在空腹情況下進行。

- 在服糖之前要先抽取空腹血糖。
- 將 75g 的葡萄糖粉溶于 300ml 水中，並在 5 分鐘之內服下。
- 2 小時後抽血查驗血糖水準。

兒童在進行這項試驗時，應該按照每千克體重 1.75g 的標準服用葡萄糖。如果孩子服糖有困難，那麼也可以進行靜脈糖耐量試驗。

詳細辨析糖尿病

在正常的情況下，空腹血糖通常在 3.3 ～ 6.1mmol/L（60 ～ 109mg/dl）之間，而餐後兩小時血糖應該在 3.3 ～ 7.8mmol/L（60 ～ 139mg/dl）之間。這就是說，空腹血糖如果高於 6.1mmol/L（110mg/dl），或者餐後 2 小時血糖高於 7.8mmol/L（140mg/dl），就不正常了。

不過，用來診斷糖尿病的指標一般都要比這些正常的數值要高。所以，醫護人員對於那些血糖明顯升高，但是還沒有達到糖尿病診斷標準的患者，一定要作進一步的檢查，弄清楚患者的血糖代謝情況。

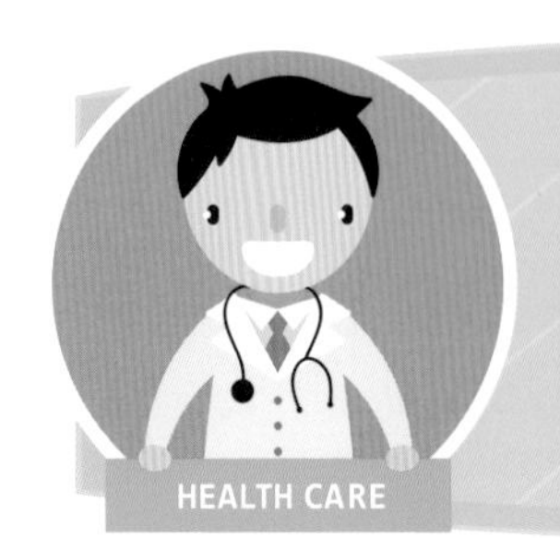

糖尿病的必要檢查：糖化血紅蛋白

糖化血紅蛋白是血液中紅細胞內的血紅蛋白與血糖結合的產物。它與血糖濃度成正比，主要特點是保持時間長。可以監測 120 天之前血糖濃度的變化。

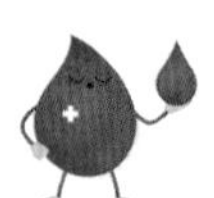

什麼是糖化血紅蛋白？

血紅蛋白是存在於紅血球當中的一種蛋白質，它的主要功能是將氧氣帶到組織，並將二氧化碳帶離，而葡萄糖可以附在血紅蛋白上，一直到紅血球細胞衰老為止，被葡萄糖附著的血色素就稱為糖化血紅蛋白。

一般來說，紅血球平均壽命為 120 天，測定血中糖化血紅蛋白的百分比，可以反映患者近 8~12 週的血糖控制情況，是觀察糖尿病患在較長時間內對血糖控制水準的參考數值。

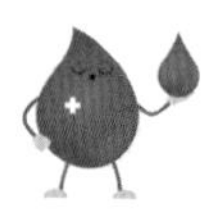

HbA1c：血糖控制的指標之一

糖化血紅蛋白的英文代號為 HbA1c。由於其在人體內的生成比較慢，排除也比較慢，並且與人體內的血糖水準大致相當；再加上它比較穩定，測量時也不用考慮是否空腹，只需要測量一次，因此，它也是醫生用來診斷糖尿病的指標之一，超過 6.5 則極有罹患糖尿病的可能性。

糖化血紅蛋白與血糖值之對照

糖化血紅蛋白濃度（%）	平均血糖值（mg/dL）
14	355
13	326
12	298
11	269
10	240
9	212
8	183
7	154
6	126
5	97

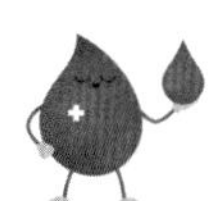

血糖正常的三大基準

只有當空腹血糖、餐後 2 小時血糖、糖化血紅蛋白均達到標準值的時候，那才能夠真正說明血糖值的達標。理想的控制目標應該是：

- 空腹血糖在 80 ～ 130mg/dl。
- 餐後 2 小時血糖＜ 160mg/dl。
- 糖化血紅蛋白在 6.5 以下。

這要求我們不僅要控制基礎狀態下的空腹血糖，還要控制負荷狀態下的餐後血糖。血糖才能真正降到理想水準，進而延緩糖尿病併發症。

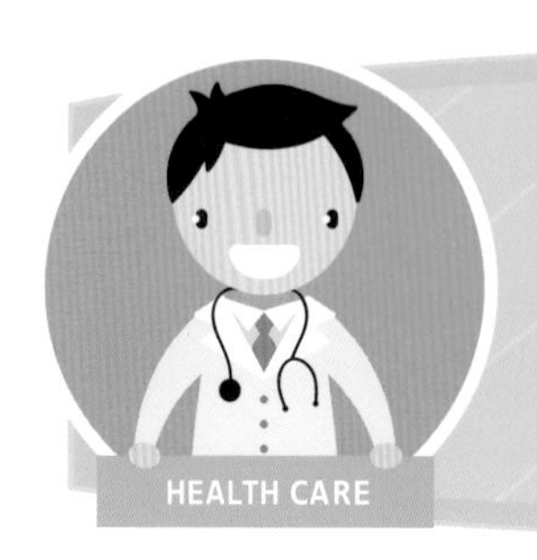

糖尿病的輔助檢查：下肢體位

糖尿病足是糖尿病的一種常見併發症，它的主要症狀是下肢皮膚瘙癢、乾燥、無汗、足部毛髮少且顏色加深，有時雙足甚至伴有襪套樣麻木感，患者的足部有水泡、腫脹等情況，這時應及時就醫。

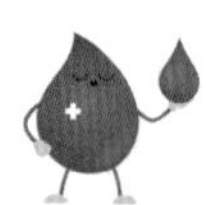

糖尿病足部壞疽

糖尿病壞疽在臨床上一般被區分為三種類型，這三種類型分別是：乾性壞疽、濕性壞疽以及混合性壞疽。

乾性壞疽

主要是由於中小動脈閉塞導致，具體表現為肢端末梢乾枯變黑。

濕性壞疽

主要是由於微血管基底膜增厚所導致，具體表現為局部的軟組織出現糜爛現象，形成大膿腔，並且伴有較多的分泌物。

混合性壞疽

主要是由於中小動脈閉塞和微血管基底膜增厚兩方面的原因所導致，具體表現則為乾性壞疽和濕性壞疽的綜合情形。

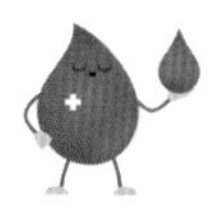

下肢檢查預防糖尿病壞疽

糖尿病患者除了平時自我觀察是否存在下肢皮膚瘙癢、乾燥、無汗等現象，以下這三種檢查也是十分必要的。

下肢體位試驗

糖尿病患者抬高下肢 30 ～ 60 秒之後，若肢體下垂後呈紫紅色，且在 15 秒過後，無法轉向紅潤，則是下肢供血量不足的表現。

下肢動脈搏動檢查

在膝關節後面的窩處，或是足背處觸摸動脈搏動（與中醫的診脈相同），若是出現動脈搏動減弱或是消失則是糖尿病足的表現。

下肢超聲檢查

超聲檢查的敏感性和特異性極其準確，是一種無痛無創傷的檢查方法。

糖尿病壞疽患者注意事項

六要	六不要
1. 每天認真洗腳，定期使用酒精消毒	1. 不要用超過 40℃以上的水洗腳
2. 每天檢查雙腳，查看是否有損傷	2. 不可以光腳走路
3. 適時修剪趾甲	3. 不穿不合適的鞋襪
4. 預防凍傷或燙傷	4. 不宜使用有害藥品
5. 選擇合適的鞋襪	5. 禁止走鵝卵石路健身
6. 定期到醫院檢查足部情況	6. 盡量避免過度抓皮膚

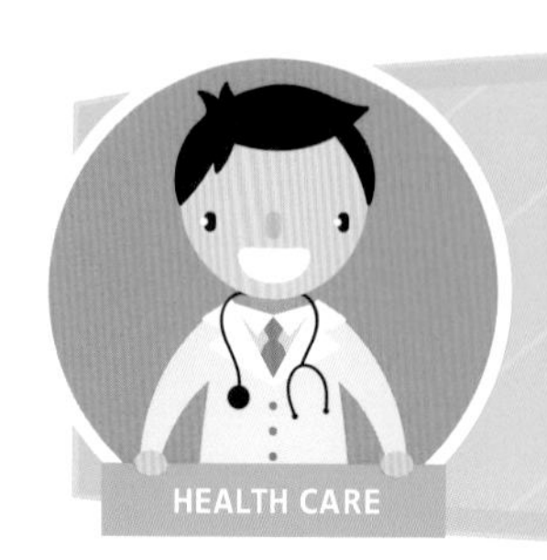

糖尿病的輔助檢查：瞳孔眼底鏡

眼睛是全身器官中最重要的部分，許多疾病都可以引起視網膜病變。糖尿病患者只要一經確診，就應該檢查眼底，並保證每年檢查一次，這是儘早發現糖尿病視網膜病變的最好方法。患糖尿病 5 年以上者，最好每半年檢查一次。

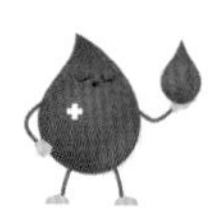

篩查糖尿病視網膜病變

眼底鏡主要是用來觀察患者的瞳孔——眼睛中央的黑洞部分。它的原理是發出一束很細的光射入患者眼睛內部，以便醫生看到光束到達的視網膜部位。因為具有放大鏡的功能，所以可以清楚地看到眼球後視網膜上的血管以及周圍的視神經。

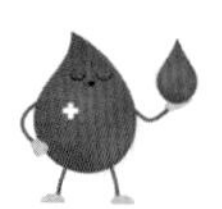

提早預防失明

糖尿病視網膜病變早期表現為視網膜血管擴張、微血管瘤，嚴重者會導致眼睛出血、眼部水腫……等症狀。

視網膜病變最嚴重的標誌是：新生血管的滲出，這也是失明的預兆。因為眼底檢查需要具有專業知識的醫生來操作，因此患者最好每隔半年到眼科門診檢查一次，檢查時只要說明自己患有糖尿病及患病的時間，眼科醫師就可做出具有針對性的判斷了。

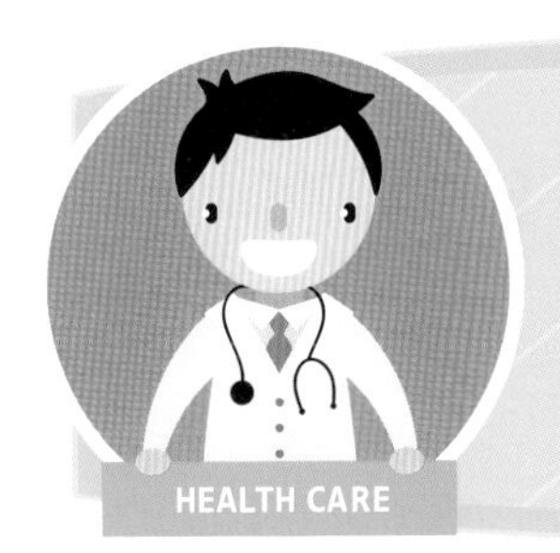

糖尿病的輔助檢查：心電圖

心電圖指的是通過心電描記器從體表引出多種形式的電位變化的圖形（簡稱 ECG）。心電圖是心臟興奮的發生、傳播及恢復過程的客觀指標。

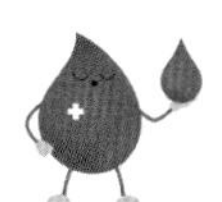

心臟病——糖尿病奪命的罪魁禍首

在第二型糖尿病患者當中，糖尿病併發的心臟病，是導致患者死亡的主要原因之一。而糖尿病心臟病則主要包括有：糖尿病冠心病、糖尿病心肌病和糖尿病心臟自主神經病變。

糖尿病性心臟病發病比較早，糖尿病患者伴冠心病常表現為無痛性心肌梗死，梗死面積比較大。病情大多數都比較嚴重，病死率較高。

糖尿病心肌梗死四大症狀

- 消化道症狀：約有 30% 的患者伴發有噁心、嘔吐、腹脹等現象。
- 胸部症狀：心肌梗死的主要症狀為胸痛，有時不幸發生在熟睡中，感覺酷似心絞痛，但其疼痛的感受又甚為劇烈。
- 先兆症狀：胸悶、氣短，有的時候出現心絞痛或者心前區不適。
- 體征：面色灰白、多汗、呼吸緊迫，伴有發熱現象。

心電圖檢查，預防心肌梗死

大多數至心臟內科看診的病患，醫師都會替他們進行心電圖檢查；藉由心臟的跳動與節拍而形成電位傳導，收集心臟發出的電波，彷彿就像測量心臟發出的電流，然後繪成一幅心跳搏動的波形圖，就是所謂的「心電圖」。透過心電圖的檢測，醫師可以進一步判斷患者是否有心肌缺氧、心律不整、心肌梗塞、傳導障礙等等問題。

正常心電圖形包括 P、QRS、T 波，以及各波形間的時間間期。P 波為心房興奮產生；QRS 波為心室所形成；T 波為心室激動恢復的結果；P-R 間期代表激動由心房傳到心室時所需的時間，正常值為 0.12～0.20 秒；QRS 間期為心室除極時間，正常應在 0.08 秒以內；Q-T 間期代表心室復極的時間，在某些疾病時 Q-T 間期可明顯延長。

分析各個波形出現順序，以及基線水平變化，可以為心臟病的診斷提供線索，很多病人在發病之後的幾小時，甚至是 10 幾小時，即可顯示出明確的異常心電圖。並且，急性心肌梗死的心電圖是以缺血型、損害型和壞死型綜合出現的。心肌梗死的主要表現為異常 Q 波及 ST 段的上移、T 波倒置等：

- 病理性 Q 波：主要特徵是面向心肌壞死區的導聯顯示出病理性。
- S-T 段抬高：特點是面向損傷部的導聯，顯示出 S-T 段異常升高。
- 缺血型 T 波：又稱倒置 T 波，提示心肌下缺血。

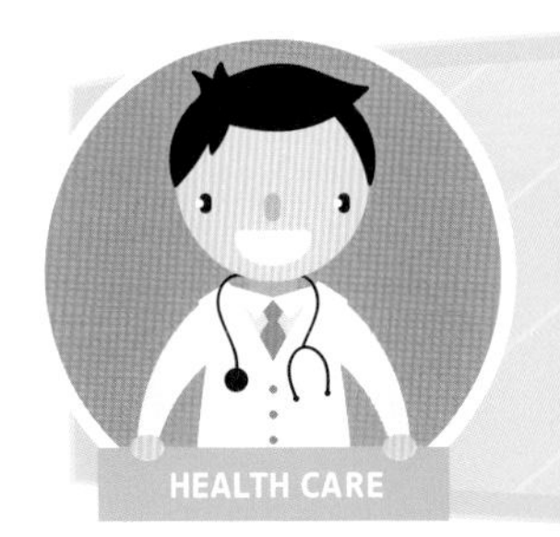

糖尿病的輔助檢查：肝腎功能

肝功能檢查是通過各種生物化學的試驗方法檢測與肝臟功能代謝有關的各項指標。腎功能檢查是研究腎臟功能的試驗方法，常用尿液顯微鏡檢查和化學檢查來衡量腎功能的變化。

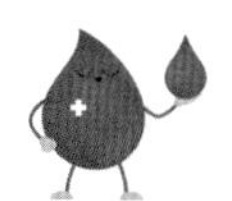

從肝腎功能化驗單中看健康

嚴格來講，糖尿病患者從發病起，就應每隔 1 ～ 3 個月檢查一次肝腎功能。因為一般患者除了服用降糖藥物外，常常還服用降壓、調脂等多種藥物，這些藥物或多或少對肝腎功能都有一些損害。一旦發生藥物性的肝腎損傷，要及時與醫生溝通，調整治療方案。

腎功能檢查項目

腎功能的檢查多是用於急慢性腎炎、腎病、尿毒癥等疾病的篩查。主要包含項目有：尿素氮、血肌酐、腎絲球過濾率、血尿……等。

糖尿病腎病患者萬不可掉以輕心，除了藥物因素外，糖尿病腎病到晚期也會嚴重影響腎功能，因此定期的腎功能檢查就顯得更為重要了。與此同時，還需要進行離子系列的相關檢查，及時瞭解鈣磷代謝的情況，瞭解血鉀的情況。糖尿病腎病出現腎功能不全後，常常會伴隨血鉀、血鈣和血磷的異常，這都需要患者提前注意。

縮寫	項目	正常值	意義
BUN	尿素氮	5～20mg/dl	數值過高代表腎功能降低。
CRE	肌酸酐（血）	男性：44-133umol/L 女性：70-108umol/L 小兒：25～69umol/L	數值過高代表腎功能降低。
GFR	腎絲球過濾率	>100ml/min	代表腎絲球過濾血液以初步形成尿液的能力，數值越高越好。臨床上，GFR 無法直接求得，一般是以肌酸酐廓清率（Ccr）來代表 GFR。

肝功能檢查項目

常用的肝功能檢查項目包含：穀丙轉氨酶（ALT）、穀草轉氨酶（AST）、鹼性磷酸酶（ALP）……等。

縮寫	項目	正常值	意義
ALT	穀丙轉氨酶	0～40	超出正常值則多見於肝硬化、慢性肝炎等疾病
AST	穀草轉氨酶	0～37	超出正常值則表明肝臟受損嚴重
ALP	鹼性磷酸酶	53～128	超出正常值則表明骨病或是肝病
ALB	白蛋白	35～55	嚴重時可導致重度脫水和休克
CHOL	總膽固醇	3.35～6.45	過高則多見於高脂血症、動脈粥樣硬化、糖尿病、腎病綜合征等

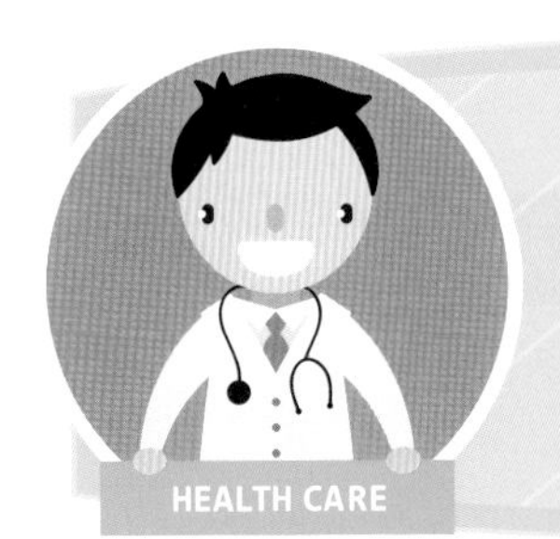

測量血壓是每日的功課

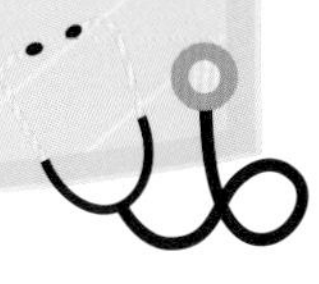

測量的血壓值會因測量姿勢、心理狀態、測量時間等不同而發生變化；運動中、剛運動之後、洗澡中、工作中等情況血壓值也會發生變化。血壓管理的第一步，從正確測量血壓開始。

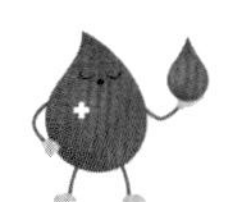

自己在家測量血壓

血壓在一天之內經常變化，為了瞭解血壓的平均值和變化模式，在家自測血壓十分必要。將家裡自測血壓的資料集中，可以知道日常血壓的狀態；因此，這關係到能否發現在醫院裡不易被發現的白大衣高血壓和隱性高血壓；此外，對於服用降壓藥治療的人來說，自測血壓更能正確地瞭解藥效和持續時間。

測量時間

早上起床後一個小時之內（排尿後、早飯前、服用降壓藥的人在服藥前）和睡覺前，一天兩次；每天固定的時間段內測量。

測量場所和服裝

在安靜、暖和的房間裡測量，室溫約莫為 20 ～ 25℃。為了能聽辨出血管音，關掉室內的電視和答錄機，不要穿勒緊胸部的衣服。

測量值的計算方法

測量時，測量 2 ～ 3 次，取相近的兩個數值的平均值。

測量前的準備

保持 5 分鐘以上安靜狀態後再測量。另外，測量之前和測量進行中不要吸煙、飲食、運動和說話等。

測量位置和姿勢

以坐著的姿勢進行測量為佳，躺姿也可以，但要保持一個姿勢，在同一側的手臂上測量。在桌子上伸長胳膊，在與心臟同等高度的位置纏上袖帶。如果位置低的話，在胳膊肘下放入毛巾調節；壓脈帶貼著上臂的皮膚纏繞，不要把胳膊肘包住包覆在手肘上方 2 ～ 3 公分處，標準是縫隙能夠伸進 1 ～ 2 根手指頭的緊度即可。

<table>
<tr><th>血壓數值</th><th>意義</th></tr>
<tr><td>血壓標準值：
≦ 120mmHg/80mmHg</td><td rowspan="3">一般人提到血壓測量多半只注意血壓是否過高，只有少數人會留意到血壓是否偏低的問題，事實上，低血壓雖然不算是一種疾病，但可能是其他疾病所造成，會使人頭暈眼花、精神疲憊、注意力不集中或昏倒、休克，而低血壓也可能導致中風，不可不慎。
一般而言，收縮壓與舒張壓之間的落差越大，中風機率就越高。</td></tr>
<tr><td>◎高血壓標準：
≧ 140mmHg/90mmHg</td></tr>
<tr><td>◎低血壓標準：
≦ 90mmHg/50mmHg</td></tr>
</table>

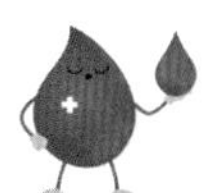

自測血壓的時間點

如果條件允許，建議養成盡可能每天（一週至少三次）早晚、在規定好的時間內測量血壓的習慣。

早晨是血壓最易上升的時間段，建議在起床後一個小時之內，排泄之後，在吃早餐和吃藥之前測量。

洗澡和喝酒等對血壓都有影響，晚飯後若飲酒和洗澡，則請稍微等過一段時間再測量；鼓勵測量後進行記錄和持續性治療。

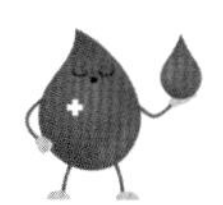

平常心看待測量結果

有的患者，血壓稍有升高就非常擔心，一下子測量很多次，於是，心情變得緊張，血壓就真的升高了。

通過一個星期、一個月長遠來看，血壓是可以控制的，不要過份拘泥於一次測量的結果，切忌對測量結果反應過度。

每次自測血壓時建議測量 1 ～ 3 回，測量多次的情況下，每次都要重新纏繞袖帶，間隔 1 ～ 2 分鐘。壓脈帶包覆得過緊，會造成血壓讀數偏低；壓脈帶過窄，會造成血壓讀數偏高；壓脈帶包覆得過鬆，亦會造成血壓讀數不準確。

多次測量的時候也要把每次的測量結果都記錄下來，就診時交給醫生判斷。醫生若能瞭解患者在家中放鬆狀態下測量的血壓值與醫院測量值之間的差異，就能判斷治療的效果，有利於高血壓的治療。

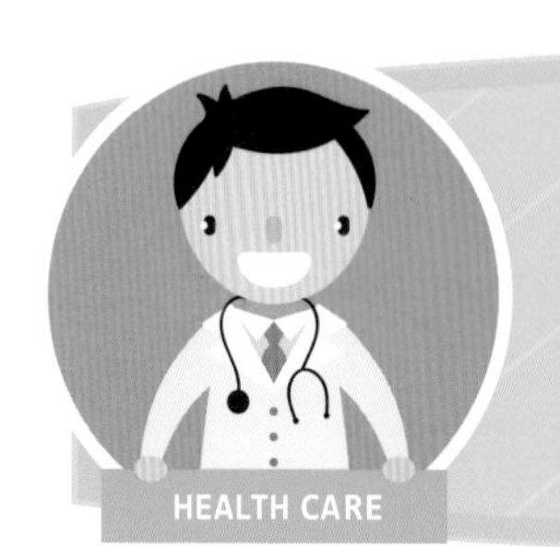

如何選購一台血壓計？

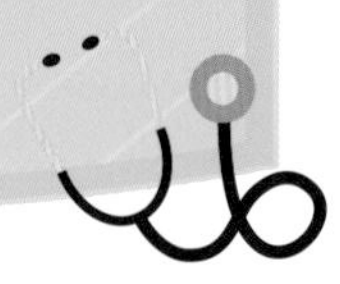

對於有上了年紀的老人和高血壓患者的家庭來說，血壓計是必不可少的器材，擁有一台好的血壓計，可以隨時監測血壓、維繫健康水平。那麼，如何選購一台適合自己的血壓計呢？這顯得尤為重要。

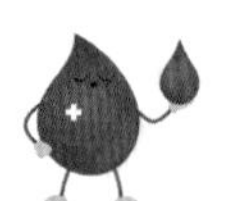

瞭解血壓計的種類

水銀柱式血壓計

水銀柱式血壓計因為結果可靠，最常被用於醫院監測血壓；但是因為體積大，不方便攜帶，且攜帶過程中容易使水銀外泄而影響準確性，在家庭自測血壓中，較少受到民眾使用。

氣壓錶式血壓計

這一種血壓計是利用氣壓泵操作測壓；缺點是隨著使用次數增多，彈簧性狀會發生改變，進而影響到測量的準確性，所以也不常使用。

電子血壓計

此血壓計是利用電子壓力、搏動感測器來識別壓力和搏動信號，以數位形式顯示出來，螢幕上部為收縮壓，下部為舒張壓和脈搏數，在家庭自測血壓中應用較廣泛。

家庭血壓值一般低於診療室測出來的血壓值，高血壓的診斷標準為≥135/85mmHg，與診療室血壓的140/90mmHg相對應。

三種血壓計的優點 vs 缺點

	水銀柱式血壓計	氣壓錶式血壓計	電子血壓計
圖例	（放圖水銀柱式血壓計）	（放圖氣壓錶式血壓計）	（放圖電子血壓計）
優點	測血壓準確度及可信度較高	1. 攜帶方便 2. 操作簡單	1. 輕巧、攜帶方便 2. 操作簡單 3. 讀數直觀
缺點	1. 較重，攜帶不方便 2. 操作麻煩 3. 水銀可能會洩漏 4. 用聽診器來聽，聽力不好者無法使用	1. 準確度不及水銀柱式血壓計 2. 維修較困難 3. 刻度數字較小，聽力、視力不好的老人使用較為困難 4. 需定期與標準水銀柱式血壓計進行校準	1. 患者若使用不當，所測血壓有誤 2. 價格較貴 3. 需定期與標準水銀柱式血壓計進行校準

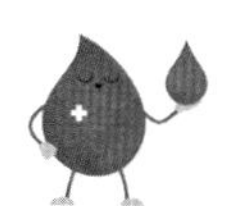

電子血壓計的選購注意事項

家用電子血壓計從測量的方式上劃分，主要有分為兩種，第一種是臂式血壓計，第二種是腕式血壓計。

糖尿病、高血脂、高血壓等疾病會加速動脈硬化，從而引起患者末梢循環障礙，這些患者的手腕血壓與上臂的血壓測量值相差較大。因此，腕式電子血壓計不適用於患有血液循環障礙的病人。

專家建議，家庭自測血壓應該使用經過驗證的上臂式全自動、半自動電子血壓計。其他產品如手指血壓計、腕式血壓計，其結果不僅是不夠準確，價格也相對昂貴，並不建議讀者使用。

外觀檢查

我國計量法規定，血壓計等用於醫療衛生的工作計量器具必須實行強制檢定。血壓計標牌應包括名稱、型號、測量上限、製造廠名稱和出廠日期等內容，還應注明標準文號和型式批准文號。

精度檢查

血壓計的誤差範圍允許在 2 ～ 3mmHg。

選購時，可以重複測幾次自己的血壓，以查看其重複性是否良好，並可與平時用水銀柱式血壓計測量的數值進行比較。

對比檢查

選購時，可比較不同型號產品的性能和價格。如果已經確定選購的型號，可從幾台相同型號的產品中進行選購。

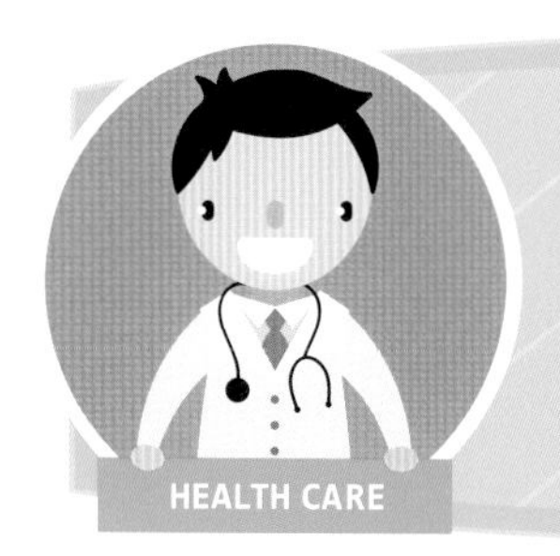

高血壓的必要檢查：尿液檢查

尿液是經過腎臟的過濾功能而排泄出去的代謝產物和水，通過檢測尿液，能瞭解到腎髒或身體的健康狀況。因此，尿液的檢查是監測高血壓腎臟損害最方便、直接、有效的方法。

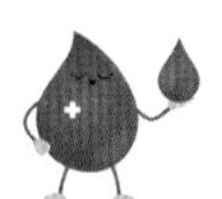

由尿液監測高血壓對腎臟的損害

我們的腎臟具有強大的儲備力，在疾病早期時往往極少出現徵兆，相關病症的診斷很大程度依賴於實驗室檢查。高血壓患者容易出現的腎臟損傷，並非是不治之症，也絕非防不勝防，只要我們定期接受尿液檢查等健康指標，完全可以早期發現、早期控制。

如果腎小球的濾過與腎小管的重吸收功能出現異常時，尿液便會出現異常。因此，尿液檢查可以直接檢測出腎臟疾病。高血壓經常會對腎臟造成損害，而腎臟疾病又是高血壓的原因之一，尿液檢查是監測高血壓腎臟損害最有效的方法。尿液檢查分為五大項目：

尿蛋白

本項目主要檢測尿液中蛋白質的含量。首先使用試紙進行定性檢查，如果試紙顏色的變化檢測出尿液中含有蛋白質，則繼續進行定量反應，檢測一天的尿液中含有的蛋白質總量。

潛血反應

本項目主要檢測尿液中是否含有紅血球。一般通過在尿液中放入試劑來觀察變化進行判斷。

尿沉渣

檢測尿液中紅血球和白血球的數量，以及確認是否存在細菌。

尿量和尿比重

尿量是檢測一天的尿量，而尿比重是檢測尿液中所含溶質的濃度。尿量異常通常可以判斷腎衰竭、尿崩症等疾病，尿比重異常通常可以用來判斷腎炎、腎病症候群、脫水等疾病。

尿糖

檢測尿液中糖分的含量來判斷糖尿病、庫興氏症候群等疾病。

尿液檢查的正常數值

檢查項目	尿蛋白		潛血反應	尿沉渣			尿比重	尿糖	
	定性檢查	定量檢查		紅血球	白血球	細菌		定性檢查	定量檢查
正常值	陰性（－）	20～80mg/24h	陰性（－）	1	2	0	1.002～1.030	陰性（－）	1g 以下
可懷疑病症	腎功能障礙、腎炎							糖尿病、庫興氏症候群	

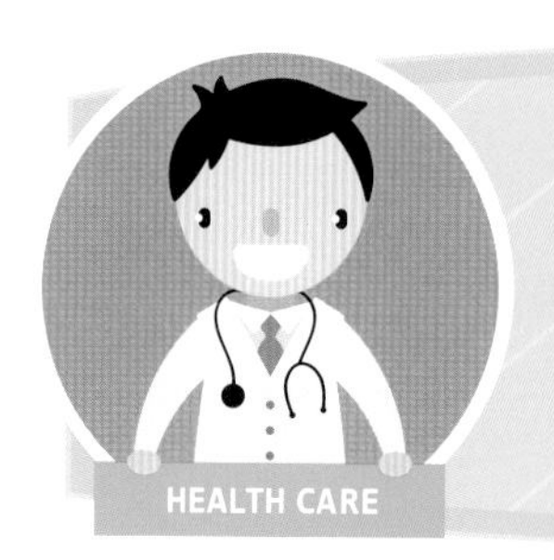

高血壓的必要檢查：血液檢查

血液檢查是監測血壓的重要檢查項目，也是判斷高血壓對身體損害程度的重要依據之一。通過檢查血液中的成分，可以詳細把握高血壓的狀態及併發症的程度。

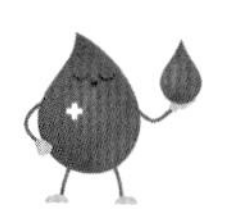

血液反映人體健康

血液在人體內循環流動，擔任著輸送氧氣和養分、排出各組織代謝產物的重要責任。因此，血液中幾乎包含著人體各部位的資訊，是反映人體健康的重要資訊庫。

我們到醫院檢查各類疾病時幾乎都要進行血液檢查，而血液檢查一般分為兩大項目：血清生化檢查、血液常規檢查。

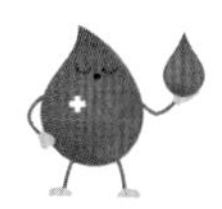

血清生化檢查

鮮紅的血液去除血球之後，剩下的液體就是我們一般說的血漿，血漿是重要的體液，它負責養分及代謝物的運送，維持機體的平衡。血液生化檢查就是取血漿離心後上層的淡黃色血清去進行分析。

血液生化學檢查項目包括：電解質鉀、電解質鈉、血糖、血脂肪（總膽固醇及三酸甘油脂）、肌酸酐及尿酸。

電解質鈉、電解質鉀

通過檢查血清中鈉和鉀的含量，可以判斷是否出現腎功能不全和激素分泌異常等病症。當鉀含量較高時，可懷疑患有腎臟疾病；當其含量較低時，可懷疑是否患有醛固酮增多症。

血糖

空腹時的血糖值是診斷糖尿病的重要依據，也可作為繼發性高血壓的參考依據。空腹時的血糖值一般作為代謝症候群的指標，而餐後血糖值通常作為心血管疾病的指標。

總膽固醇、甘油三酯

總膽固醇、甘油三酯含量增多，會促進動脈硬化的發展，同時導致血液的黏稠度增加，容易形成血栓，進而引發心肌梗死；但是，倘若總膽固醇含量偏低，則容易引發腦卒中。因此，總膽固醇值是衡量高血壓病情的重要指標。

肌酸酐、尿酸

二者都是蛋白質分解後形成的代謝產物，正常應隨尿液排出體外。

肌酸酐是衡量腎功能障礙程度的重要指標；腎功能障礙嚴重或腎功能衰竭會導致肌酐排泄受阻，肌酐值升高。而尿酸濃度則是醫師在診斷高尿酸血症時候的重要依據。

血清生化檢查的正常數值

檢查項目	標準值	可懷疑疾病
電解質鈉	（134 ～ 143）mmol/L	原發性醛固醇增多症、腎功能不全
電解質鉀	（3.3 ～ 5.0）mmol/L	
血糖	（3.5 ～ 5.5）mmol/L	糖尿病、胰腺炎
總膽固醇	（2.8 ～ 6.0）mmol/L	心絞痛、心肌梗死、高血脂症
甘油三酯	（0.56 ～ 1.7）mmol/L	
肌酸酐	男性：（44.2 ～ 133）μ mol/L 女性：（70.7 ～ 106.1）μ mol/L	腎功能不全
尿酸	男性：（150 ～ 420）μ mol/L 女性：（90 ～ 357）μ mol/L	腎功能不全、痛風

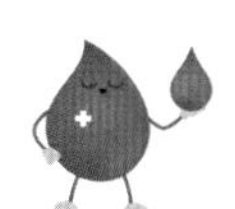

血液常規檢查

血液常規檢查主要檢查血液中紅血球、白血球和血小板的數目，以及血紅蛋白的含量。通過檢測紅血球和血紅蛋白的數量，可以判斷機體是否有貧血症狀，是否患有紅細胞增多症。

紅血球比積值的升高通常作為心肌梗死的重要信號。血紅蛋白的數值過高還意味著血液黏稠；白血球數值高代表身體存在炎症，數值低則表示機體免疫力低下。

血清常規檢查的正常數值

檢查項目	標準值	數值判讀
白血球	約 5,000 ～ 10,000/μl	白血球若突然增高，可能表示身體某處發炎；若達 10000/μl以上，可能與白血病有關。
紅血球	男性：約 450 萬～ 600 萬 /mm3 女性：約 400 萬～ 550 萬 /mm3	紅血球數目過高，可能患有紅血球增生症或地中海型貧血；過低則可能患有程度不一的貧血症狀，最好進一步篩檢血紅素（Hb）以做確認。
血紅素	男性：13 ～ 17 gm/dl 女性：12.0 ～ 16.0 gm/dl	血紅素過高可能為紅血球增生症；血紅素減少或不正常，可能為低血紅素貧血或缺鐵性貧血。
血球容積比	男性：40 ～ 52% 女性：34 ～ 44%	血球容積比可以更正確地判斷貧血症狀，血球容積比例太高，可能有脫水症狀；太低則可能造成貧血。

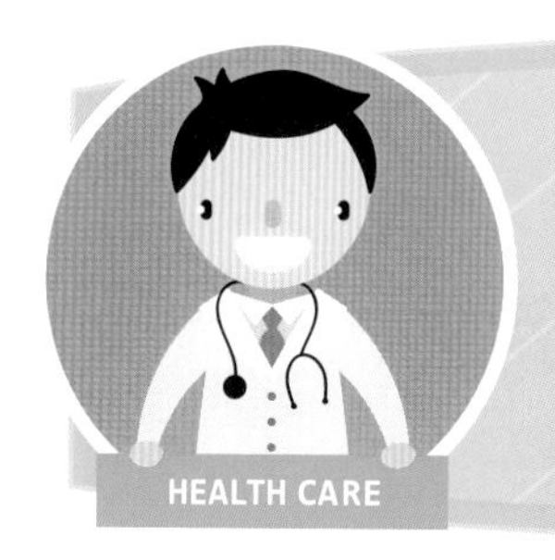

高血壓的輔助檢查：眼底鏡檢查

高血壓促進的動脈硬化不僅可以發生在心臟、腦和腎臟的血管處，在全身血管都可以發展，偶爾會引起眼睛裡視網膜的細血管破裂出血，形成眼底出血，這就是高血壓的併發代表症狀之一。

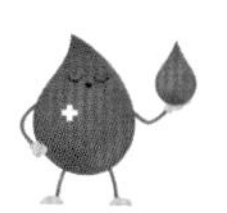

眼底鏡是中老年人必做健檢項目

中老年人中最常見的眼科問題，就是白內障和視網膜動脈硬化，80歲以上的老年人患上白內障的概率幾乎是95%。

白內障的出現，表明隨著年齡的增加，晶體中出現了渾濁；而視網膜動脈硬化則反映的是身體內部的問題，大多集中在中年人身上。

發病同時常伴有糖尿病或是高血壓等情況，所以不僅是糖尿病患者需要定期檢查眼部，高血壓患者也不能掉以輕心。

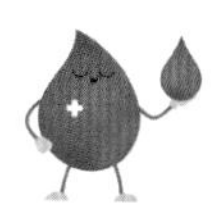

眼底出血

在視網膜中，視神經乳頭的動脈和靜脈呈放射狀分佈；當發生眼底出血時，視網膜的一部分由於被血液覆蓋，人視野的一部分將不能感受到光，就變得看不見。但即使失去一部分視野，對視力並沒有很大的影響，只要出血不再擴大就很難被發現。

然而，黃斑是視網膜中視神經最集中、感受顏色和形狀資訊的部位，在視力中起最重要作用；倘若視網膜中的黃斑出現一點出血和白斑等，就會對視力造成明顯的妨礙，眼睛就只能看到視野周圍，看不見中心。

進行眼底檢查，控制病情

眼底檢查是對高血壓的病期、類型和後續判斷有著重要價值的檢查項目，更是判斷動脈硬化發展的重要依據。

一般來說，第一期高血壓患者進行眼底檢查的結果都是正常的；而第二期患者的眼底小動脈常常會出現縮小或輕度硬化的現象。

第三期患者的眼底小動脈硬化的狀況會變得十分顯著。而急進型的高血壓病患者，除了有第三期患者的眼底變化外，還常出現視神經乳頭水腫的徵兆。

通過定期進行眼底檢查，能夠幫助高血壓患者及早預防眼底出血，及早採取措施進行避免，科學合理地安排生活習慣，可以有效預防高血壓，也可以緩解高血壓的病情。

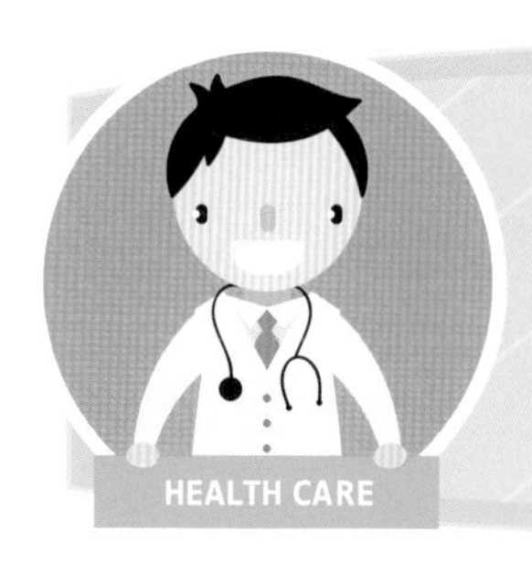

高血壓的輔助檢查：心電圖檢查

血壓高，也表示心臟的後負荷增加，若心臟長期忍受反反覆覆的後負荷增加，可能導致心肌肥大、心肌損傷；而高血壓對於心臟的這種不良影響，將可以在心電圖上表現出來。

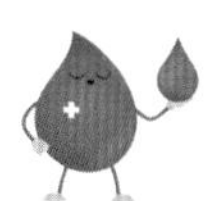

心電圖，檢測心臟損害程度

心電圖是掌握心臟情況的檢查項目，具有快速、準確、便捷、價廉的特點，是高血壓患者的常規檢查項目之一。

當左心室壁肥厚而心室腔尚未擴張時，通過體格檢查及胸部 X 線檢查不易確診，而心電圖卻可通過顯示種種異常圖形來反映出這種變化。因此通過心電圖的改變，便能診斷出心臟病變的性質和程度。

而心臟的異常改變又可折射出高血壓患者血壓的狀況，為診斷與治療提供有利依據。

高血壓患者常見的心電圖改變

- 左心室肥大及左心室高電壓：這是高血壓患者最常見的心電圖改變。臨床上應用心電圖的歷史有 80 餘年之久，高血壓病人的心電圖表現主要為左心室肥厚；當左心室壁肥厚而心室腔尚未擴張時，通過體格檢查及 X 線拍片檢查是不易確診的，而通過心電圖的檢查卻能發現這種改變。

- QRS 間期：可以出現延長。正常者為 0.06S ～ 0.08S，高血壓者可達 0.10S ～ 0.11S。
- 心電軸改變：約 65% 的患者有電軸左偏的現象，原因是肥厚的心肌纖維化損傷了左側束支的前分支以及心臟轉位元。
- 心肌損傷的改變：如果出現某些導聯 S-T 段的下降和 T 波的倒置等，則考慮有心肌受損；如果既有左室高電壓，又有心肌損傷，則診斷為左室肥厚、勞損，多與高血壓有關。
- 左心房負擔加重：心電圖顯示 P 波增寬、切跡等表現，說明高血壓已累及左心房。
- 各種心律失常：如房顫、各種早搏、房室及束支傳導阻滯等。

透過心電圖防治心血管疾病

只有綜合以上各項檢查結果，醫生才能制定出正確的治療方案，更好地控制患者的高血壓。早期正規治療高血壓，能使卒中、心肌梗死等心腦血管疾病的發病率下降一半。

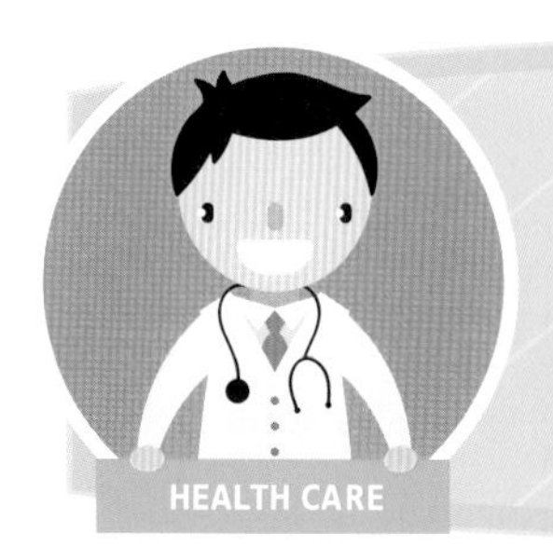

高血壓的輔助檢查：胸腔 X 光檢查

胸腔 X 光檢查是對心臟的大小、形狀、位置、主動脈或肺的情況……等等進行檢查，可以診斷和高血壓關係密切的心室肥大、心力衰竭、胸部大動脈瘤以及肺部疾病。

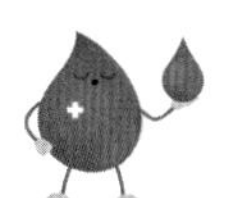

胸腔 X 光仍是不可替代的檢查

在健康檢查時的胸部單純性放射線攝影是主要在看是否有慢性肺感染疾病（肺結核病等）、慢性阻塞性肺疾病（肺氣腫）、肺癌、支氣管擴張症、肺囊腫及各種原因所引起的肋膜積水或病變等，而胸部除了肺外還有心臟和大血管，因此由心臟和大血管的大小，形狀的變化，醫師也可以看得出有沒有心臟擴大和心臟病的種類。

胸腔 X 光檢查是檢查和診斷胸部疾病不可缺少的檢查項目之一，包括透視、攝片、支氣管造影、上消化道造影及心血管造影等內容。

近年來，由於普遍應用 CT1 和 MRI2，使胸部 X 線斷層攝影的應用逐漸減少，但在肺和縱隔的檢查中，特別是肺門區以及肺的局灶性或彌漫性病變的檢查中，胸部 X 線檢查仍然發揮著重要的作用。

高血壓性心臟病的胸腔 X 光檢查

高血壓性心臟病，是原發性高血壓或繼發性高血壓發展過程中，心臟逐漸受到損害而後發生的疾病。

高血壓性心臟病的病變過程是一個逐漸發展的動態過程，其表現為病變由單純的主動脈高血壓性逐漸累及心臟，最後導致肺部一系列改變。因此，高血壓性心臟病的胸腔 X 光檢查具有以下的階段性特點：

- 早期心肌呈現心性肥厚而心臟未增大前，胸部 X 線檢查僅可見主動脈、紆曲、延長，其弓或降部擴張，主動脈鈣化等。
- 心臟增大後，左心室擴大，整個心臟呈靴形。
- 發生心力衰竭後，心臟明顯擴大。
- 全心衰竭時，左右心室均增大或擴大，肺上部靜脈擴張，肺紋理加深，肺小葉間隔由於肺間質水腫形成間隔線。
- 發生急性肺水腫時，可見肺門顯著充血，呈蝴蝶形模糊陰影。

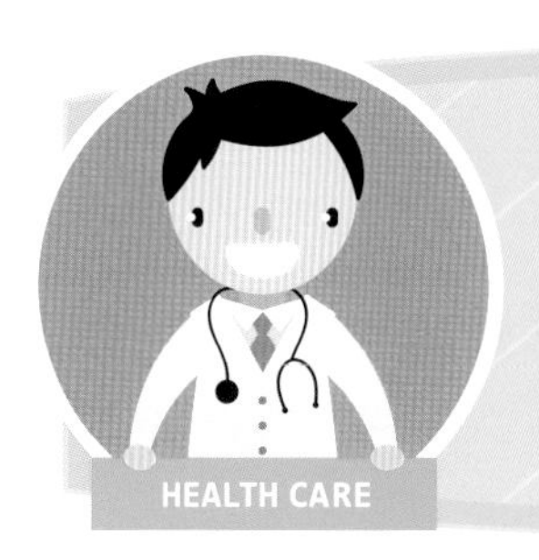

繼發性高血壓一定要做的後續檢查

進行了一般檢查後，如果疑患繼發性高血壓，則要進行更加詳細的檢查。根據自己的需要進行相應檢查，以確定高血壓和併發症的病情，確定最終治療方案。

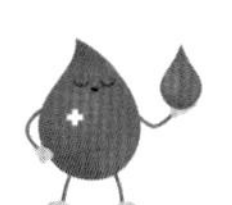

確定最終治療方案的後續檢查

激素檢查

激素指的是生物體特定細胞分泌的一類調節性物質，可對肌體的代謝、生長、發育、繁殖、性別、性慾和性行為等等進行重要的調節作用。

激素檢查是對患者的血液和尿液中的激素量進行檢查，是檢查高血壓的重要手段。

肌酸酐清除率檢查

檢查腎小球毛細血管的功能，檢測血液中的肌酸酐濃度和 24 小時內尿量中的肌酸酐濃度。尿肌酸酐量＝尿量 × 尿肌酸酐濃度，將尿肌酸酐量除以血液中的肌酸酐濃度，所得數值就是肌酐清除率。腎小球毛細血管的功能如果出現下降，便會導致該數值下降。

CT 檢查

CT 檢查是用 X 光對人體各部位臟器和組織進行多層面、多方向的掃描，然後再用電腦重建其影像。該項檢查可把人體分割成若干連續的層面，並且進行觀察。

超聲波檢查

超聲波檢查是用高頻率的聲波探頭對準檢查部位，利用計算機對反射波進行影像處理，然後進行觀察的影像診斷法。該檢查具有對身體沒有不良影響、無痛、操作簡單等優點，適於檢查腎和腎上腺皮質的狀況、嗜鉻細胞瘤等。

MRI-MRA 檢查

MRI 稱為「核磁共振成像」，是觀察臟器立體影像的高科技檢查。該檢查可從橫、縱、斜各個方向立體觀察人體組織的成像。MRA 稱為「磁共振血管造影」，是描繪腦部血管的檢查。

血管造影檢查

在動脈或靜脈內插入直徑為 1.5mm ～ 2.0mm 的細導管，通過導管輸入造影劑，然後用 X 光觀察的檢查方法，適用於檢查腎性高血壓、心絞痛、心肌梗死等症。

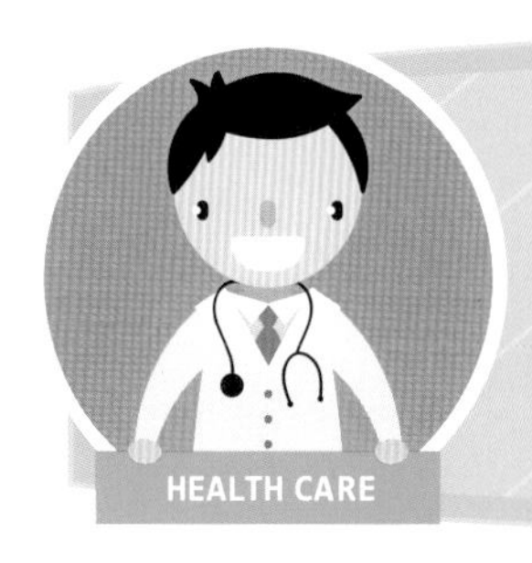

身高、體重、BMI

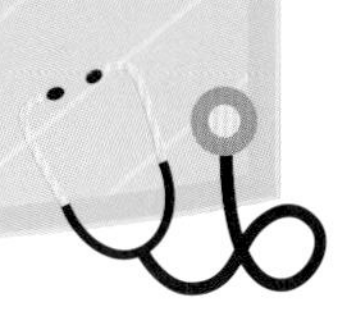

早期臨床研究觀察顯示，在所有的慢性病患者中，BMI 較低的人，其死亡率比 BMI 較高者來得更高；根據最新的全國營養調查指出，國人代謝症候群的危險性在 BMI 24 以上時明顯增加。BMI 越高，罹患肥胖相關疾病機率越高，如糖尿病、高血壓及高脂血症等。

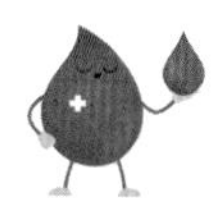

計算出自己的 BMI 值

從小學的每個學期開始，孩童都會測量身高與體重，藉此瞭解他們生長發育狀況，希望早期發現孩子的體格缺點，才能早期治療，以維護其健康。身高體重的平均值能反映孩童的健康及營養狀態。

當孩童變為成人時，身高已經不再是人們關注的焦點，不斷上升的體重反而造成許多人的困擾。肥胖是嚴重病症的根源，要知道自己體內是否儲藏過量的脂肪，可以根據下列公式計算：

身體質量指數（BMI）＝體重（公斤）／身高 ^{2}（公尺 ^{2}）

趕緊算一算自己的身體質量指數（BMI）吧！如果介於 24 ～ 26.9 之間為過重，超過 27，則屬於肥胖體質。

舉個例子，例如：薛小姐的身高有大約 159 公分，體重有大約 53 公斤，53 ／（1.59×1.59）≒ 20.96，BMI 指數為 20.96，根據下頁的標準 18.5 ≦ 20.96 ＜ 24，薛小姐的 BMI 屬於正常範圍。

成人體重的分級與標準

分級	身體質量指數（BMI）
體重過輕	BMI ＜ 18.5
正常範圍	18.5 ≦ BMI ＜ 24
過重	24 ≦ BMI ＜ 27
輕度肥胖	27 ≦ BMI ＜ 30
中度肥胖	30 ≦ BMI ＜ 35
重度肥胖	BMI ≧ 35

以 BMI 值為肥胖的依據

世界衛生組織建議以身體質量指數（Body Mass Index, BMI）來衡量肥胖程度；台灣的國民健康署則是建議我國成年人應該維持 BMI 值在 18.5（kg/m^2）與 24（kg/m^2）之間。

研究顯示，不論是體重過重或肥胖，皆為糖尿病、心血管疾病、惡性腫瘤等慢性疾病的主要風險因素；而過瘦則必須擔心體質虛弱、營養不良、骨質疏鬆、猝死等等健康問題。由此可見，BMI 值不屬於正常範圍，一旦落在過輕、過重或肥胖，皆有礙身體健康。

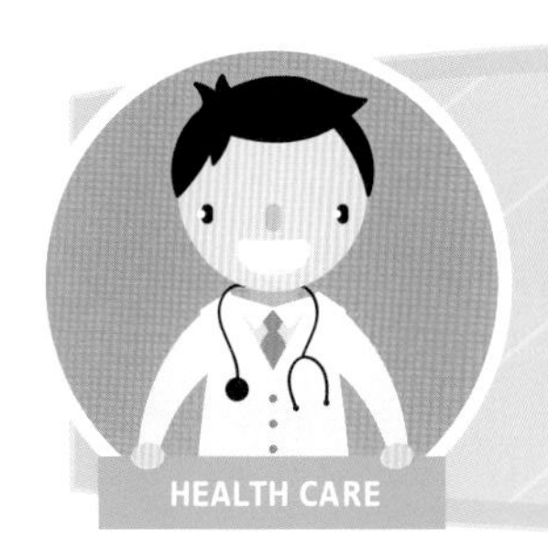

體脂肪率&腰臀圍比值

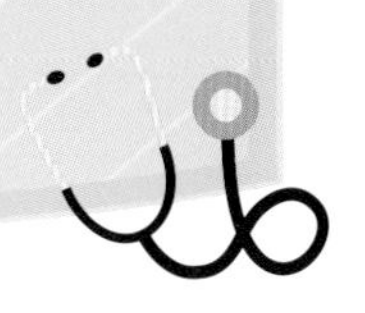

體脂超標，進一步便有血脂超標的危機，希望控制自己的血脂肪含量，避免高血脂症找上門來，最基本的例行檢查就是：體脂肪率、腰臀圍比值，若是家中有電子體重計、捲尺，自己都可以隨時測量。

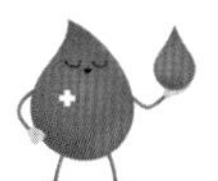

肉眼看不出的體脂肪

很多看起來瘦瘦的女生，體脂率一測之下其實都很高，這是因為她們缺乏運動的緣故，再加上不正確的減重態度，依靠著快速減重，大部分都是在消耗肌肉與水分，長期下來，變成外型消瘦，身體的脂肪卻是不斷累積的「泡芙族」，所以女生可以在瘦身時搭配體脂率、腰臀比的測量，才能打造出完美的身材。

體脂肪的正常數值

現在醫學上測量肥胖不再單純只參考體重，而是用脂肪佔整體體重的比例做為根據，過高的體脂肪率，是造成各種慢性疾病（例如三高病）的主要導火線，所以要設法將數值降低。

一般來說，30 歲以下（含）的族群，男性的體脂肪落在 14 ～ 20% 為正常；女性則是落在 17 ～ 24% 為正常；30 歲以上的族群，男性的體脂肪落在 17 ～ 23% 為正常；女性則是落在 20 ～ 27% 為正常。

性別	年齡	數值
男性	0～30歲	14～20%
	>31歲	17～23%
女性	0～30歲	17～24%
	>31歲	20～27%

腰臀圍比值的正常數值

腰臀比（waist to hip ratio）的計算方式為腰圍除以臀圍之後得到的數值，一般來說，我們會建議男性必須落在0.85～0.9，女性則是落在0.7～0.8，方為身體健康的比值。

當腰臀比超出0.95（男性）、0.85（女性），容易罹患心血管疾病、高血壓、動脈粥狀硬化、糖尿病、高血脂症等慢性病，必須多加留意。

性別	數值	疾病分析
男性	0.85～0.9	屬於正常數值範圍。
女性	0.7～0.8	
男性	>0.95	埋藏罹患三高慢性病、心血管疾病的潛在風險。
女性	>0.85	

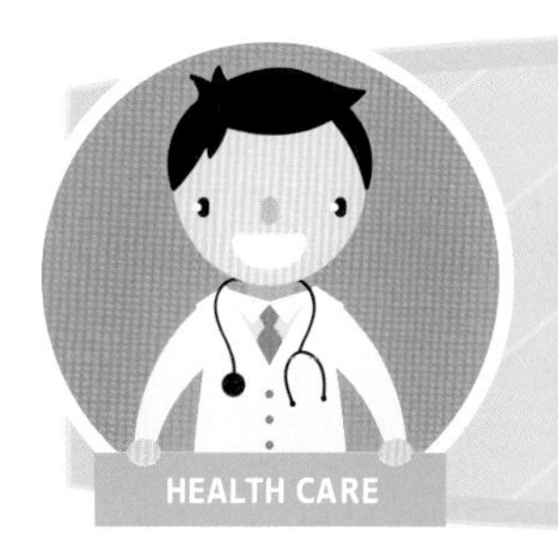

血脂肪檢查

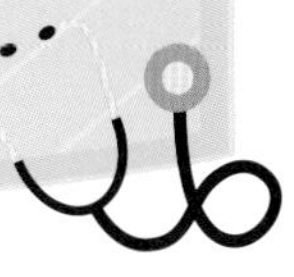

若長期血脂異常，容易罹患動脈粥狀硬化症、心臟血管疾病、高血壓、腦中風等疾病。所以血脂肪檢查的另一層目的，是評估罹患這類心臟血管疾病的風險，並透過治療或營養與運動控制，加以預防。

檢測血脂肪的各種數據

血脂肪檢查主要用於檢查高血脂症。高血脂症為血液中之三酸甘油脂、總膽固醇或低密度脂蛋白膽固醇濃度高於正常值。

血脂肪的主要成分為：三酸甘油脂、膽固醇、磷脂……等等。一般而言，高血脂症並沒有任何明顯的症狀，除非已經造成血管硬化引起之冠狀動脈心臟病及其他血管狹窄、阻塞等併發症。

空腹超過 12 小時之後，體內的三酸甘油脂濃度最好是 <150mg/dL；若 >200mg/dL 以上，就可以視為「血脂異常」。有的人三酸甘油脂濃度甚至出現數千或上萬的數值，這樣的血脂濃度非常不理想。

低密度膽固醇濃度大於 160mg/dL 或是高密度膽固醇濃度小於 40mg/dL，都應該視為心血管疾病的危險因子。當您在看膽固醇數值時，請記得注意一下您的好壞膽固醇，當壞膽固醇數值 / 好的膽固醇數值 > 5，也代表您有較高的心血管疾病風險。

血脂肪的檢查項目

項目	標準值	數值判讀
三酸甘油脂（TG）	＜150mg/dl	數值過高可能產生新陳代謝症侯群。TG 之形成，大多來自發酵類及碳水化合物（米飯、麵包等穀類），當 TG 數值偏高，則易患糖尿病、動脈硬化、心肌梗塞、肥胖症。
總膽固醇（T-Cho）	＜200mg/dl	數值過高可能為家族性高膽固醇血症，也許是糖尿病、腎病變、脂肪肝或肥胖等引起。數值過低則可能是罹患肝硬化與甲狀腺機能亢進症。
高密度脂蛋白膽固醇（HDL）	＜40mg/dl	濃度偏低可稱為高血脂或血脂異常。
低密度脂蛋白膽固醇（LDL）	＜100mg/dl	濃度偏高可稱為高血脂或血脂異常。
總膽固醇 / 高密度脂蛋白膽固醇比值	＜5.0%	數值過高時表示高血脂或血脂異常。

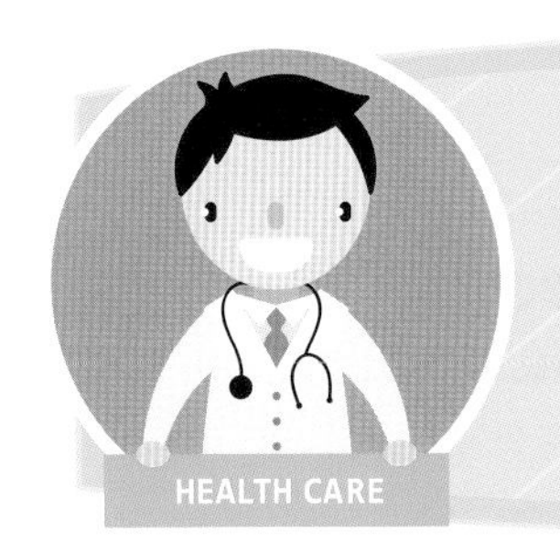

附錄：三高Q&A

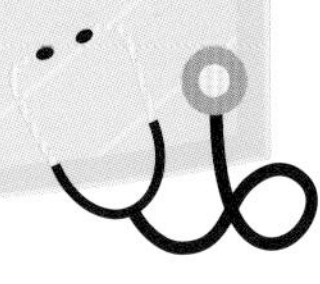

高血糖、高血壓、高血脂固然是造成生命遺憾的重要因素，然而更災難的是，許多患者誤信坊間的三高謠言，對三高沒有最正確的瞭解，再加上關於三高的迷思，才讓三高病一點一滴蛀蝕身體機能。

Q1：我既不抽菸，也不喝酒，我是一個健康的人，想必與三高無緣吧？

很多人都誤以為三高是因為抽菸、喝酒所導致的富貴病，但血脂超標、膽固醇高並非單純的菸酒不沾即可避免，兩者之間固然存有極大的相關性，但並不代表戒除酒癮、戒除菸癮就一定可以遠離血脂肪和膽固醇過高的問題。造成三高的原因有很多種可能，除了抽菸和喝酒以外，年齡、性別、遺傳、飲食、運動、心理、疾病、熬夜……等等，也都是不容忽視的潛在危機。

Q2：「三高」之所以會被共同稱呼為「三高」，是因為三高之間彼此息息相關？

高血壓、高血糖、高血脂經常聯袂發生，有一高，就得同時留意其餘二高，三者猶如三胞胎一班關係密切。以高血脂為例，患有高血壓、糖尿病，正是導致膽固醇的沉積、誘發心血管疾病的重要因素。

Q3：顧名思義，糖尿病一定是愛吃糖引起的，所以糖尿病患者得放棄所有甜食？

部分糖尿病的患者會納悶：「我不愛吃甜食，為什麼還是得到糖尿病了呢？」行政院衛生福利部表示，吃甜食並非引起糖尿病的直接原因，但吃甜食易導致肥胖，肥胖、缺乏身體活動量、基因遺傳……等等多重因素，都會增加罹糖尿病的風險。

其實，糖尿病患並不需要完全戒掉所有的甜食，只需要減量和搭配GI值平衡法即可，並注意慎選成分健康的甜食，例如：蜂蜜、純巧克力、黑糖、葡萄乾……等等，即是健康的甜食。

Q4：高血壓是一種必須終生控制的疾病，萬萬不可以任意擅自停止服藥？

民眾一旦被確診為高血壓患者，就必須把高血壓當成一種終身的慢性病，配合醫師的藥物指示，服用控制高血壓的藥物，並安排時間定期回診，視控制情形調整藥品的內容。

服用高血壓藥物一段時間以後，病患會發現血壓漸漸下降，進入正常值的範圍，此時若停用藥物，短時間內由於藥物的影響力尚在，血壓值並不會立即飆升，也因此讓高血壓患者出現痊癒的錯覺，實際上，即使血壓被控制住，亦不可擅自停藥，否則唯恐會造成血壓失控。

Q5：長期服用三高的藥物恐怕會傷害腎，因此越晚開始服用越好？

長輩們認為，吃藥是一件傷身的事情，因此得知罹患糖尿病、高血壓、高血脂的時候，有些人深怕過早開始依賴藥物，會造成腎臟的負擔，於是能拖一天是一天，希望等待情形足夠嚴重，才開始服藥。

上述自以為保護腎臟的作法，其實反而讓腎臟暴露在極高的危險中；如果已經患上三高病、慢性病，卻未受到妥善的控制，反而容易導致併發症的發生，造成慢性的腎臟病。

Q6：狼吞虎嚥，進食速度太快，也容易導致三高嗎？

飲食是杜絕三高疾病的關鍵，除了進食內容必須多加留心、控制，進食的速度同樣地具有一定的影響力。

吃太快並非良好的飲食習慣，食物下肚速度太快，飽足感遲遲未出現，將容易導致食物攝取過量，間接導致肥胖和三高。

吃飯要細嚼慢嚥，自有其神奇的好處，倘若能夠每一口咀嚼 100 下左右，不但能夠促使飽足感的產生，自然而然減少進食的熱量，還能夠幫助腸胃蠕動，進而達成減脂減重的目的。

Q7：水果的含糖量那麼高，請問糖尿病患可以多吃的水果有哪些？

很多人以為，番茄和芭樂糖分較低，所以糖尿病患只能吃番茄和芭樂，其他的水果都不敢吃，事實上，有些經過特殊培育的番茄和芭樂，糖分和一般水果相差不多，所以糖尿病患者在選擇水果時，仍要特別注意攝取量，最好先諮詢專業醫師，斟酌每日或每週可以攝取的總糖分，再調整水果攝取量，千萬不可以因為某些水果糖分較低，就攝取過量。

Q8：唯有體重超標的肥胖者才容易罹患三高疾病？

雖然有些人肉眼看起來的體型偏瘦，但健康檢查過後才發覺自己的血脂肪、肝臟脂肪特高，這種體質其實相當不健康，罹患三高的機率並不會亞於肥胖者，又因受到纖瘦外型的矇騙，若非剛剛好接受健康檢查，可能默默埋藏患病的種子卻不自知，也就是說，自以為瘦的胖子，有的時候比一般胖子更容易陷入三高危機。

Q9：減少吃雞蛋、拒絕吃蛋黃，就可以有效地降低膽固醇了嗎？

膽固醇有兩個來源，大部份由肝臟合成，少部分來源則是食物，就算用激烈手段戒除膽固醇飲食，也只能把血液裡的膽固醇降到某種程度。只要注意每日食用的份量，三高患者照樣可吃雞蛋。

此外，蛋黃是蛋的精華，營養成分比蛋白高出許多。蛋黃的蛋白質包含鈣質、鐵質、維生素 B_1、B_2 及 D 等，是蛋白的 10 至數 10 倍；蛋黃還含有蛋白所沒有的維生素 A、卵磷脂，營養價值極高，不過蛋黃的膽固醇含量高，建議年紀較大或已有心血管疾病、膽固醇過高的人每週最好不要吃超過 3 個蛋黃，一般人則不必對於蛋黃太過恐慌，遵循適量的攝取原則即可。

Q10：健檢報告出來，沒有標示異常，是否就代表身體很健康，一切都「正常」呢？

一般而言，正常健康的成年人與冠心病、糖尿病或是中風患者，血脂的目標值與健檢報告上顯示的正常值是不同的。患者的血脂目標值要求更嚴格，要低於血脂化驗單上的參考值；此外，40 歲以上男性、停經女性、體型肥胖、血脂異常、有心腦血管疾病家族史者，其膽固醇指標也不能僅參考健檢報告上的正常基準值，即使檢測出來的數值接近正常值，仍然應向醫師諮詢，做更徹底的檢查。

Q11：膽固醇異常屬於慢性問題，在短期內並不會造成急性疾病？

很多人以為膽固醇異常和高血壓、糖尿病一樣屬於慢性病問題，在一時半刻間不會發生嚴重的大問題，然而，壞膽固醇在動脈血管內壁，慢慢沉積形成動脈粥狀硬化斑塊，將會使血管變窄、阻塞；這些斑塊就像體內的不定時炸彈，隨時可能爆炸，導致急性心肌梗塞、中風，如果不儘早控制，年輕患者也有可能斑塊破裂，造成難以復原的後果。

Q12：保健食品具有降低三高的功效，而且不會有副作用，那可以用保健食品代替藥物嗎？

保健食品只能夠在罹病前做到預防的作用，或在罹病後作為「保養」補給品，並無法取代藥物的功效，患有三高相關疾病的患者千萬不可輕易停藥，即使要使用保健食品，也應該遵從醫師的建議再服用。

Q13：諮詢過醫師和營養師後開始控制飲食，並且養成運動習慣，為什麼膽固醇卻不減反增？

膽固醇除了可以從食物中攝取，肝臟也會分泌，當人體基因因為先天上的缺陷，造成體內缺少代謝這些膽固醇的酵素，這時肝臟分泌的膽固醇就會累積在體內，使膽固醇指數居高不下。

這類型患者無法單靠飲食或運動降低膽固醇，建議到醫院抽血，接受總膽固醇、三酸甘油脂、高密度脂蛋白膽固醇、低密度脂蛋白膽固醇、極低密度膽固醇及乳糜小球等檢查，確認一下自己是否為體質性或家族性血脂過高症的患者。

Q14：三高病患長期控制飲食，對平常吃的東西都膩了，開始抗拒飲食控制，該怎麼辦？

當上述情形發生時，不妨善用食物所具有的特殊口味，運用芝麻、紫蘇、香菜、芹菜、薑、蔥、蒜頭、香菇、海苔等香氣較重的食物提味，也可以添加檸檬、泡菜、酸菜、醋、黑醋等酸味以幫助開胃；或是運用色彩較鮮艷的蔬菜入菜，也可以有效增進食慾，例如：櫻桃、番茄等。

Q15：原本膽固醇都正常，卻在更年期時開始出現膽固醇異常現象，該怎麼辦？

從青春期開始，由於女性荷爾蒙的影響，會使高密度脂蛋白膽固醇（HDL）增高，低密度脂蛋白膽固醇（LDL）降低，一直到停經後，動情激素遽減，女性的這層保護網喪失，高密度脂蛋白膽固醇（HDL）開始減少，低密度脂蛋白膽固醇（LDL）甚至可能高於男性，罹患心臟血管疾病的機率將會大增。女性停經後，可以視身體情況補充女性荷爾蒙，並且最好每 5 年抽血檢查膽固醇數量。

Q16：平常不愛吃內臟、帶殼海鮮等膽固醇高的食物，為什麼膽固醇還會偏高？

其實，飲食中的膽固醇其實對血中膽固醇造成的影響不多，反而是飽和性脂肪酸、反式脂肪酸造成的影響更大。因為肝臟製造膽固醇需要脂肪，脂肪多，膽固醇的製造量也多。所以，肥胖者比較容易有膽固醇過高的現象，其膽固醇偏高的機率是常人的 1.5 倍。蔬菜的可溶性纖維含量豐富，有助於降低膽固醇，不妨多加攝取。

Q17：中風後的病人開始進行復健，大約要多久的時間才看得到顯著的效果？

復健的功效因人而異，隨著年齡越大，復健的效果也就相對變差，有些病患甚至在復健後也無法復原。復原的過程也不是數個月即可見效，往往需要半年到一年，才能回家自己復健，而且復健後，不代表不會再中風，患者仍須控制作息和飲食。

Q18：復健是不是做越多越好？

需要復健的病患，肢體在某種程度上已經受創，包括長期沒有運動，導致肌耐力下降、筋脈僵化，甚至肢體萎縮等，欲恢復正常的肢體功能必須慢慢來，如同運動員訓練身體，沒有捷徑，只有持續而和緩的運動才能達到目標。因此，過度復健不但無法加速肢體康復的速度，反而會適得其反。

Q19：復健只能靠器材或復健師才能做嗎？

越專業的器材和運動，一定要接受復健師的指導和監督，反之，簡單而較無危險性的復健方法，照護者自己就能辦得到。例如：肘和膝關節的彎曲運動或是手腕與踝關節的運動，另外，一些促進血液循環的推拿或按摩也是不錯的復健方式。但在做這些運動前都必須向專業的復健師請教，錯誤的運動方式對身體有害無益，必須特別注意。

Q20：久病臥床者如何避免褥瘡的發生？

每2小時為病患翻身和拍背一次，這是防範褥瘡最基本的方法。另外，盡量為病患選擇透氣、寬大不貼身的衣物，經濟較寬裕者可以考慮購買氣墊床。氣墊床能讓病患受壓部位透氣，不會因為太過悶熱而產生褥瘡；不過，氣墊床的功效有限，仍須定時翻身、拍背。若病患領有殘障手冊，可向公家機關申請補助，購買照護用品。

Q21：天氣和血壓有直接關係嗎？該怎麼預防呢？

冬天是心血管疾病好發的季節，因為天氣轉冷，血管容易收縮，血壓容易上升，血液循環變差，加上缺乏運動，自然增加心血管相關疾病的發生機率。只要維持適當運動，促進血液循環，保持血管彈性，不要忽然從溫暖的室內走到戶外，使身體的外在溫度驟然降低，就可以預防心血管疾病突然發生。

Q22：為了遠離三高病，要嚴格控制長輩的血壓、血糖、血脂，維持在正常值內？

糖尿病的高齡患者，血糖控制越是過分嚴格，死亡率其實變得越高，因為血糖太低或重度低血糖的人，容易發生昏迷，而一次的昏迷就有可能奪走性命；而高齡長輩的血壓並不建議維持在太低的狀態，如此一來反而會讓體內器官與組織內的血液灌流不足，容易暈眩，甚至引發中風。

此外，也不建議將老人家的血脂維持在很低的數字，膽固醇是必要營養素，也是維持荷爾蒙穩定的重要來源，膽固醇過低，反而是營養不良的表現，會影響到面對急性疾病時的身體防禦能力。

老人家的治療重點應該是預防失能、維持生活品質，嚴格的控制標準反倒提高了糖尿病的死亡率或是身心功能退化的可能。

國家圖書館出版品預行編目資料

三高救星！減糖、消脂、降壓の全對策／李錦秋 著. 初版—
新北市中和區：活泉書坊出版 采舍國際有限公司發行
2017.05 面；公分；—(健康新亮點33)
ISBN 978-986-271-761-5 (平裝)

1.高血壓　2.高三酸甘油脂血症　3.糖尿病　4.保健常識

415.382　　106004126

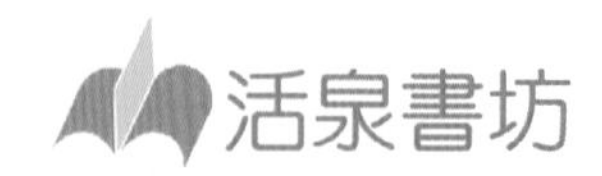

三高救星！減糖、消脂、降壓の全對策

出版者 ▒ 活泉書坊
編　著 ▒ 李錦秋
文字編輯 ▒ 蕭珮芸
總編輯 ▒ 歐綾纖
美術設計 ▒ 蔡億盈

郵撥帳號 ▒ 50017206 采舍國際有限公司（郵撥購買，請另付一成郵資）
台灣出版中心 ▒ 新北市中和區中山路2段366巷10號10樓
電話 ▒ （02）2248-7896　傳真 ▒ （02）2248-7758
物流中心 ▒ 新北市中和區中山路2段366巷10號3樓
電話 ▒ （02）8245-8786　傳真 ▒ （02）8245-8718
ISBN ▒ 978-986-271-761-5
出版日期 ▒ 2017年5月

全球華文市場總代理／采舍國際
地址 ▒ 新北市中和區中山路2段366巷10號3樓
電話 ▒ （02）8245-8786　傳真 ▒ （02）8245-8718

新絲路網路書店
地址 ▒ 新北市中和區中山路2段366巷10號10樓
網址 ▒ www.silkbook.com
電話 ▒ （02）8245-9896　傳真 ▒ （02）8245-8819

本書採減碳印製流程並使用優質中性紙（Acid & Alkali Free）通過綠色印刷認證，最符環保需求。

線上總代理 ▒ 全球華文聯合出版平台
主題討論區 ▒ http://www.silkbook.com/bookclub　◎ 新絲路讀書會
紙本書平台 ▒ http://www.silkbook.com　◎ 新絲路網路書店
電子書下載 ▒ http://www.book4u.com.tw　◎ 電子書中心(Acrobat Reader)